Alles über Japanische Tätowierungen

Die japanische Tätowierkunst der Edo-Zeit
und ihre Entwicklung bis zur Gegenwart

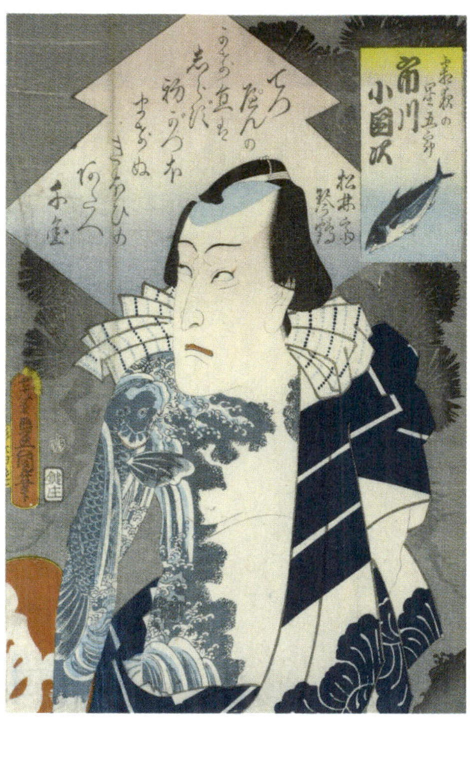

Farbholzschnitt von Toyokuni
Aus der Sammlung von Luke Atkinson

Danksagung

Mein besonderer Dank gilt Horiyoshi III aus Yokohama, der Anfang der 90er Jahre mein Interesse für die japanische Tätowierkunst geweckt hat.
Für die Betreuung der Magisterarbeit, die diesem Buch zugrunde liegt, bedanke ich mich bei Prof. Dr. Rudolf Hartmann.
Für die Mithilfe an diesem Buch und für die Bereitstellung von Material danke ich neben Horiyoshi III auch Asakusa no Horiyasu, Horitoshi I aus Ikebukuro, Horitoshi aus Chiba, Horitsune II aus Osaka, Horihide aus Gifu, Horiyano aus Hirakata, Horitomo, Horitaka, Horichô, Alex Reinke, Luke Atkinson, Chris Wroblewski, Michael Laukien, Dr. Wolfgang Herbert und Marcuse Blachny.

Gewidmet meiner Mutter Ruth-Beate Rödel

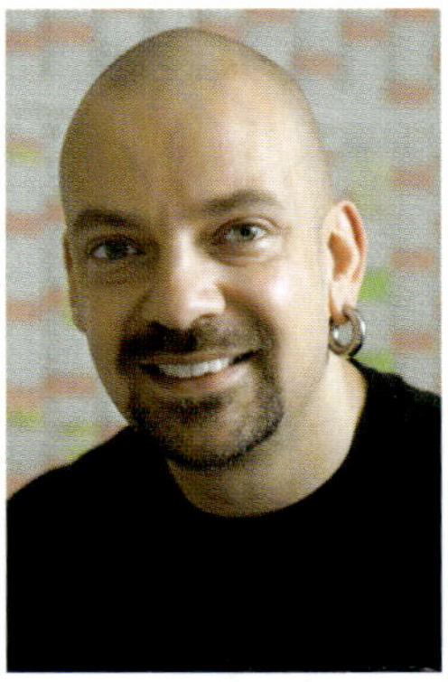

Dirk-Boris Rödel studierte in Tübingen Japanologie und Empirische Kulturwissenschaft. Das vorliegende Buch basiert auf seiner Magisterarbeit »Die Entwicklung der japanischen Tätowierkunst in der Edo-Zeit und ihre Entwicklung bis zur Gegenwart« aus dem Jahr 1999.

Dirk-Boris Rödel ist Chefredakteur der Zeitschriften TätowierMagazin und TattooStyle.

Dirk-Boris Rödel

Alles über

Japanische Tätowierungen

Die japanische Tätowierkunst der Edo-Zeit
und ihre Entwicklung bis zur Gegenwart

ARUN

Covergestaltung: Ingo Schäfer
Tätowierung und Foto von
Asakusa no Horiyasu

Umschlag hinten: Farbholzschnitt
von Utagawa Kunisada aus der
Serie ***kinsei suikoden***
(Aus der Sammlung des Autors)

D-07407 Uhlstädt-Kirchhasel
Tel.: 036743 - 233 11, Fax: 036743 - 233 17
e-Mail: info@arun-verlag.de
Internet: www.arun-verlag.de
Veröffentlichung unter Lizenz der
Huber Verlagsgesellschaft mbH & Co.KG
Bildbearbeitung: Klimis Savidis
Satz und Layout: Heide Heim
Gesamtherstellung: Drogoviec, Kielce

ISBN 3-935581-65-3

Inhalt

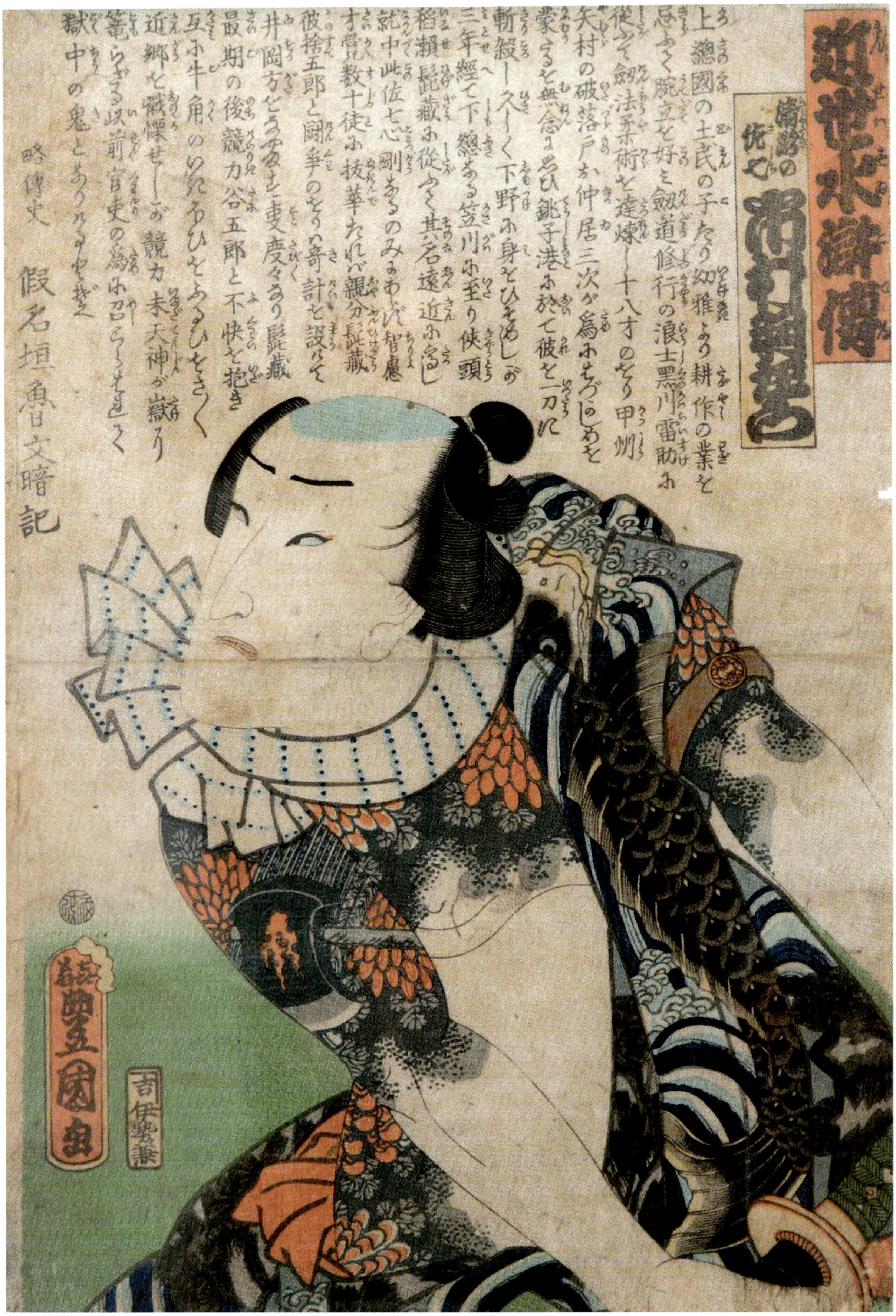
近世水滸傳
清瀧の佐七
上總國の土民の子なり幼稚より耕作の業を忌ふく腕立を好み劔道修行の浪士黒川雷助ふ從ふて劔法柔術を達煉し十八才のとり甲州矢村の破落戸ふ仲居三次が爲ふちづらじめを蒙るを無念ふおもひ銚子港ふ於て彼を一刀ふ斬殺しえーく下野ふ身をひそめしが三年經て下總なる笠川ふ至り俠頭稻瀨髭藏ふ從ふて其名遠近ふ高し就中此佐七心剛なるのみならず智慮すぐれ數十徒ふ拔華たれば親分髭藏彼捨五郎と闘爭のとき奇計を設けて井岡方をなやまし度々なり髭藏最期の後競力谷五郎と不快を抱き互ふ牛角のいきあひをなしをきく近郷を戰慄せしが競力未天神が嶽り篭らざる以前官吏の爲ふ召とらえれて獄中の鬼となりたるを惜むべき
略傳丈 假名垣魯文暗記
豊国画
吉 伊勢兼

Vorwort

Abbildung Seite 6:

Farbholzschnitt von Toyokuni III (Utagawa Kunisada, 1786 – 1864) aus der Serie kinsei suikoden
Aus der Sammlung des Autors

Die japanische Tätowierkunst, die sich aus verschiedenen Vorläuferformen der permanenten Hautdekoration in der Edo-Zeit (1603-1868) zu einer Form herausbildete, die weitgehend der noch heute praktizierten entspricht, genießt unter Anhängern dieser Art der Körperkunst weltweit großes Ansehen. Japanische Tätowiermeister werden regelmäßig auf internationale Tätowierermessen eingeladen, wo sie als Hauptattraktion gelten und im Mittelpunkt des Medien- und Besucherinteresses stehen.

Der japanische Tätowierstil übt seit der zweiten Hälfte des letzten Jahrhunderts beständig einen starken Einfluß auf die westliche Form des Tätowierens aus, und auch heute reisen Tätowierer aus Europa, Australien oder Amerika nach Japan, um sich dort neue Inspirationen zu holen.

In Japan selbst wird die Begeisterung für die eigene Tätowierkunst nicht geteilt, vielmehr erfahren tätowierte Japaner im eigenen Land eine starke Ablehnung, die oft die Grenze zur Diskriminierung überschreitet. Ein Beispiel dafür sind Schilder, die oft vor Saunen und Bädern zu finden sind und die tätowierten Personen den Eintritt untersagen.

Diese starke Antipathie liegt darin begründet, daß Träger von Tätowierungen in Japan sehr häufig der *yakuza*, der japanischen Mafia, angehören. Insofern ist es nachvollziehbar, wenn auch nicht unbedingt begrüßenswert, daß dieses Thema von japanischer Seite wissenschaftlich praktisch nicht beachtet wird. Die sehr überschaubare Menge japanischsprachiger Literatur stammt entweder aus den Federn von Tätowiermeistern, die sich zum Teil sehr eingehend mit der Geschichte des eigenen Kunsthandwerks auseinandergesetzt haben – beispielsweise von Nakano Yoshihito(1) – oder von Anhängern und Freunden der japanischen Tätowierkunst, deren Darstellungen bisweilen deutlich von der Begeisterung für die Materie geprägt und dementsprechend mit Vorsicht zu genießen sind(2).

Eine äußerst ergiebige japanischsprachige Quelle stellt Tamabayashi Seirôs Werk »*Irezumi hyakushi*«(3) dar, welches von japanischen Tätowierern auch als »Bibel für Tätowierer« bezeichnet wird.

Was westlichsprachige Publikationen angeht, so scheint es, als hätten sich westliche Japanologen stillschweigend der Boykottierung dieses Themenbereichs durch japanische Gelehrte angeschlossen. Ausnahmen bilden Wolfgang Herbert,welcher in seinem Aufsatz »*Horitsune – ein Tätowierkünstler aus Osaka. Zugleich eine kleine Sozialgeschichte der Tätowierung japanischer Art*«(4) von 1998 arg-

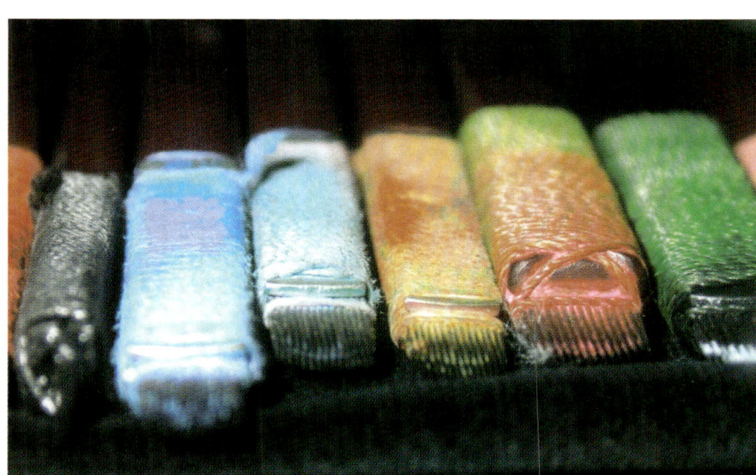

Traditionelle Tätowierstichel »hari«.
Tattoo-Museum Yokohama

wöhnt, die spärliche Literaturlage sei wohl darauf zurückzuführen, daß das Thema unter »seriösen« Wissenschaftlern als zu vulgär und unschicklich gelte, sowie der Ostasienwissenschaftler Willem Robert van Gulik, der nach meiner Einschätzung mit seinem Buch »*Irezumi, The Pattern of Dermatography in Japan*« von 1982[(5)] das westlichsprachige Standardwerk zur Geschichte der japanischen Tätowierkunst geschrieben hat.

Bedauerlicherweise unterläßt van Gulik es jedoch, seine detaillierte Beschreibung der Entwicklung der japanischen Tätowierkunst bis in die Gegenwart fortzuführen, in der meines Erachtens irrigen Annahme, diese Kunsttradition sei im Erlöschen begriffen. Auch andere Autoren wie Donald Richie[(6)] oder Michael Martischnig[(7)] betrachten die japanische Tätowierkunst hauptsächlich im Lichte der Edo- und Meiji-Zeit (1868-1912) und vernachlässigen in ihren Ausführungen die Entwicklungen der letzten Jahrzehnte.

Insofern schien es mir notwendig eine Darstellung der japanischen Tätowierkunst zu geben, die auf die Edo-Zeit fokussiert, in der dieses Kunsthandwerk sich herausbildete, ohne dabei jedoch die Vorläufer dieser Kunst sowie die heutigen Ausprägungen des Tätowierens in Japan aus den Augen zu verlieren. Ziel dieser Arbeit ist es, soweit im Rahmen einer Magisterarbeit möglich, unter oben beschriebenem Aspekt grundsätzliche Informationen zur Entwicklung der japanischen Tätowierkunst zu bieten. Aufgrund der heutigen Nähe der japanischen Tätowierkunst zum organisierten Verbrechen und der zwangsläufigen daraus resultierenden Aversionen in der japanischen Gesellschaft wird diese Kunstgattung sicher in der Japanwissenschaft nie den Stellenwert einnehmen, wie ihn andere, zeitgleich zur Tätowierkunst entstandene Kunstformen wie das *kabuki*-Theater oder die *ukiyo e*-Farbholzschnitte genießen. Dennoch verbinde ich mit diesem Buch die Hoffnung, diesen überaus interessanten Bereich japanischer Kultur zumindest ein Stück näher in den Wahrnehmungsbereich japanologischen Interesses gerückt zu haben, zumal er für weitere Betrachtungen, beispielsweise kunsthistorischer oder auch soziologischer Art, ein ergiebiges Forschungsgebiet darstellt.

Zur Umschrift

Japanische Wörter wurden entsprechend dem Hepburn-System transkribiert, chinesische Wörter wurden in der Wade-Giles Umschrift wiedergegeben.

Japanische und chinesische Begriffe wurden kursiv gesetzt und klein geschrieben, sofern sie nicht im deutschen Sprachgebrauch als verständlich vorausgesetzt werden können. So wurde beispielsweise »*zenshinbori*« (Ganzkörpertätowierung) kursiv geschrieben, »Samurai« hingegen nicht. Ebenfalls nicht kursiv geschrieben wurden Personennamen oder Namen von historischen Zeitabschnitten wie Dynastien oder Ären.

Einleitung

Das Tätowieren(➛Tätowieren) zählt zu den ältesten Kunstformen der Menschheit[8] und war seit frühester Zeit in praktisch allen Kulturen bekannt. Als Beispiele seien hier der 1991 beim österreichischen Similaun-Gletscher gefundene und durch die Kälte wohlerhaltene Leichnam eines Jägers aus der Jungsteinzeit (das Alter der Leiche beträgt ca 5.200 - 5.300 Jahre) genannt, der einfache Tätowiermuster aufweist[9]. Weiterhin sind Tätowierungen auf ägyptischen Mumien aus der Zeit der XI. Dynastie (ca 2.000 v. Chr.) und nachfolgenden Dynastien nachweisbar[10], und auch im Altai-Gebirge zwischen Russland, Kasachstan, China und der Mongolei wurde 1947 in einer Grabanlage der tiefgefrorene Körper eines skythischen Kriegers entdeckt, der vor ca. 2500 Jahren lebte und an Armen und Beinen mit verschiedensten Tierfiguren tätowiert ist[11].

Freilich sind Nachweise konkreter Tätowierungen auf derart alten Leichen nur sehr selten möglich, da ein Leichnam in aller Regel relativ schnell verwest, solange er nicht, wie in oben beschriebenen Fällen, absichtlich (durch Einbalsamierung) oder zufällig (durch Einfrieren) daran gehindert wird. Bei vielen Naturvölkern auf der ganzen Erde wird das Tätowieren jedoch bis in die Gegenwart praktiziert, und oft lassen sich Tätowiertraditionen über indirekte Hinweise (Darstellungen tätowierter Personen auf Wandmalereien, Tonfiguren oder Schnitzereien) weit in die Geschichte dieser Kulturen zurückverfolgen[12].

Es erscheint aufgrund der weiten Verbreitung unwahrscheinlich, daß die Technik des Tätowierens von einer Kultur »erfunden« und an andere Kulturen weitergegeben wurde, eher ist davon auszugehen, daß nahezu überall auf der Erde im Laufe der Geschichte entdeckt wurde, daß mittels einfachster Hilfsmittel dauerhaft Farbspuren in die Haut eingebracht werden können.

Wie simpel die Technik des Tätowierens funktioniert, läßt sich bisweilen in Schulen beobachten, wenn sich Kinder durch Unachtsamkeit mit der Spitze eines Füllfederhalters stechen und daraufhin nach Abheilen der Stichverletzung ein blauer Tintenpunkt in der Haut zurückbleibt. Es ist anzunehmen, daß viele Kulturen auf eine ähnliche Art und Weise die Tätowiertechnik entdeckt haben, wobei es sich bei dem spitzen Gegenstand um eine Nadel, einen Angelhaken, eine Pfeil- oder Speerspitze oder ein Messer aus Knochen, Horn, Holz oder Stein, und bei der färbenden Substanz um Verunreinigungen (evtl. auch Asche oder Ruß) gehandelt haben

➛ Tätowieren

Unter Tätowieren sei hier das Einbringen von Farbstoffen in die Haut mittels Nadeln, Messern oder anderen scharfkantigen Gegenständen verstanden, zum Zwecke, die derart erzeugten Muster dauerhaft auf der Haut erscheinen zu lassen (Zeller, Dr. R.. Zur Geschichte des Tatauierens. In: Ciba Zeitschrift Nummer 82 Das Tatauieren. Basel, 1941. S. 2842).
Es sei hier das Tätowieren unterschieden zu den Zier- oder Schmucknarben (durch Keloidbildung), die bisweilen auch als Tätowierungen oder Narbentätowierungen bezeichnet werden, und die von vielen dunkelhäutigen Völkern praktiziert werden, deren Haut sich aufgrund ihrer dunklen Farbe nicht als Hintergrund für Hautbilder im oben beschriebenen Sinne eignet. Bezüglich Bedeutung und Funktion von Tätowierungen und Ziervernarbungen bestehen jedoch in vielen Bereichen große Übereinstimmungen.
(Vergl. Riefenstahl, Leni. Die Nuba von Kau. München: Deutscher Taschenbuch Verlag, 1982. S. 133ff. Sowie Mirimanow, Wil B. Kunst der Urgesellschaft. Dresden: VEB Verlag der Kunst, 1973. S. 38 und Zeller, Dr. R. Medizinisches zum Tatauieren. In: Ciba Zeitschrift Nummer 82 S. 2865).

➛ Aderlass

Aderlaß wie auch Skarifizierung, also die absichtliche Erzeugung von Narbengewebe durch Verletzung der Haut, gehörten beispielsweise bei den südöstlichen Waldindianern Nordamerikas zu den Methoden, mit denen Kranke behandelt wurden.

Lindig, W. und Münzel, M.. Die Indianer. Kulturen und Geschichte der Indianer Nord-, Mittel- und Südamerikas. München, 1976. Zitiert in: Haarmann, Harald. Die Gegenwart der Magie. Kulturgeschichtliche und zeitkritische Betrachtungen. Frankfurt am Main / New York: Campus Verlag, 1992. S. 75.

dürfte. Weiterhin besteht die Möglichkeit, daß manche Kulturen über medizinische Techniken wie Aderlaß(➛Aderlaß) oder das Einreiben von Heilsalben in Wunden die Tätowiertechnik entdeckt haben.

Wie schon oben beschrieben, könnten bei Aderlassen unter unhygienischen Bedingungen Farbpartikel in die Haut gelangt sein, die später sichtbar zurückblieben. Auch bei der Behandlung mit Wundsalben, denen zufällig oder beabsichtigt färbende Substanzen pflanzlicher oder mineralischer Art beigemengt wurden, blieben nach abgeschlossenem Heilungsprozeß Farbspuren in der Haut zurück. Eine Weiterentwicklung der Tätowiertechnik könnte dann darauf basiert haben, daß nicht mehr nur die Technik des Aderlassens oder des Einreibens mit Salbe, sondern auch der durch die Behandlung hervorgerufenen Tätowierung heilende und schützende Wirkungen zugeschrieben wurde. So könnte sich im Laufe der Zeit in manchen Kulturen die Gewichtung von Ursache und Wirkung dahingehend verschoben haben, daß nach und nach mehr Wert auf die Erzeugung von Tätowierungen gelegt wurde, während die ursprüngliche Heiltechnik entweder in Vergessenheit geriet oder zumindest nicht mehr direkt mit der Entstehung von Tätowierungen in Verbindung gebracht wurde. Durch diese Aufhebung des konkreten Zusammenhangs zwischen Heilmethode und Tätowierung wäre dann auch eine Belegung der Hautbilder mit abstrakteren Bedeutungen, beispielsweise magischer Art, möglich geworden(➛Schutzkraft).

➛ Heil- und Schutzkraft

Ein Beispiel dafür, wie Tätowierungen gleichermaßen für konkrete Heilzwecke wie auch als Abwehrzauber angewendet wurden, findet sich in der nordischen Sigrdrifumal-Saga, in der die Wirkung von Runen beschrieben wird: »(...) Aelrunen kenne, dass des Andern Frau dich nicht trüge, wenn du traust. Auf das Horn ritze sie und den Rücken der Hand und mal ein N (als Runenzeichen) auf den Nagel. Bergrunen schneide, wenn du bergen willst und lösen die Frucht von Frauen, in die hohle Hand und hart um die Knöchel und heische der Disen Hilfe. (...)".

Übersetzung zitiert nach Faulmann, K. Illustrirte Geschichte der Schrift. Entstehung der Schrift, der Sprache und der Zahlen sowie der Schriftsysteme aller Völker der Erde. Wien, 1880. S. 35 f. Zitiert in: Haarmann, Harald. Die Gegenwart der Magie. Kulturgeschichtliche und zeitkritische Betrachtungen. Frankfurt/New York: Campus Verlag, 1992. S. 226.

Beschrieben werden hier quasi-medizinische Tätowierungen , die bei der Entbindung helfen sollen (»Schneiden« der Runen in die Handfläche und um die Knöchel; sehr oft stehen kultische Tätowierungen bei Frauen im Zusammenhang zum Eintritt in die Geschlechtsreife und/oder zur Schwangerschaft), davor wird eine Anleitung für eine Schutztätowierung gegen Betrug durch Frauen gegeben (»Ritzen« der Runen in den Handrücken). Eine Bedeutungserweiterung der Schutzwirkung von Tätowierungen von konkreten medizinischen Belangen auf – nach unserem heutigen Verständnis – magische Bereiche, wie in diesem Fall Schutz vor Betrug, war für die Menschen der damaligen Zeit insofern unproblematisch, als eine Unterscheidung zwischen diesen Bereichen nicht gemacht wurde.

Interessant an dieser Stelle der Sigrdrifumal-Saga ist, daß tatsächlich die Heil- und Schutzkraft nicht mehr primär den Tätowierungen oder dem Prozeß des Tätowierens zugeschrieben wurde, sondern daß die Hautbilder erst durch ihre Runenform wirksam wurden, während die Runen ihre Kraft auch auf andere Gegenstände wie Schwerter, Steine oder Schiffe übertragen konnten.

Frühe Formen des Tätowierens

Tätowierungsformen der Jômon- und Yayoi-Zeit

Die frühesten Hinweise auf das Vorkommen von Tätowierungen auf den japanischen Inseln stammen aus dem japanischen Neolithikum, namentlich der Jômon-Zeit (ca. 8.000 v. Chr. bis 200 v. Chr.). Auf Keramikfiguren ab der dritten oder mittleren Periode der Jômon-Zeit, das heißt ab circa 3.000 v. Chr., finden sich eingeritzte Muster auf Torsi sowie besonders auf Gesichtern der Figuren, die aller Wahrscheinlichkeit nach Fruchtbarkeitsgöttinnen darstellen(1). Zu den Mustern zählen kurze, vertikale Striche über den Augen, Umrahmungen des Mundes durch ovale Striche und bogenförmige oder auch horizontale Linien auf den Wangen, desweiteren vertikale oder bogenförmige Linien auf der Stirn der Figuren. Auf den Schultern finden sich gepunktete Muster(2), aber auch Linien- und Spiralornamente(3). Obwohl nicht mit letzter Sicherheit bewiesen werden kann, daß die auf den *dogû* genannten Keramikfiguren eingeritzten Muster Tätowierungen darstellen sollten, die von den Menschen der Jômon-Kultur auch selbst getragen wurden, spricht doch einiges für diese Annahme(4). So weisen die Gesichtsmuster der *dogû*-Figuren große Ähnlichkeit auf zu den Gesichtstätowierungen der Maori auf Neuseeland, wobei hier keine Kulturverwandtschaft zwischen Jômon-Menschen und Maori konstruiert werden soll. Ich möchte lediglich auf die frappante Übereinstimmung der Anordnung von Linien im Gesicht hinweisen, die in beiden Fällen der Struktur des menschlichen Gesichts angeglichen ist. Weiterhin läßt sich konstatieren daß, sollten die Muster auf Gesicht und Torso der Figuren Bemalungen darstellen, was ebenfalls in Betracht gezogen werden könnte, dies aller Wahrscheinlichkeit nach dann aber auch mit derselben Technik, sprich durch Bemalen der Figur, zum Ausdruck gebracht worden wäre (vergl. hierzu auch die bemalten Keramiken der Hügelgräber-Zeit in Kapitel 2.2.). Die Technik des Einritzens und Punktierens, die bei den Figuren zum Einsatz kam, entspricht jedoch eher der des Tätowierens, wodurch es wahrscheinlich erscheint, daß auch diese Art des Körperschmucks von den Herstellern der *dogû*-Plastiken dargestellt werden sollte. Auch in Anbetracht der Tatsache, daß das Tätowieren bei vielen Naturvölkern in Zusammenhang mit Initiationsriten praktiziert wurde und wird, scheint

Keramik aus der mittleren Jômon-Zeit. Deutlich erkennbar sind eingeritzte Verzierungen an Schultern und Gesicht, die von Archäologen als Hinweise auf Tätowierungen gedeutet werden.
Illustration von Marcuse Blachny

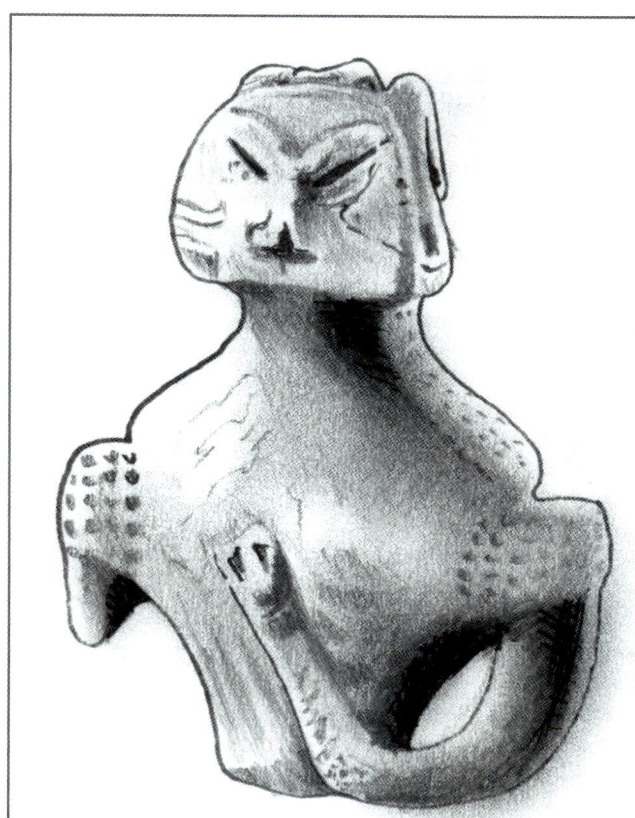

Zwei Keramikfiguren aus der späten Jômon-Zeit. Die eingeritzten Muster im Gesicht deuten auf Tätowierungen hin.
Illustrationen von Marcuse Blachny

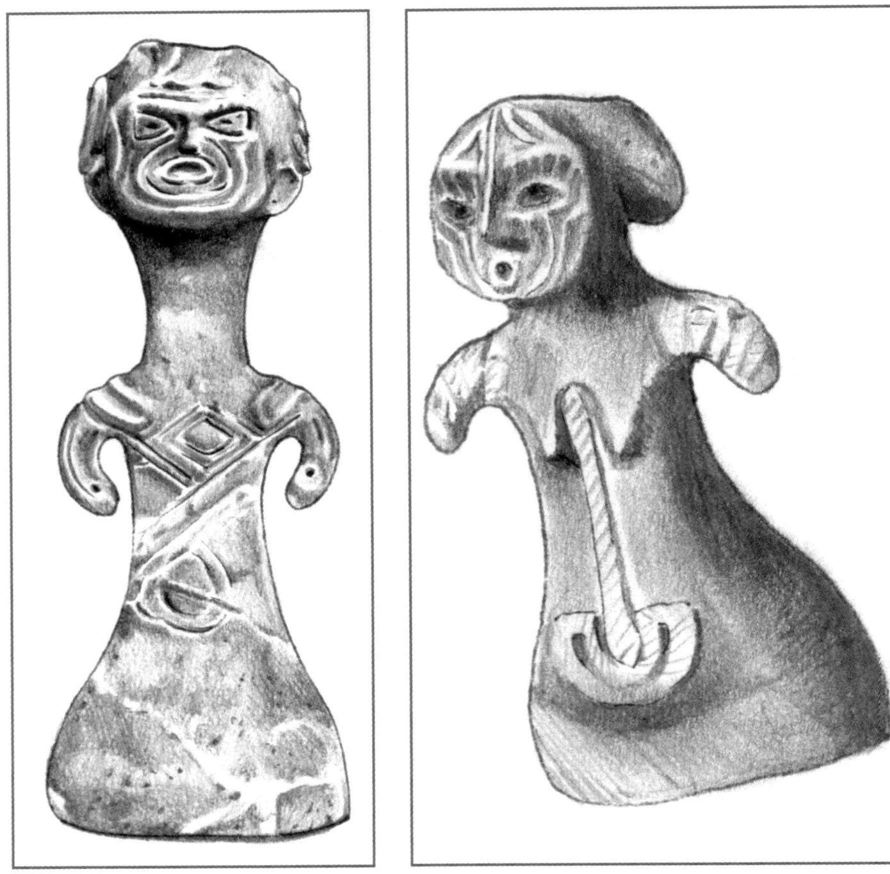

ein Zusammenhang zwischen Statuen von Fruchtbarkeitsgöttinnen und Tätowierungen schlüssig zu sein[→ Initiationsriten der Nuba].

Während sich das Praktizieren von Tätowierungen in der Jômon-Zeit nicht mit letzter Sicherheit beweisen läßt, gibt es für die nachfolgende Yayoi-Zeit (ca. 300 v. Chr. bis 300 n. Chr.) eindeutige Belege für das Vorhandensein des permanenten Hautschmucks. Auch aus dieser Periode der japanischen Geschichte fand man Keramikfiguren[→ Verwirrungen] mit menschlichen Gesichtern, auf denen, ähnlich den *dogû*-Figuren der Jômon-Zeit, eingeritzte Linien um Mund und Augen zu erkennen sind[5].

Wäre man hinsichtlich der Yayoi-Zeit ebenso wie in Bezug auf die Jômon-Zeit lediglich auf Keramiken als indirekte Hinweise auf eine Tätowierkultur angewiesen, so ließe sich auch über diese Periode nicht mit letzter Bestimmtheit sagen, ob die Ornamente auf den Tonfiguren tatsächlich damals vorgenommenen Hautverzierungen entsprechen oder nicht. Über die Yayoi-Zeit existieren jedoch auch schriftliche Berichte aus zwei chinesischen Geschichtswerken. Das ältere der beiden ist das *wei chih*, welches die Geschichte des Königreichs Wei beschreibt, eines unabhängigen Staates im Nordosten Chinas, der von 221 n. Chr. bis 265 n. Chr. bestand. Das *wei chih* ist Bestandteil des *san kuo chih*, des Geschichtswerks der drei Königreiche, welches 297 n. Chr. von Ch'en Shou kompiliert wurde[6]. Innerhalb des *wei chih* befaßt sich ein Kapitel mit den »östlichen Barbaren«, und darin wiederum findet sich ein Abschnitt über die *wa*, wie die Bewohner Japans damals von den Chinesen genannt

➛ Verwirrungen

Tonfiguren mit eingravierten Mustern aus der Frühgeschichte Japans werden von vielen Autoren als früheste Hinweise auf das Vorkommen von Tätowierungen gedeutet, wobei bisweilen große Verwirrung um die Datierung und Benennung der entsprechenden Keramiken herrscht. So schreibt Richie (Richie, D. und Buruma, I. S. 11) von zwei Tonfiguren aus einem Grabhügel bei Osaka, welche er auf 500 v. Chr. datiert. Von diesem Fund berichtet auch Martischnig (Martischnig, M. S. 8), der die Figuren als haniwa bezeichnet. Der Begriff haniwa bezeichnet jedoch ausschließlich Keramik-Grabbeigaben der Kofun- (Hügelgräber) Zeit vom 3. bis 7. Jhd. n. Chr., weshalb es sich bei Keramiken, die aus der Zeit von 500 v. Chr. stammen keinesfalls um haniwa-Figuren handeln kann. Richie gibt für die oben beschriebenen beiden Tonfiguren keine nähere Bezeichnung an. Die Angabe, daß die Figuren in Grabhügeln bei Osaka gefunden worden wären, scheint jedoch auf die Hügelgräber Kultur der Kofun-Zeit zu deuten (die meisten Hügelgräber dieser Kultur finden sich im Gebiet um Nara und Osaka), wobei allerdings wiederum die Datierung von 500 v. Chr. völlig widersinnig wäre.
Als haniwa-Figuren mit Gesichtstätowierungen bezeichnet Richie Keramiken, die aus dem 3. Jhd. v. Chr. stammen sollen, und die er der Yayoi-Kultur zurechnet (die nach Richie 200 v. Chr. (!) beginnt).
Aufgrund der sich völlig widersprechenden Angaben von Datierungen, Geschichtsperioden und Bezeichnung der Keramiken kann kaum noch nachvollzogen werden, von welchen Tonfiguren aus welcher Zeit bei Richie und Martischnig die Rede ist. Es ist anzunehmen, daß Richie Tonfiguren aus der Jômon- und/oder Yayoi-Zeit meint, und irrtümlicherweise falsche Datierungen und Bezeichnungen angab, was wohl von Martischnig ungeprüft übernommen wurde.

wurden[7]. Darin heißt es: »*As for the men, whether high or low*[8], *they all tattoo their faces and bodies. (...) A son of Shao-k'ang, sovereign of Hsia, was invested with the fief of K'uai-chi; he had his hair cut short and his body tattooed in order to ward off the harm of evil dragons. Now, the Wa who are familiar with swimming and who are skilled*

➛ Initiationsriten der Nuba

Riefenstahl beschreibt in diesem Zuammenhang den Prozeß der Anbringung von Kunstnarben beim afrikanischen Volk der Nuba (deren dunkle Haut Tätowierungen nicht zulässt). Hauptsächlich werden diese Narben von den Frauen getragen. Der Zeitpunkt des Anbringens dieser Art von Körperschmuck richtet sich nach dem Eintritt der Periode des jeweiligen Mädchens. Neben dem offenkundigen Zusammenhang zwischen Anbringung der Vernarbungen und Eintritt in die Geschlechtsreife gibt Riefenstahl als weitere Funktionen ästhetische und kultische Gründe, Kenntlichmachung sozialer Hierarchien sowie magisch-medizinische Funktionen an. So sollen Narben über den Augen die Sehkraft erhöhen, Vernarbungen nahe der Schläfe sollen Kopfschmerzen vorbeugen. Besonders interessant erscheint Riefenstahls Theorie, daß das Anbringen von Kunstnarben auch den Zweck einer Impfung haben könnte (Riefenstahl, L., S. 133). Da bei der Prozedur eine große Zahl von Krankheitserregern in den Körper gelangt, könnte u. a. durch Konfrontation mit diesen eine Immunität bzw. Resistenz gegen verschiedene Keime angestrebt werden, um beispielsweise späteren Infektionen bei Entbindungen o. ä. vorzubeugen. In diesem Falle hätte die Ziervernarbung eine Mischfunktion aus Fruchtbarkeitssymbolik, Anzeigen des sozialen Status (heiratsfähiges Alter) und medizinischer Prophylaxe.
Ähnliche medizinisch-prophylaktische Funktion dürften auch die Tätowierungen der Frauen des Kayan-Stammes auf Borneo zur Jahrhundertwende gehabt haben, von denen die ersten mit Einsetzen der Pubertät gestochen wurden und die vor der ersten Schwangerschaft beendet sein mußten. (Dunkel, Peter F. Die Tatauierung in Borneo. Inaugural Dissertation. Berlin: Zentrale Universitätsdruckerei, 1975. S. 38 f.) Einen Bezug zwischen magisch-medizinischen Tätowierungen und Schwangerschaft / Geburt findet man auch in der nordischen Sigrdrifumal-Saga.

diving down into the waters in order to catch fish and clams, tattooed their bodies as a means to drive away large fish and waterfowl. After some while, the tattooing became merely ornamental. The body tattooing of the various countries differ from each other, some being applied on the left side, some on the right side, some are large, some are small, the differences based on the distinctions of social class.«[9]

Die Anmerkung zum Sohn Shao-k'angs, von dem hier die Rede ist, bezieht sich wohl auf eine Textstelle des *shih chih* (Geschichtsaufzeichnungen) des chinesischen Hofgeschichtsschreibers Ssu-ma Ch'ien, welches dieser ca. 100 v. Chr. kompilierte, und worin geschrieben steht: »*Kou-chien, king of Yüeh, traced his ancestry back to Yü the Great enfeoffed at Kuai chi, where they kept up the sacrifices to Yü. They tattooed themselves, cut their hair short, and lived among brambles and weeds.*«[10]

Ein Kommentar zu dieser Textstelle beschreibt Art und Funktion der Tätowierungen: »*Because they are usually in the waters, they wear their hair cut short and tattoo their bodies with images of dragons in order to avoid harm and injury.*«[11]

Die zunächst im *wei chih* angebotene Erklärung der auf den japanischen Inseln vorgefundenen Tätowierungen, wonach diese einen Schutz gegen große Fische und Wasservögel bieten sollten, basiert also auf Mythen und Legenden von den Herrschern der historisch kaum belegbaren Hsia-Dynastie in China, welche der Shang-Dynastie (16. – 11. Jhd. v. Chr.) vorangegangen sein soll. Das Motiv der Kultivierung des Landes durch Ankämpfen gegen Überflutungen sowie gegen Tiere und Ungeheuer war in diesen Mythen von zentraler Bedeutung, und der im *wei chih* und *shih chih* erwähnte Yü, bei dem es sich ursprünglich möglicherweise um einen tiergestaltigen Wassergott handelte, spielte bei der Verwandlung von Marschland in fruchtbaren Ackerboden eine ausschlaggebende Rolle[12]. Insofern ist es naheliegend, daß Tätowierungen, die

Zeitachse von der Jômon- bis zur Kamakura-Zeit

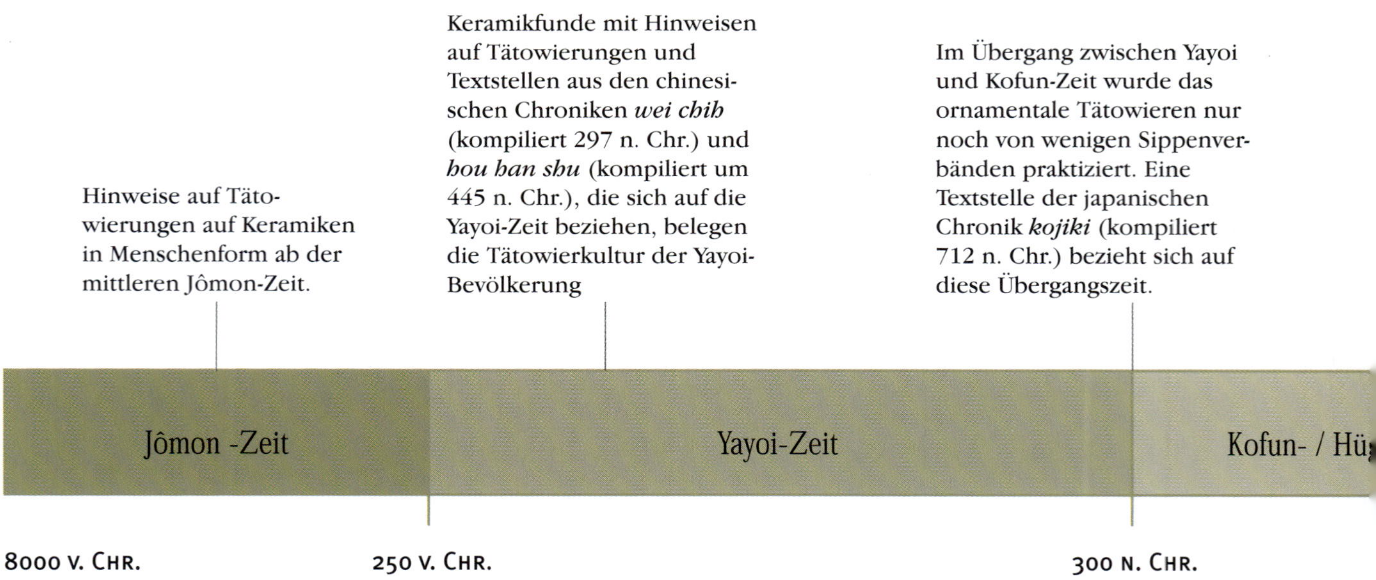

es wohl auch in der Frühzeit Chinas gab, mit diesen Wassermythen in Zusammenhang gebracht wurden, und in diesem Sinne – als Schutz gegen im Wasser lebende Ungeheuer – eingeordnet wurden, so wie es von Ssu-ma Ch'ien im Shih chi und später von Ch'en Shou im *wei chih* beschrieben wurde. Was nun die von chinesischen Reisenden vorgefundenen Tätowierungen auf den japanischen Inseln der Yayoi-Zeit angeht, mutmaßte der Geschichtsschreiber, daß diese denselben Zweck gehabt haben dürften wie bei den legendären Herrschern der Hsia-Dynastie, zumal auch bekannt war, daß sich die *wa* zum Zwecke des Fischfangs und des Muschelsammelns bisweilen unter Wasser aufhielten, wodurch es dem Schreiber naheliegend erschienen sein mußte, daß bei den *wa* derselbe Sinnzusammenhang zwischen Tätowierungen und Konfrontation mit dem Element Wasser bestanden haben muß, wie ihn schon Ssu-ma Ch'ien im Shih-chi beim König von Yüeh und Nachkomme des Yü, Kou-chien, beschrieben hatte.

Hier wird deutlich, daß die Kommentare zu den »östlichen Barbaren« innerhalb des *wei chih* natürlich keinesfalls als ethnographische Beschreibungen im heutigen wissenschaftlichen Sinn zu verstehen sind(13). Grundsätzlich hatten Geschichtswerke wie das *wei chih* die Funktion einer Rechtfertigung der jeweiligen Machthaber, weshalb natürlich eine objektive Beschreibung vergangener und gegenwärtiger Sachverhalte von vorneherein nicht gefragt war. Auch in Bezug auf die China umgebenden »Barbaren«-Völker bestand seitens der chinesischen Geschichtsschreibung weniger die Absicht, eine neutrale Darstellung derer Kultur zu liefern, als vielmehr deren Rückständigkeit und Primitivität im Vergleich zur chinesischen Hochkultur darzustellen. Unter diesem Vorzeichen betrachtet wird klar, daß die Erwähnung von Tätowierungen bei nicht-chinesischen Völkern den Zweck hatte, diese abzuwerten, da die Chinesen Tätowierungen (neben den beschriebenen Tätowierungen der *yüeh*, die zu den »südlichen Barbaren« gezählt wurden(14))

In einer Textstelle der japanischen Chronik *nihon shoki* (kompiliert 720 n. Chr.), die sich wahrscheinlich auf die mittlere Kofun-Zeit bezieht, wird vom Volk der *emishi* berichtet, wahrscheinlich nach Nordosten verdrängten Nachfahren der Jômon-Bevölkerung, die tätowiert seien. Die Bevölkerung der Hügelgräber-Kultur hatte das ornamentale Tätowieren aufgegeben und den Brauch des Straftätowierens aus China übernommen.

Erwähnung von Straftätowierungen im *jôei*-Kodex 1232. Erstes Auftauchen von Tätowierungen religiösen Inhalts.

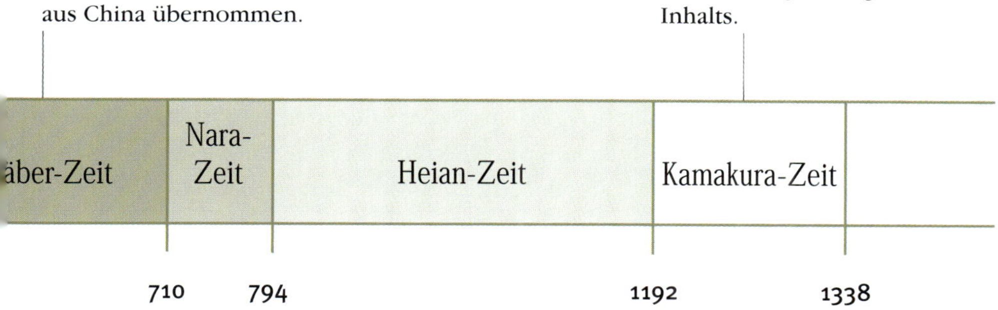

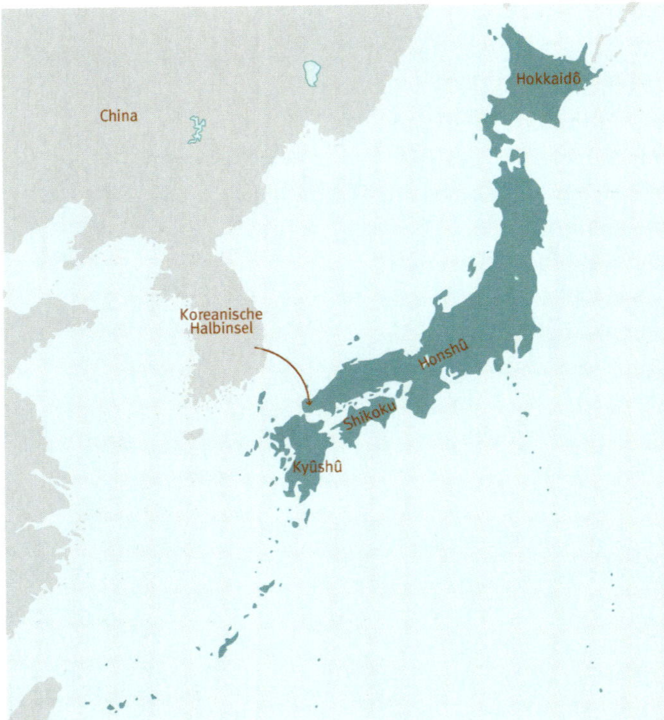

Die Yayoi-Bevölkerung gelangte in der Zeit vom 3. bis 2. Jahrhundert v. Chr. über die koreanische Halbinsel nach Japan.
Karte von intermap

hauptsächlich in Form von Straf- bzw. Zwangstätowierungen von Sklaven(15) aus der Zeit der frühen Han-Dynastie (206 v. Chr. - 8. n. Chr.) kannten, womit diese Art der Körpermodifikation eindeutig negativ belegt war(16).

Wenn man die induktive Analyse des Geschichtsschreibers außer acht läßt, welche die Tätowierungen der *wa* mit denen der *yüeh* in Bezug setzen will, so verbleibt als Erklärung zu den Hautbildern der »östlichen Barbaren«, daß diese rein ornamentale Funktion gehabt hatten und je nach Größe und Körperstelle, an der sie angebracht waren, Auskunft über die soziale Stellung des Trägers gaben. Weiterhin wird ausgesagt, daß regional verschiedene Gruppen (Stämme oder Clans) an ihren Tätowierungen unterschieden werden konnten.

Die Aussage, daß die Tätowierungen rein ornamentalen Charakter hatten, muß nicht unbedingt im Gegensatz zu der Feststellung stehen, daß sie auch soziale Hierarchien deutlich machten. Wie schon zuvor ausgeführt, können Tätowierungen durchaus mehrere Bedeutungen und Funktionen in sich vereinen(17). Wenn also im *wei chih* davon die Rede ist, daß die Tätowierungen im Laufe der Zeit rein ornamental wurden, so wollte m. E. der Autor damit lediglich zum Ausdruck bringen, daß eine ursprünglich vorhandene Bedeutungsebene kultisch-magischer Art in Vergessenheit geraten war, während die bei ihm nachfolgend beschriebenen Funktionen noch vorhanden waren(18). Vorstellbar wäre zum Beispiel, daß bestimmte Körperstellen oder Muster sozial Höherstehenden zum Tätowieren vorbehalten waren, während es Körperpartien und Motive gegeben haben mag, die von allen tätowiert werden durften, womit solch eine Art von Tätowiercode zum einen dem Schmuckbedürfnis Rechnung tragen würde und zugleich Informationen über Rang und Stand des Einzelnen vermitteln könnte(19). Die Angabe, daß Tätowiermuster sich regional unterschieden, ist m. E. plausibel und kann bei vielen Naturvölkern beobachtet werden(20).

Das zweite chinesischen Geschichtswerk, in dem Tätowierungen auf den japanischen Inseln erwähnt werden, ist das *hou han shu*, welches die Geschichte der späteren Han-Dynastie (25-220 n. Chr.) behandelt und ca. 445 n. Chr. kompiliert wurde. Obwohl es eine geschichtlich frühere Periode als das *wei chih* behandelt, wurde es erst circa 150 Jahre nach diesem geschrieben. Bei der Kompilation des *hou han shu* dürften daher einige Informationen aus dem *wei chih* übernommen worden sein(21). Dementsprechend decken sich die Beschreibungen dieses Geschichtswerks bezüglich der Tätowierungen der *wa* zum großen Teil mit dem des *wei chih*. Auch hier wird berichtet, daß die Bewohner der japanischen Inseln im Gesicht und am Körper Tätowierungen trügen, deren Größe und Position je nach Rangunterschieden variierten. Im Gegensatz zum *wei chih* gibt das *hou han shu* jedoch an, daß sowohl Männer wie auch Frauen derart verziert seien[22].

Die Tatsache, daß man sowohl aus der Jômon-Zeit wie auch aus der Yayoi-Zeit Keramiken gefunden hat, auf denen augenscheinlich Tätowiermuster nachgebildet wurden, könnte den Schluß nahelegen, daß das Tätowieren in der Yayoi-Zeit in Fortsetzung einer Tätowierpraxis aus der Jômon-Zeit ausgeführt wurde. Diese Überlegung wäre jedoch insofern unzulässig, als es sich bei Jômon-Menschen und Angehörigen der Yayoi-Kultur um völlig verschiedene Rassen handelte, die sich auch hinsichtlich ihrer Kulturäußerungen völlig unterschieden. Während die Jômon-Bevölkerung über mehrere Jahrtausende ihre eigene Kultur auf den japanischen Inseln entwickelte, waren die nachfolgenden Yayoi-Menschen stark geprägt von der bereits höher entwickelten Kultur des Festlandes[23]. Ein Austausch zwischen der neolithischen Kultur und jener zuwandernder Bevölkerungsgruppen im 3. vorchristlichen Jahrhundert ist zwar wahrscheinlich, hinsichtlich der Praxis des Tätowierens ist jedoch davon auszugehen, daß die Träger der Yayoi-Kultur zunächst eigenständige Formen dieser Körperverzierungen bei ihrem Zuzug über die koreanische Halbinsel mitbrachten und nicht etwa die der Steinzeitbevölkerung übernahmen[24]. Daß wechselseitige Beeinflussungen dann auch Veränderungen der Tätowierbräuche beider Kulturen mit sich brachten, ist vorstellbar[→ Kulturaustausch].

Für einen späteren Zeitpunkt in der japanischen Geschichte findet sich ein eindeutiger Beleg für Tätowierungen der Jômon-Menschen, welche zwar von der nachfolgenden Yayoi-Bevölkerung nach und nach Richtung Nordosten aus der Kansai- und später auch Kantô-Region verdrängt wurden, bis zum 9. Jhd. n.Chr. jedoch jenseits einer nördlich des Kantô-Gebiets verlaufenden Kulturgrenze weiterhin siedelten[25]. Der Hinweis findet sich an einer Stelle der 720 n. Chr. kompilierten japanischen Chronik *nihon shoki*, welche die zu dieser Zeit inzwischen vom japanischen Kernland vertriebene Jômon-Population beschreibt, die von der Hochkultur als *emishi* [→ Ainu, S.19] oder auch *ezo* bezeichnet wurden: »*27th year, Spring, 2nd month, 12th day, Takenouchi no Sukune returned from the East Country and informed the Emperor, saying: ›In the Eastern wilds there is a land called Hitakami. The people of this country, both men and women, tie up their hair in the form of a mallet, and tattoo their bodies. They are of fierce temper, and their*

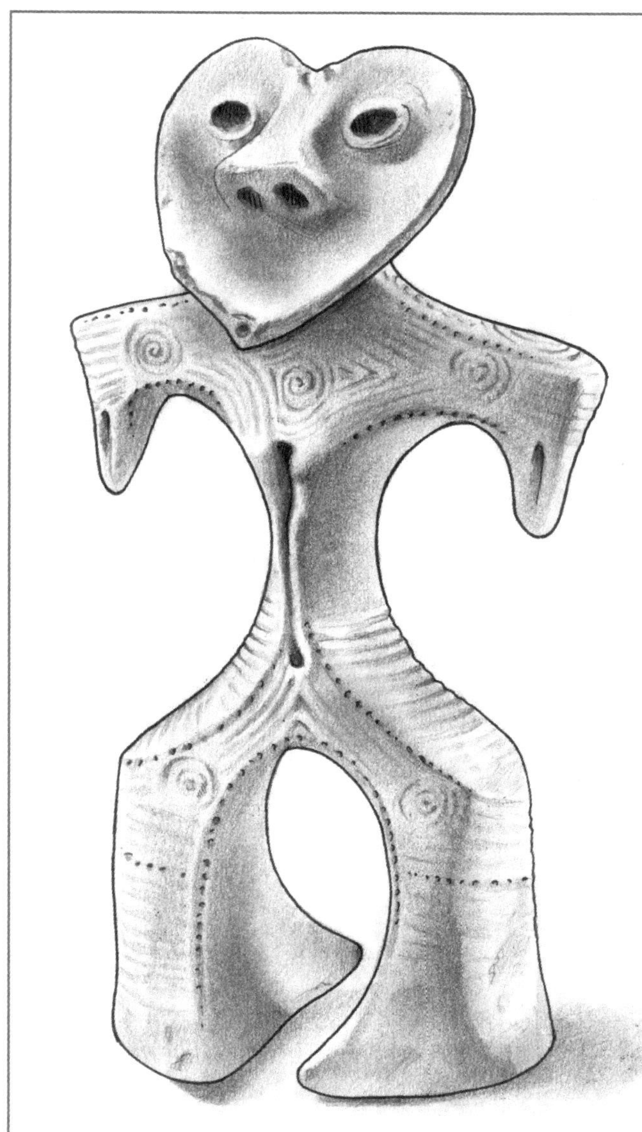

Keramik aus der Jômon-Zeit.
Die eingeritzten Linien entsprechen mit großer Wahrscheinlichkeit Tätowiermustern. Inwieweit die Tätowierungen der emishi, von denen Takenouchi no Sukune berichtet, noch denen der Jômon-zeitlichen Bevölkerung entsprachen, läßt sich nicht klären.
Illustration von Marcuse Blachny

general name is Emishi. Moreover, their land is wide and fertile. We should attack them and take it.« (26)

Das im Text angegebene Datum, das 27. Jahr der Herrschaft des Kaisers Keikô, welcher von 71 bis 130 n. Chr. regiert haben soll, entspräche theoretisch dem Jahr 97 n. Chr.(27), womit sich die Begebenheit in die Yayoi-Zeit datieren ließe. Eingedenk der Unzuverlässigkeit der Datierungen innerhalb des *nihon shoki* ist eine solche zeitliche Festlegung jedoch nicht zulässig. Auch die historische Authentizität des Ministers Takenouchi no Sukune ist eher zweifelhaft: Über einen Zeitraum von mehreren hundert Jahren soll er mehreren Kaisern gedient haben, was ihn in den Bereich der Legenden und Mythen verweist(28). Dennoch ist diese Textstelle sehr aufschlußreich, da sie die einzige schriftliche Quelle ist die belegt, daß der Brauch des Tätowierens bei den Jômon-Menschen bzw. *emishi* bekannt war, obgleich es natürlich zweifelhaft ist, daß ein Takenouchi no Sukune oder andere Kundschafter der im Kansai Gebiet ansässigen Kultur bei den *emishi* auf eine Form des Tätowierens trafen, die mit jener, welche zur Jômon-Zeit auf *dogû*-Keramiken dargestellt wurde, identisch war. Denn immerhin liegt zwischen der Zeit, aus der diese Tonfiguren stammen und jener, zu der sich die im *nihon shoki* beschriebene Begebenheit abgespielt haben dürfte, nämlich der mittleren Kofun- oder auch Hügelgräber-Zeit (circa Ende 3. nachchristliches Jahrhundert bis Mitte 7. Jahrhundert. Die Kofun-Zeit wurde nach den monumentalen Hügelgräbern (*kofun*) dieser Geschichtsperiode benannt), ein Zeitraum von nahezu 1.000 Jahren. Daß sich kulturelle Äußerungen über einen so langen Zeitraum unverändert erhalten, ist höchst unwahrscheinlich, besonders wenn man in Betracht zieht, daß während der Yayoi-Zeit kulturelle Interaktionen zwischen der zurückgedrängten Jômon-Population und der Yayoi-Bevölkerung stattgefunden haben, die möglicherweise auch Auswirkungen auf die Tätowierformen beider Kulturen hatten.

Verschiedene Hinweise lassen mit einiger Sicherheit den Schluß zu, daß sich die Schilderungen im *nihon shoki* schon nicht mehr auf die Yayoi- sondern bereits auf die nachfolgen-

➛ KULTURAUSTAUSCH

Daß Kulturen, in denen das Tätowieren praktiziert wird, in der Lage sind, bei Kontakten mit anderen Völkern Motive aus deren Kultur in das eigene Tätowierrepertoire zu übernehmen, läßt sich an vielen Beispielen zeigen. Bereits erwähnt wurde, wie verschiedene Stämme auf Borneo (siehe Bild) im Laufe der Zeit die Tätowiermuster des dominierenden Kayan Stammes übernahmen und eigene Muster aufgaben.

Von den Bewohnern verschiedener Inseln wie Hawaii, Neuseeland, der Oster- und der Gesellschaftsinseln ist bekannt, daß sie nach den ersten Kontakten mit Europäern begannen, ihre eigenen Tätowiermotive um Darstellungen von Pferden und Schweinen sowie lateinischer Buchstaben zu erweitern. (*Oettermann, Stephan. Zeichen auf der Haut. Die Geschichte der Tätowierung in Europa. Frankfurt am Main: Syndikat, 1985. S. 55*)

Insofern ist es durchaus denkbar, daß auch zwischen Jômon- und Yayoi-Menschen ein Austausch oder eine Übernahme von Mustern stattgefunden hat, insbesondere wenn man wie Hall davon ausgeht, daß zwischen beiden Völkern »eine beträchtliche Durchdringung stattgefunden zu haben scheint, die (bei den Jômon-Menschen) regionale Kulturformen der Yayoi entstehen ließ.« (*Oettermann, S.; S. 25*)

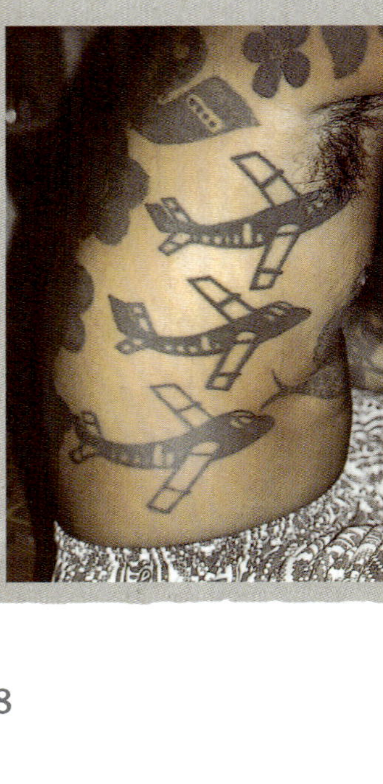

Ein Beispiel für kulturelle Kontamination aus Bangkong (Borneo). Neben traditionellen Motiven ließ sich dieser Mann aus Borneo Flugzeug-Motive als Erinnerung an seinen ersten Flug tätowieren.
Foto: Travelinmic

de Kofun-Zeit beziehen. Wie bereits ausgeführt wurde, trugen die Yayoi-Menschen selbst Tätowierungen. Hätte also Takenouchi no Sukune zur Yayoi-Zeit gelebt, so wäre er und sein Umfeld mit großer Wahrscheinlichkeit entsprechend den Beschreibungen im *wei chih* und *hou han shu* selbst tätowiert gewesen, weshalb ihm dieses kulturelle Phänomen nicht als Besonderheit aufgefallen wäre und nicht als das Unterscheidungsmerkmal zwischen seiner Kultur und jener der *emishi* hätte dienen können, als welches es im *nihon shoki* dargestellt wird. Viel eher passt die beschriebene Begebenheit in die Kofun-Zeit, in welcher zumindest ab der zweiten Hälfte das ornamentale Tätowieren aller Wahrscheinlichkeit nach nicht mehr praktiziert wurde. Auch die an dieser Stelle des *nihon shoki* in Aussicht gestellten Kriegszüge, durch welche der Machtbereich des im Kansai-Gebiet zu lokalisierenden Staates Yamato, welcher im dritten Jahrhundert gegründet wurde, nach Osten hin ausgeweitet wurde, entsprechen den historischen Begebenheiten der Hügelgräber-Zeit.

➛ Ainu

Lange Zeit sahen Historiker im Volk der Ainu, von dem heute noch wenige tausend auf der nördlichen japanischen Insel Hokkaidô leben, die Nachkommen der Jômon Bevölkerung, die von der nachrückenden japanischen Hochkultur im Laufe der Jahrhunderte immer weiter nach Norden gedrängt wurde. Inzwischen findet diese Theorie aber immer weniger Anhänger und eine Beziehung zwischen den Ainu und der frühesten steinzeitlichen Bevölkerung der japanischen Inseln wird als unwahrscheinlich angesehen. Die tatsächliche Herkunft und Identität der Ainu ist somit weitgehend ungeklärt; es wird allgemein davon ausgegangen, daß es sich bei ihnen wie auch bei den Aborigines Australiens um Nachfahren einer proto-kaukasiden Rasse handelt. Die Jômon-Bevölkerung hingegen dürfte eher mit den Waldkulturen Nordostasiens und Amerikas verwandt gewesen sein.

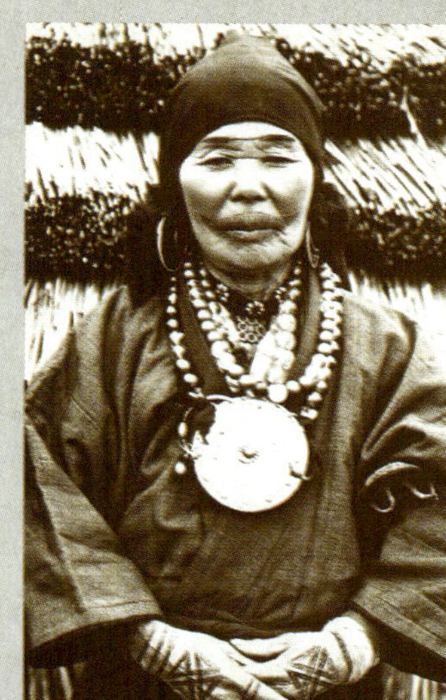

Insofern ist auch ein Zusammenhang zwischen den Tätowierungen der Ainu, die diese noch bis in das letzte Jahrhundert hinein praktizierten, und den Stammestätowierungen der Jômon-Menschen nicht gegeben. Dennoch dürfte auch die Tätowierkultur der Ainu bereits seit einigen Jahrhunderten bestanden haben. Die ersten schriftlichen Belege über die Tätowierungen der Ainu aus dem 16. und

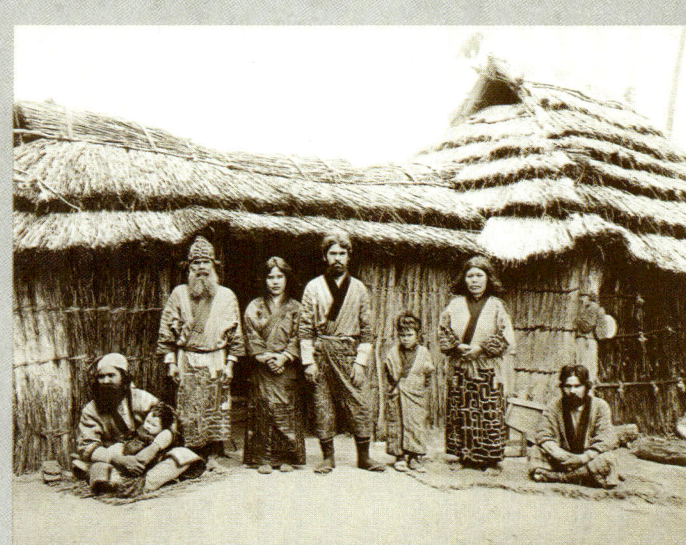

Der größte Unterschied der Tätowiertechnik der Ainu im Vergleich zu den uns bekannten Techniken besteht darin, daß sie keine Nadeln benutzten, sondern die Haut mit einem kleinen Messer einritzten.

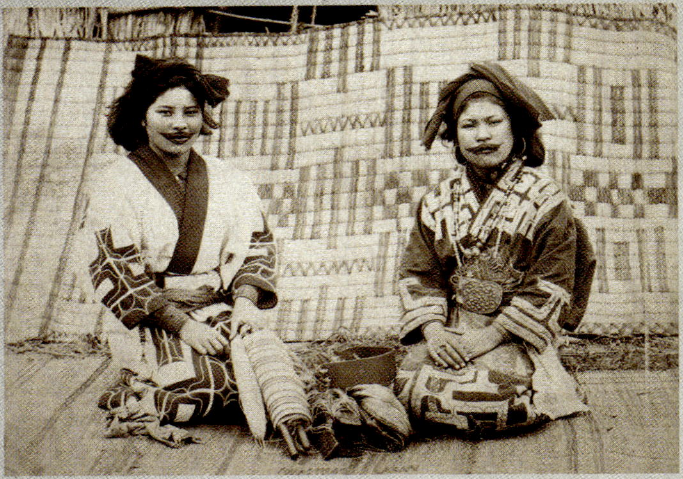

17. Jahrhundert sind Händlern und Missionaren aus Holland und Portugal zu verdanken, die von tätowierten Augenbrauen, Lippen, Armen und Handgelenken berichteten. Japanische Historiker befaßten sich kaum mit der Geschichte des Volkes im Norden.
Die Ainu selbst bezeichnen das Tätowieren mit dem Wort »nuye« oder auch »sinuye«, was soviel bedeutet wie »sich selbst schnitzen«. Eine weitere gebräuchliche Bezeichnung ist »anci-piri«, was sich übersetzen läßt mit »Schnitt mit vulkanischem Gestein«. Diese Bezeichnung gibt einen Hinweis auf die Tätowiertechnik der Ainu, denn im Gegensatz zur weit verbreiteten Technik des Einstechens von Farbe ritzen die Ainu die Haut zunächst mit scharfkantigen Steinen, später auch mit Messern, zunächst geometrische Muster in die Haut. In die Schnittwunden wurde danach Ruß eingerieben. Da Tätowierungen mit dieser Technik weniger intensiv ausfallen, mußte die Prozedur mehrmals, oft über Jahre hinweg, wiederholt werden, bevor eine ausreichende Schwarzfärbung der Muster eintrat.

Die Tätowierprozedur wurde ausschließlich von Frauen vorgenommen, und es waren auch vorwiegend Frauen, die sich tätowieren ließen. Besonders markant sind die »Barttätowierung« genannten Einfärbungen um den Mund, und die geometrischen Ornamente auf den Handrücken. Auch Arme, Handgelenke und Finger wurden oftmals tätowiert, teilweise auch die Augenbrauen, wobei beide Augenbrauen dann mit einem horizontalen Strich verbunden wurden. Wie bei vielen Völkern, die Tätowierungen tragen, findet man auch bei den Ainu Parallelen zwischen Tätowiermustern und Ornamenten auf der Kleidung und Gebrauchsgegenständen.

Der Legende nach sollen die Ainu-Frauen die Tätowiertechnik von einer tätowierten Göttin erlernt haben. Nach dem Glauben der Ainu durfte eine untätowierte Frau nicht heiraten; die ersten Tätowierungen bekamen junge Frauen daher bereits in der Pubertät, manchmal sogar schon im Kindesalter.
Nach der Hochzeit wurde den Frauen als Zeichen ihres sozialen Standes die »Barttätowierung« eingeritzt. Die Tätowierung um den Mund sollte über die Anzeige des verheirateten Standes der Frau hinaus noch verhindern, daß böse Geister über diese Körperöffnung eindringen können.

Im Zuge der Japanisierung der Ainu wurde der Tätowierbrauch bereits im 19. Jahrhundert von der japanischen Regierung untersagt, blieb jedoch trotzdem bis in 20. Jahrhundert hinein bestehen, bis die Ainu, nicht zuletzt aufgrund der Diskriminierung durch die japanische Gesellschaft, ihre alten Bräuche nach und nach aufgaben.

Wie bei vielen anderen Naturvölkern war auch bei den Ainu das Tätowieren Bestandteil eines Initiationsritus und zeigte darüber hinaus den sozialen Stand der Tätowierten an.
Bilder aus der Sammlung von Chris Wroblewski

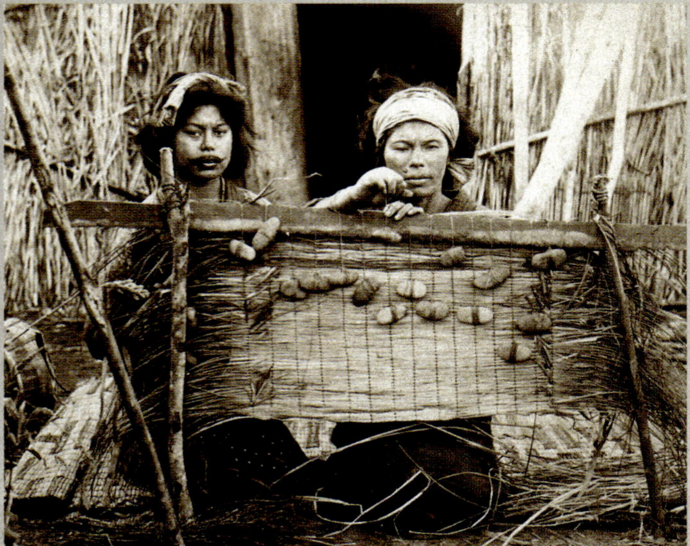

Das Verschwinden ornamentaler Tätowierungen und die Einführung von Straftätowierungen in der Kofun-Zeit

Auch aus der Kofun-Zeit sind Keramiken erhalten, teils in Form von Tieren, Gebäuden aber auch als Darstellungen von Menschen. Diese werden *haniwa* genannt. Im Gegensatz zu den oben besprochenen Figuren der Jômon- und Yayoi-Zeit weisen die als *haniwa* dargestellten Personen keine eingeritzten Linien im Gesicht auf, sondern vielmehr flächige Bemalungen mit roter Farbe(1). Es ist anzunehmen, daß hier Gesichtsbemalungen dargestellt sind, wie sie möglicherweise zu schamanistischen Praktiken aufgetragen wurden(2), während sich keine Hinweise mehr auf ornamentale Tätowierungen finden.

Dennoch scheint es auch in der Kofun-Zeit Tätowierungen gegeben zu haben, wenn auch unter gänzlich anderer Bedeutung als in den Jahrhunderten zuvor. Neben der oben besprochenen Passage des *nihon shoki* werden an zwei weiteren Stellen dieser Chronik Tätowierungen in Form von Strafmalen erwähnt. Im ersten Fall wird eine Todesstrafe wegen Hochverrats von Kaiser Richû (angebliche Regierungszeit von 400 - 405 n. Chr.) in eine Straftätowierung nahe dem Auge umgewandelt, im zweiten Fall wird ein Mann, dessen Hund einen Vogel des Kaisers totgebissen hatte, ebenfalls mit einer Tätowierung im Gesicht bestraft; dies soll entsprechend den Angaben im *nihon shoki* im Jahre 467 n. Chr. geschehen sein(3).

Auch in diesen Fällen ist anzunehmen, daß die geschilderten Begebenheiten zu einem späteren Zeitpunkt stattfanden, als sich rein rechnerisch aus den im *nihon shoki* gegebenen Daten ergibt. Für eine Datierung gegen Mitte/Ende der Hügelgräber-Zeit spräche, daß die geschilderten Tätowierungen an die Strafmarkierungen von Zwangsarbeitern im China der frühen Han-Dynastie erinnern, welche ebenfalls im Gesicht angebracht wurden(4). Obgleich diese Form von Strafe in China bereits 167 v. Chr. abgeschafft wurde, ist es kaum anders vorstellbar, als daß im Zuge der Orientierung des japanischen Staates Yamato an der chinesischen Hochkultur ab dem sechsten Jahrhundert(5) neben anderen kulturellen Errungenschaften Chinas auch diese Art der Züchtigung und Zwangsmarkierung nach Japan gelangte und dort wiederbelebt wurde(6).

Wenn man davon ausgeht, daß die Idee der Straftätowierung aus China übernommen wurde, dann wird auch ein Verschwinden der ornamentalen Tätowierung verständlich: Wie bereits weiter oben ausgeführt, galt in China das Tätowieren neben seiner Funktion der Zwangsmarkierung als Sitte der umliegenden barbarischen Völker, denen sich die Chinesen kulturell überlegen fühlten. Dadurch, daß sich Japan zu dieser Zeit in vielen Bereichen an China orientierte, blieb dem Inselvolk keine andere Wahl, als auf ihren Hautschmuck zu verzichten, wenn es nicht von seinem Vorbild China als Barbarenvolk eingeordnet werden wollte. So aber war es den Japanern der Kofun-Zeit möglich, sich mit den Chinesen auf die Stufe der zivilisierten Völker zu stellen, während sie ihrerseits die Nachkommen der Jômon-Menschen – die *emishi* im Nordosten, die diese Sitte weiter pflegten – als Barbaren diskriminieren konnten. Zwar sind die oben genannten Verweise auf Straftätowierungen im *nihon shoki* kein direkter Beweis dafür, daß Schmucktätowierungen zur Kofun-

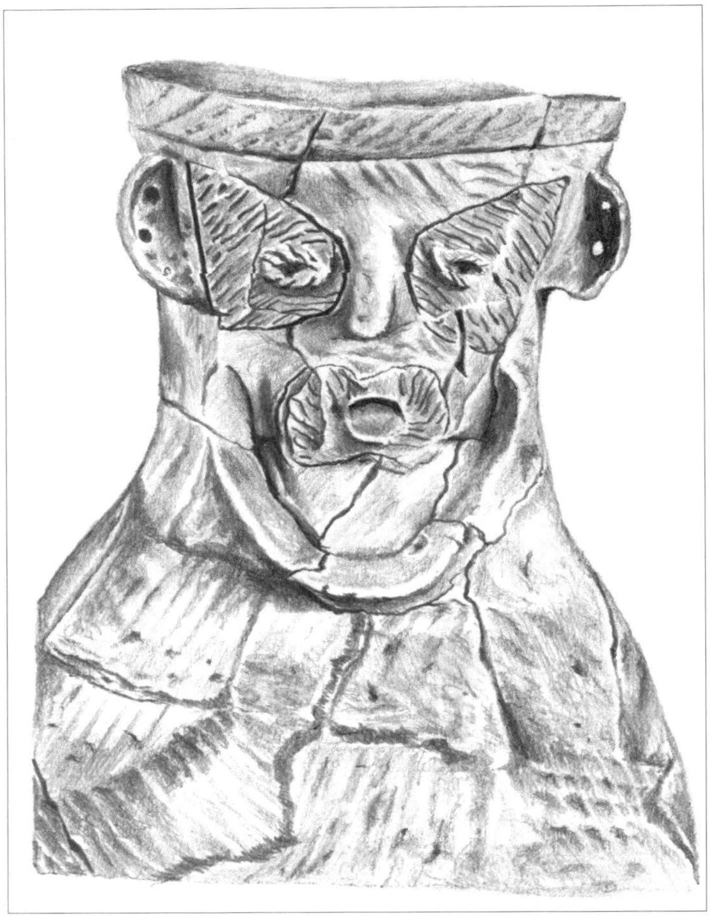

Keramikfigur aus der Yayoi-Zeit.
Tätowierungen, wie sie hier um Augen und Mund dargestellt sind, wurden wahrscheinlich von einzelnen Sippen der Yayoi-Bevölkerung auch noch bis zum Übergang zur Kofun-Zeit praktiziert. Den im kojiki erwähnten O-Kume-No-Mikoto könnte man sich möglicherweise mit derartigen Tätowiermustern um die Augen vorstellen.
Illustration von Marcuse Blachny

Zeit nicht mehr praktiziert wurden. Aus einer Textstelle aus dem 712 n. Chr. kompilierten *kojiki* läßt sich jedoch schließen, daß eventuell noch sporadisch auftretende Tätowierungen nicht mehr als selbstverständlich hingenommen wurden und auf Unverständnis stießen. Es wird dort beschrieben, wie der legendäre Urkaiser Jimmu seinen Vertrauten O-Kume-No-Mikoto ausschickt, um für ihn um die Prinzessin Isuke-Yori-Hime zu werben.

»Then, when O-kume-no-mikoto announced the emperor's will to Isuke-yori-hime, she saw the tattooing around the eyes of O-kume-no-mikoto; thinking it strange, she sang: ›(...) Why the tattooed eyes?‹ Then O-kume-no-mikoto sang in reply: ›The better to meet maidens face to face are my tattooed eyes.‹«(7)

Wenn auch freilich die historische Authentizität der oben genannten Personen alles andere als sicher ist, kann man doch auf alle Fälle konstatieren, daß eine freiwillige, ornamentale Tätowierung wohl nicht so recht ins Konzept der *kojiki*-Schreiber paßte und erklärungsbedürftig schien. Während gegen Ende der Kofun-Zeit, also zum Zeitpunkt der Kompilation des *kojiki*, das ornamentale Tätowieren aller Wahrscheinlichkeit nach bereits völlig extinkt war, hat es in der Anfangszeit der Sinisierung Sippenverbände gegeben, die schon früh die Sitte des Tätowierens ablegten, während andere den Brauch noch einige Zeit beibehielten. Daß der Tätowierbrauch von allen Gruppen gleichzeitig abgelegt wurde, scheint aufgrund der Uneinheitlichkeit des japanischen Volkes zu jener Zeit unwahrscheinlich. Obige Textstelle beschreibt möglicherweise eine Zeit, zu der ein Großteil der Japaner bereits mit ihrer Tätowiertradition gebrochen hatten, während ein geringer Teil, zu dem wohl auch O-Kume-No-Mikoto gehörte, das Tätowieren noch praktizierte(8). Die Art der Tätowierung, wie sie hier beschrieben wird, könnte mit den Tätowiermustern der späten Yayoi-Zeit übereinstimmen(9). Eine Situation wie die oben beschriebene hätte also eintreten können, wenn jemand, der Tätowierungen nur als Form körperlicher Strafe kannte, auf eine Person traf, die noch die alten Stammestätowierungen trug.

Ob Tätowierungen als Strafe in der Kofun-Zeit fest institutionalisiert(10) waren oder ob diese Art der Züchtigung lediglich nach Gutdünken verhängt wurde, läßt sich heute kaum klären(11). Die im *nihon shoki* erwähnten Vorfälle lassen ebenfalls kaum Schlüsse darauf zu, unter welchen Bedingungen die Strafe der Zwangstätowierung verhängt wurde, da lediglich zwei Delikte beschrieben werden, die zudem völlig unterschiedlich sind. Eine explizite Erwähnung von Straftätowierungen findet sich erst wieder im *jôei*-Kodex(12) von 1232.

Die nahezu eintausend Jahre zwischen dem Ende der Hügelgräber-Zeit und dem Beginn der Edo-Zeit brachten kaum eine einschneidende Weiterentwicklung der Tätowierung in Japan mit sich, weder für die Straf- noch für die ornamentale Tätowierung.

Aus der Kamakura-Zeit (1185-1333) sind jedoch Fälle bekannt, in denen sich buddhistische Priester mit Bildern Amida Buddhas, der Bodhisattwa Kannon und Gautama Buddhas sowie mit dem Namen Amida Buddhas an verschiedenen Körperstellen tätowierten[13], was im Prinzip zwar eine absolute Neuerung darstellte, da bis dahin in Japan nur die Stammestätowierungen der Jômon- und Yayoi-Zeit sowie die in der Kofun-Zeit einsetzenden Straftätowierungen bekannt waren, und es sich hierbei erstmals um figurative Tätowierungen handelt, die sich Einzelpersonen aus freiem Willen, das heißt auch ohne durch die Gesellschaft bedingten Gruppenzwang, beibrachten. Dennoch setzte mit dieser Neuerung noch keine Bewegung dergestalt ein, daß sich nun größere Personengruppen mit dieser Art von Hautbild schmückten[14] oder die Tätowierung womöglich schon zu dieser Zeit zu einer eigenständigen Kunstform entwickelt worden wäre. Die Gründe für das Ausbleiben einer Weiterentwicklung der Tätowierung in den Jahrhunderten bis zur mittleren Edo-Zeit sowie jene für ein geradezu explosionsartiges Aufblühen einer regelrechten Tätowierkunst im 19. Jahrhundert sollen im Folgenden analysiert werden.

Kapitel 3.

Kapitel 3.1

Die Tätowierkunst in der Edo-Zeit

Die gesellschaftspolitische Situation in der Edo-Zeit[1] und die Entwicklung einer städtischen Kultur und neuer Kunstformen

Mit der Einigung Japans im Jahr 1600 durch Tokugawa Ieyasu, welcher 1603 vom Kaiser den Titel des Shôgun erhielt[2], begann nach Jahrhunderten von Machtkämpfen eine mehr als zweihundert Jahre dauernde Periode des Friedens. Regiert wurde das Land vom *bakufu*, der Shôgunatsregierung, die ihren Sitz in Edo, dem heutigen Tôkyô, hatte. Im *buke shohatto* (der schriftlichen Festlegung der Organisation der Shôgunatsregierung[3]) von 1635 wurde die gesellschaftliche Struktur Japans eindeutig bestimmt. Demnach wurde das Volk in vier Stände unterteilt, in die der Samurai, der Bauern, der Handwerker und der Händler[4]. Diese Ständeordnung war weniger eine Neuerung als mehr eine Bestätigung eines 1590 vom ersten Einiger Japans, General Toyotomi Hideyoshi, erlassenen Edikts, in welchem bereits eine Trennung der Bevölkerung in die vier Stände vorgenommen und dem Einzelnen ein Wechsel des Standes verboten worden war[5]. Höflinge und Priester gehörten keinem dieser vier Stände an, genossen jedoch ein hohes Ansehen. Ebenfalls außerhalb dieser Ständeordnung standen die Ausgestoßenen, die *eta* und *hinin*. Die *eta* übten Berufe aus, die als unrein angesehen wurden, wie z. B. Schlachten, Gerben und Beseitigung von Unrat. *Hinin*, wörtlich »Nicht-Menschen«, nannte man die Bettler. Sie übernahmen oft Aufgaben wie die des Gefangenenwärters oder des Henkers[6].

Daß der Stand der Bauern in dieser Hierarchie vor den Handwerkern und Händlern plaziert war, hatte seinen Grund darin, daß die Bauern die Basis für eine von der Shôgunatsregierung angestrebte Naturalwirtschaft darstellten, während ihr theoretisch hohes Ansehen in dieser Gesellschaftsordnung jedoch keinerlei positive Auswirkungen auf ihre wirtschaftliche Lage hatte. Zudem ließ sich das Ideal der auf Tauschhandel basierenden Naturalwirtschaft nicht verwirklichen.

Zu Beginn der Edo-Zeit entwickelten sich Städte wie Edo, Kyôto und Osaka zu urbanen Metropolen mit stark wachsender Bevölkerungszahl

Karte intermap

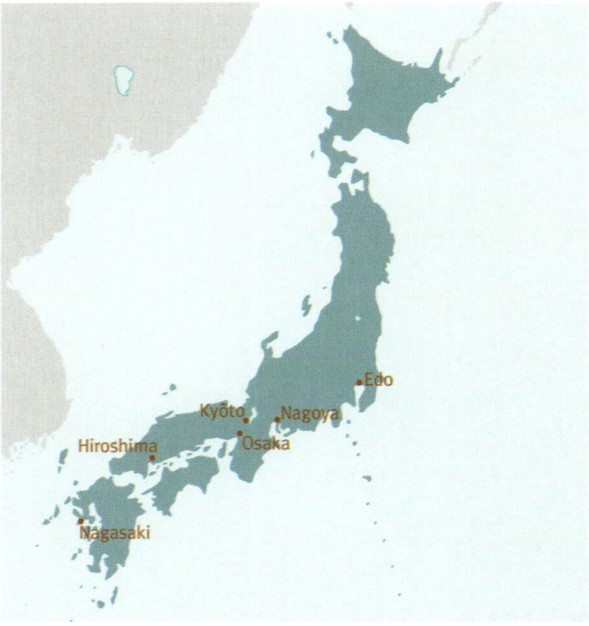

Während des 17. Jahrhunderts stieg die Bevölkerung in den Städten wie Edo, Kyoto und Osaka dadurch stark an, daß die Samurai, die bisher auf dem Land gelebt hatten, von der Regierung gezwungen wurden, in die zentralen Burgorte zu ziehen[7]. Dies war eine Sicherheitsmaßnahme, mit welcher die militärische Gefährdung durch untreue Vasallen in entlegenen und schwer zu kontrollierenden Provinzen minimiert wurde. Verbunden war durch dieses Anwachsen der Städte ein zunehmender Bedarf an landwirtschaftlichen Produkten, die auch aus größerer Entfernung beschafft werden mußten[8]. Diese Art von nationalem Handel, der zuvor in dieser Form nicht existiert hatte, wurde durch einen Ausbau des Verkehrsnetzes begünstigt, was die Überwindung des gebirgigen Landes erleichterte, sowie durch den Wegfall der Grenzen lokaler Lehensfürsten[9]. Ein direkter Warenaustausch war jedoch nicht mehr möglich, zumal in den Städten vorwiegend konsumiert, nicht aber produziert wurde[10]. Als Medium für den sich ausdehnenden Handel zwischen Stadt und Land wurde deshalb Geld immer wichtiger[11]. Dadurch gewannen nun die in der Ständehierarchie ganz unten angesiedelten Händler, die den Warenverkehr koordinierten, zunehmend an Bedeutung und konnten relativ leicht zu Reichtum gelangen. Im Gegensatz zu den Bauern, die nach dem Ideal der Naturalwirtschaft durch ihre Erträge die Grundlage der wirtschaftlichen Entwicklung stellten und besteuert wurden, mußten Händler, die ja selbst nichts produzierten, keine Abgaben leisten[12].

Schon sehr früh, bereits in der ersten Hälfte des 17. Jahrhunderts, wurde den Kaufleuten die Wichtigkeit und Bedeutung des Geldes sowie die Notwendigkeit bewußt, sorgsam mit diesem Mittel umzugehen, welches unabhängig von der eigenen unvorteilhaften sozialen Stellung Macht und Einfluß verschaffen konnte[13]. Von der Militäraristokratie, den Fürsten (*daimyô*) und Rittern (Samurai) kann man sagen, daß sie den Anschluß an das neue Geldwirtschaftssystem völlig verpaßt hatten. Das von den Händlern praktizierte Arbeiten mit Geld wurde in seiner Bedeutung nicht erkannt, da Geldangelegenheiten vom Adel als seines Standes unwürdig erachtet wurden[14]. Die einzigen Einnahmequellen bildeten in Friedenszeiten die Abgaben aus den Lehen und diese reichten oft nicht aus, um den aufwendigen Lebensstil finanzieren zu können. Das Shôgunat verlangte zudem von allen *daimyô*, neben ihren jeweiligen Stammsitzen Residenzen in Edo zu unterhalten, wo in regelmäßigen Abständen die *daimyô* selbst sowie deren Familien Unterkunft zu beziehen hatten. Dies geschah zum einen zum Zwecke der Kontrolle, entweder direkt über den jeweiligen *daimyô*, oder über dessen Familie als Geiseln. Zum anderen war es durch dieses System des turnusmäßigen Besuchs der *daimyô* in der Hauptstadt möglich, ständig sämtliche Untergebenen über die neuesten Erlasse in Kenntnis zu setzen. Der von der Shôgunatsregierung nicht unbeabsichtigte Nebeneffekt war eine finanzielle Schwächung der *daimyô*, die zwei Wohnsitze zu unterhalten hatten, sowie regelmäßig für die hohen Reisekosten für sich selbst mitsamt angemessener Gefolgschaft, die durch die ständigen Umzüge entstanden, aufkommen mußten[15].

Zwar minderte diese finanzielle Belastung die Wahrscheinlichkeit von Aufständen aufrührerischer *daimyô*, jedoch trieb sie die Fürsten auch in die Hände der Kaufleute, von denen sie sich zu entsprechenden Zinsen Geld leihen konnten. Dadurch gerieten Adlige bisweilen in eine regelrechte Abhängigkeit von den Kaufleuten, die sich bei Zahlungsunfähigkeit des jeweiligen Fürsten manchmal von diesen sogar zum Ausgleich der Schulden in den Samurai-Stand erheben ließen[16]. Das war natürlich überhaupt nicht im Sinne der Regierung, die einen Wechsel des Standes im *buke shohatto* ausdrücklich untersagt hatte. Andererseits konnte schon das bloße Zurschaustellen von Reichtum und Luxus seitens der Händler von der Regierung als Provokation und Gefährdung der gesellschaftlichen Ordnung angesehen werden, was mitunter zur Folge hatte, daß das gesamte Vermögen einzelner Kaufleute, die gesetzlich keinerlei Schutz in Anspruch nehmen konnten, konfisziert wurde[17].

Viele Kaufleute legten zur Sicherung ihres Vermögens einen Teil davon in Kunstgegenständen an, von denen man sich Wertstabilität versprach. Dadurch förderte der Stand der Händler in direkter Weise verschiedenste Zweige des Kunsthandwerks wie Keramikherstellung, Malerei, Weberei, Herstellung von Lackwaren und dergleichen mehr[18].

Neben diesem pragmatischen Aspekt der Kunstförderung dürfte das in der Edo-Zeit entstandene und zu Wohlstand gelangte Bürgertum (*chônin* = Städter) aus Händlern und Handwerkern in der Hinwendung zu kulturellen Dingen sicher auch einen Ausgleich zum Ausschluß von politischer Betätigung gesucht haben. So war die Kultur der Edo-Zeit schon bald nicht mehr geprägt vom Adel, das heißt den Samurai und *daimyô*, sondern vielmehr vom wohlhabenden Bürgertum. Auch die Städter suchten nach Unterhaltung und Zerstreuung, die sie sich finanziell auch leisten konnte. Im Gegensatz zur Aristokratie, die zu diesem Zwecke das stark stilisierte *nô*-Theater besuchte, schauten sich die Bürger das *kabuki*[→]-Schauspiel an, welches auch vom Alltagsleben der »normalen« Leute handelte[19]. Auch die Literatur wandte sich dem neuen Bürgertum zu, das aufgrund seiner Bildung[20] und seiner finanziellen Möglichkeiten in der Lage war, Literatur zu konsumieren[21]. Ihara Saikaku schrieb 1682 mit seinem wohl bekanntesten Werk *»kôshoku ichidai otoko«* (Ein der Liebe ergebener Mann) eine an das Bürgertum gerichtete dezente Persiflage des Klassikers der aristokratischen Literatur, des *genji monogatari* (Die Geschichte vom Prinzen Genji)[22], und begründete mit diesem Werk das Genre des bürgerlichen Romans. Zu dieser Zeit entstanden auch *kana zôshi* (in Silbenschrift geschriebene, das heißt einfach zu lesende Heftchen), *ukiyo zôshi* (Heftchen der vergänglichen Welt)[23] und *yomihon* (Lesebücher)[24], welche ebenfalls zu den ersten Beispielen populärer Prosaliteratur in Japan gehörten.

Oft wurden Bücher und Hefte aufwendig illustriert. Durch Holzschnitte konnten illustrierte Printmedien in größerer Stückzahl aufgelegt werden, wodurch sie auch für die breite Masse erschwinglich wurden. Illustrationen dieser Art nannte man *ukiyo e*, Bilder aus der vergänglichen Welt. Sie dienten mitunter auch als Kalenderblätter oder gaben Porträts berühmter *kabuki*-Schauspieler wider, in jedem Fall widmeten sie sich in ihrer Thematik stets den Belangen des städtischen Volkes und bildete dessen Lebenswelt in allen Facetten ab. Wie das *kabuki*-Theater und die Literatur des Bürgertums taugten auch die *ukiyo e* in Form von Anspielungen und Karikaturen als Medium für getarnte Kritik an der Regierung. Strafen wie Verbannung des jeweiligen Künstlers konnten die Folge sein[25].

Als Begründer der *ukiyo e*-Drucke, die im 17. Jahrhundert noch einfarbig schwarzweiß waren und nach Bedarf handkoloriert wurden, gilt

→ Kabuki-Theater

Das Wort »kabuki« leitet sich ursprünglich vom Verb »kabuku« ab. »Kabuku« läßt sich übersetzen mit »aus der Reihe tanzen« oder »aus dem Rahmen fallen«.
Bereits in dieser Namensgebung drückt sich schon ein gewisser trotziger Widerstand des Bürgertums gegen die von oben erlassenen Normen der Shôgunatsregierung aus, der sich auch in vielen anderen Kunstformen der Städter zu jener Zeit wiederfindet. Abweichend von der ursprünglichen Bedeutung wurde das Wort »kabuki« im Laufe der Zeit mit den Schriftzeichen für Musik, Tanz und Kunst geschrieben.

Ueda Kôji. Kabuki als Volksunterhaltung der Edo-Zeit. In: Ehmcke, F. und Shôno-Sládek, M. (Hrsg.). S. 155. ff.

Hishikawa Moronobu[26]. Suzuki Harunobu erarbeitete in der Mitte des folgenden Jahrhunderts die Technik des mehrfarbigen Druckes, infolgedessen die bunten *ukiyo e* entstanden, die heute als typisch für diese Kunstgattung gelten[27].

So entwickelte sich eine Breite Palette von städtischen Kunstformen, die den Bürgern die Möglichkeit gaben, sich kulturell auszudrücken und trotz ihres mangelnden politischen Gewichts ein starkes Selbstbewußtsein zu entwickeln, indem sie in zunehmendem Maße Bereiche der Kultur für sich entdeckten, die zuvor dem Adel vorbehalten waren. Selbst das Schminken und das Tragen von Schminke, was sich vor der Edo-Zeit nur Damen der Aristokratie leisten konnten, erfreute sich nun auch bei bürgerlichen Frauen großer Beliebtheit[28].

Da dies nicht im Interesse der Regierung lag, strebte diese immer wieder danach, auch den kulturellen Einfluß der Städter zu beschneiden und zu reglementieren, zumal die Regierung auch ganz richtig erkannte, daß in vielen dieser Kunstformen – wie bereits oben erläutert – ein Potential zur Kritik an den politischen Verhältnissen innewohnte, welches auch oft genutzt wurde. Durch Zensur von Druckerzeugnissen, Bühnenstücken oder auch dem Verbot, luxuriöse Kleidung zu tragen[29], wurde zwar versucht, das Selbstbewußtsein des Bürgerstandes zu unterdrücken, doch die große Anzahl solcher Erlasse und Bestimmungen durch die ganze Edo-Zeit hindurch belegt, wie erfolglos diese waren und wie wenig sich die Städter von Strafen und Verboten beeindrucken ließen[30].

Kapitel 3.2

Tätowierungsformen zu Beginn der Edo-Zeit

Die wahrscheinlich verbreitetste Form von Tätowierung im ersten und zweiten Jahrhundert der Edo-Zeit war die Strafttätowierung, die erstmals zur Hügelgräber-Zeit in Japan Anwendung fand. Ob Straftätowierungen in der Edo-Zeit erst wieder neu belebt wurden oder auch in den Jahrhunderten zwischen ihrer letztmaligen schriftlichen Erwähnung im *jôei*-Kodex 1232 und ihrer Festlegung(1) in der Ära Kyôhô (1716-1738(2)) in Gebrauch waren, ohne daß dies dokumentiert wurde, läßt sich nicht mit Sicherheit feststellen. Auf alle Fälle scheinen die Strafmaßnahmen der Edo-Zeit an jene der Kofun-Zeit anzuknüpfen, die mit großer Wahrscheinlichkeit von den verschiedenen Arten körperlicher Strafen der frühen chinesischen Han-Dynastie abgeleitet waren(3), zu denen auch das Abschneiden der Nasenflügel, Verstümmeln der Füße und die Kastration gehörten(4), denn neben der Verurteilung zum Tragen von Strafmalen finden sich in der frühen Edo-Zeit ebenfalls diese originär chinesischen Verstümmelungsstrafen wie Abschneiden von Nase und Ohren(5).

Irezumi, wörtlich das »Einfügen von Tusche (in die Haut)«, war eine Strafe für Bagatelldelikte wie etwa Diebstahl von Kleidern aus einem Badehaus(6), sonstige Arten von Diebstahl(7), Schmeicheleien mit unlauteren Hintergedanken, Betrug, Handel mit minderwertigen Waren oder Erpressung(8). Oft ging diese Strafe der Zwangszeichnung einher mit Verbannung(9).

Die eintätowierten Zeichen bestanden überwiegend aus ungefähr fingerdicken Strichen in verschiedenen Längen und Anordnungen, je nach dem Gebiet, in dem der Delinquent verurteilt und bestraft wurde(10). So erhielt ein zur Zwangstätowierung Verurteilter in Osaka bei-

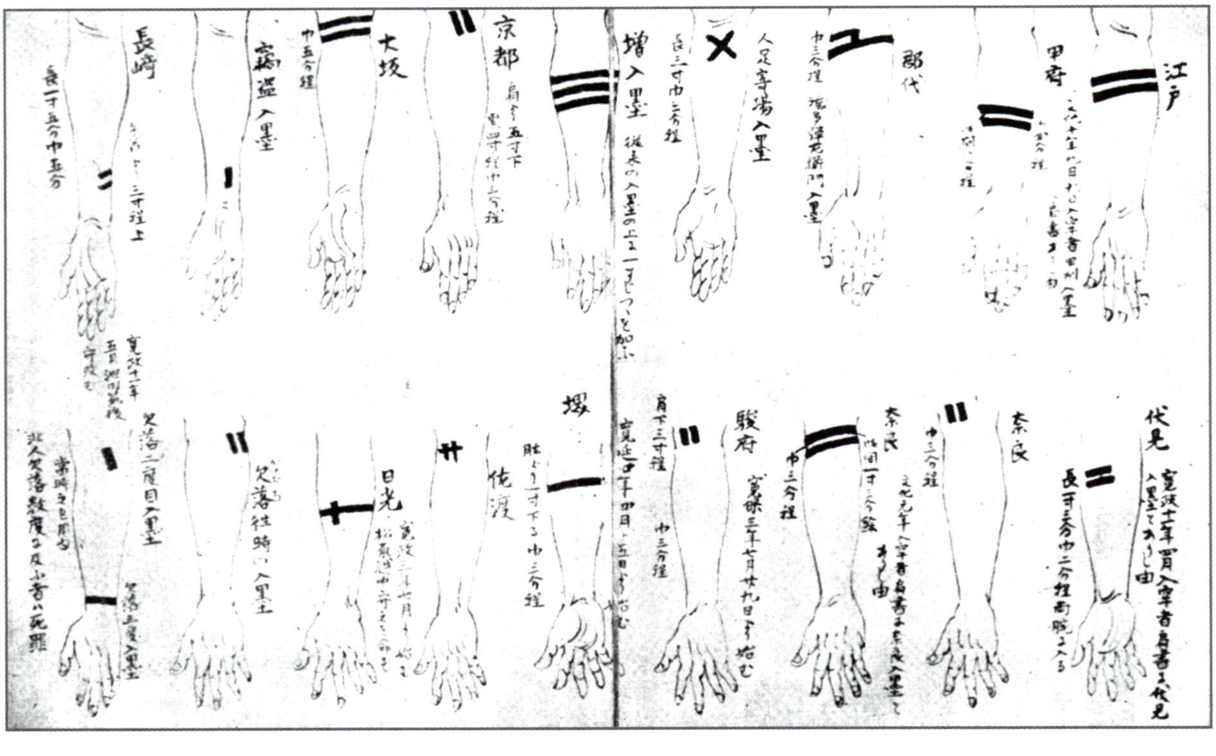

Anhand eintätowierter »Strichcodes« ließ sich die Herkunft Vorbestrafter bestimmen.
Die Schriftzeichen neben den Skizzen bezeichnen die Städte (Osaka, Edo, Nakasaki ...), in denen die jeweiligen Strichmuster verwendet wurden.
(Tattoo-Museum Yokohama)

spielsweise zwei schwarze, parallel laufende Bänder oberhalb des rechten Ellenbogens tätowiert, in Edo wurde das gleiche Muster verwendet, jedoch um die obere Hälfte des linken Unterarms. In Nagasaki wurde der Straftäter mit zwei fingerlangen, schräg über die Außenseite des rechten Unterarms verlaufenden Strichen gezeichnet und in Kyôto wurde man mit zwei kurzen, parallel verlaufenden Strichen auf dem linken Ellenbogen bestraft[11]. Auch X-förmige Muster kamen in manchen Gegenden zum Einsatz. Man kann somit von einer Art Strich-Code sprechen, anhand dessen relativ leicht erkannt werden konnte, aus welcher Gegend ein Tätowierter stammte, was natürlich in Hinblick auf die oft mit der Straftätowierung verbundenen Verbannung sehr sinnvoll war. Zudem sind Striche respektive schwarze Balken relativ schnell und einfach zu tätowieren, und schließlich kam es nicht darauf an, ästhetisch ansprechende Ergebnisse zu erzielen, sondern ein unauslöschliches, prägnantes Muster herzustellen(➛Straftätowierungen). In seltenen Fällen wurden auch Schriftzeichen tätowiert, so wurde beispielsweise in manchen Gebieten das Zeichen für Schlecht bezw. Böse (*aku*) auf Stirn[12] oder Unterarm[13] eingestochen. Eine weitere Variante von tätowierten Schriftzeichen mit pejorativem Charakter war die Anbringung eines horizontalen Striches auf der Stirn beim ersten Vergehen, welcher bei Wiederholungstaten jeweils um einen oder zwei Striche erweitert wurde und bei der dritten Bestrafung schließlich das Schriftzeichen für Hund (*inu*) ergab. Dies stellte eine beinahe schon humoristisch anmutende Variante der Erweiterungstätowierung (*zôirezumi*) dar, die in Edo etwas nüchterner ausfiel, dort wurde beim zweiten Vergehen lediglich ein drittes Band unterhalb der zwei parallel laufenden Striche eingestochen[14]. Mehrmalige Bestrafung mit Zwangstätowierung schienen jedoch die Ausnahme gewesen zu sein, zumal die eigentliche Strafe, nämlich der Ausschluß aus der Gesellschaft, schon durch die erste Straftätowierung erreicht war und durch eine zweite oder dritte Erweiterung praktisch nicht gesteigert werden konnte. In der Regel führte ein zweites Vergehen zur Todesstrafe[15]. Die Art der begangenen Straftat ließ sich aus dem Tätowiermuster nicht ablesen[16].

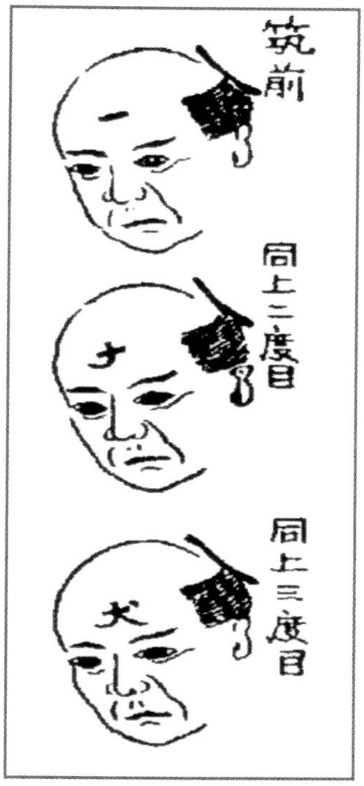

Bei dreimaliger Verurteilung ergaben die Tätowierungen das Schriftzeichen für Hund, »inu«.
(Illustration aus Tattoo-Museum Yokohama)

Die Tätowierung wurde mit einem kurzen Stock, an welchem vorn ein Nadelbündel befestigt war, eingestochen, wobei man diese Gerätschaft wohl ähnlich einem Stempel mehrmals – bis das gewünschte Muster fertiggestellt war – in die Haut einschlug (➛Tätowiertechnik). Die Tätowierung wurde von einem *hinin* in Anwesenheit eines Beamten auf einem Richtplatz vorgenommen[17].

Durch die relative Unauslöschlichkeit der Stigma-

➛ Straftätowierungen

Zur späteren Erkennung war wohl auch die Mindestbreite der Striche von ungefähr Fingerdicke notwendig, wie sie aus Illustrationen der verschiedenen Muster ablesbar ist, denn während der Abheilzeit einer Tätowierung ist es möglich, zusammen mit dem Wundschorf, der sich bildet, teilweise auch Farbpigmente aus der verkrusteten Haut herauszukratzen. Dünne Striche oder Linien hätten also von dem Bestraften während der Abheilzeit zu großen Teilen wieder entfernt werden können, während es kaum möglich ist, großflächigere Tätowierungen, wie die im kojiruien abgebildeten, durch Herauskratzen des Schorfs komplett zu entfernen. Es ist aus diesem Grunde auch zu bezweifeln, daß die Strafmuster in der Edo-Zeit tatsächlich so akkurat aussahen, wie sie im kojiruien dargestellt sind. M. E. nach dürften die Linien eher etwas unregelmäßig konturiert und nicht gleichmäßig schwarz, sondern eher fleckig ausgesehen haben, zumal man darüberhinaus davon ausgehen kann, daß auch die tätowierende Person wahrscheinlich kaum besonderen Wert auf eine handwerklich ansprechende Ausführung der Tätowierungsarbeit legte.

tisierung war eine Wiedereingliederung eines Straftätowierten in die Gesellschaft praktisch unmöglich, was zur Folge hatte, daß diese sich entweder in den Vierteln der *hinin* niederließen, die ja ebenfalls aus der Gesellschaft ausgeschlossen waren, oder sich zu Banden zusammenrotteten. In solchen Fällen trat dann ein Bedeutungswandel der Tätowierung ein: Was ursprünglich als Kainsmal dienen sollte, wurde von den Bestraften selbst als Zugehörigkeitszeichen zur Gruppe der Ausgestoßenen verstanden(18).

Darüberhinaus dürften die von der Gesellschaft Abgelehnten, bei denen sich mit großer Wahrscheinlichkeit als Gegenreaktion eine Ablehnung der Gesellschaft einstellte, die Tätowierung auch dazu instrumentalisiert haben, um andere einzuschüchtern und damit Macht ausüben zu können(19). Wenn auch wohl niemand so weit gegangen sein wird, sich selbst solche Strafmale beizubringen, so kann man doch davon ausgehen, daß aus der Not heraus zumindest von einem Teil der Straftätowierten ihre Zeichnung mit einer Art trotzigem Stolz getragen wurde.

Tätowiertechnik bei Straftätowierungen

Die Tätowiertechnik bei Zwangstätowierungen läßt sich aus Zeichnungen erschließen, die den Straftätowierungsprozeß darstellen (Kojiruien. S. 449, Tamabyashi Seirô. S. 83, Densetsu to kidan. S. 68). Sie unterscheidet sich von der heute von japanischen Tätowierkünstlern angewandten Technik insofern, daß bei letzterer ein Stab von circa 30 cm Länge mit vorn aufgesetztem Nadelbündel zum Einsatz kommt, welcher nicht wie ein Stempel sondern eher wie ein Billardqueu gehandhabt wird. Im kojiruien wird der Tätowierungsprozeß derart beschrieben, daß die Haut zunächst mittels der Nadeln perforiert wurde, woraufhin anschließend Tusche in die Stichwunde eingerieben wurde (kojiruien. S. 447).

Wahrscheinlicher ist jedoch m. E., daß vielmehr die Nadeln vor dem Einstechen in die Haut in Tusche getunkt wurden, wie dies bei praktisch jeder Art von Tätowierung weltweit praktiziert wird und wurde, egal ob von Hand, mit Maschine, mit Nadeln oder mit angeschliffenen Knochen- oder Schildkrötenpanzerteilen tätowiert wird (ein Tuschestein zum Anreiben von Tusche ist auf allen drei der oben erwähnten Bilder zu sehen). Nur auf diese Weise gelangt die Tusche tief genug in die Haut, um eine bleibende Schwarzfärbung zu erzielen. Durch bloßes Einreiben von Tusche in Nadelstichwunden, die durch die körpereigene Abwehrreaktion relativ rasch wieder geschlossen beziehungsweise verengt werden (eben um das Eindringen von Fremdkörpern zu vermeiden) könnten die Farbpartikel m. E. kaum so tief eindringen, daß sie nicht wieder mit dem sich bildenden Schorf abgestoßen würden.

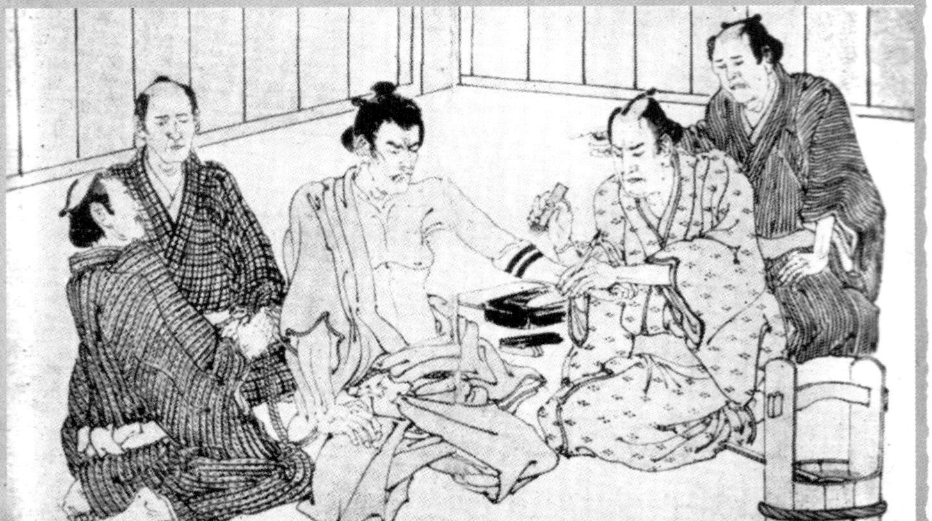

Bei der Anbringung von Straftätowierungen wurde ein Nadelbündel ähnlich eines Stempels in die Haut geschlagen.
Illustration Tattoo-Museum Yokohama

Das Hauptproblem des Bestraften mit seiner Markierung war die Dauerhaftigkeit derselben. Natürlich wurden Anstrengungen unternommen, sich dieser Strafmale wieder zu entledigen oder diese unkenntlich zu machen. Erreichen konnte man dies entweder durch Herausbrennen(20) oder Herausschneiden des Strafzeichens. In beiden Fällen blieben Narben zurück, aus denen man aufgrund der relativen Größe, Form und auch Plazierung natürlich sehr leicht ersehen konnte, daß hier der Versuch einer Tätowierungsentfernung stattgefunden hatte. In solchen Fällen wurden Ertappte nochmals mit der gleichen Tätowierung versehen(21).

Eine weitere Möglichkeit, die Strafzeichnung als solche zu vertuschen (im wahrsten Wortsinne), war die Überdeckung des Strafmals mit einer etwas größeren Tätowierung. Da die Straftätowierungen aus gutem Grund recht ausgedehnt und dunkel waren, bedurfte es entsprechend großer Motive, die dazu geeignet waren, diese Zeichen zu überdecken(22). Dazu bot sich beispielsweise die Silhouette einer Fledermaus oder einer buddhistischen Figur an(23). Tätowierungen mit solchen Motiven sind auf Farbholzschnitten von Toyokuni(24) zu sehen, auf denen er *kabuki*-Schauspieler in der Rolle von Gaunern darstellte(25). Es sollen auch Ganoven, die gar keine Straftätowierungen trugen, sich solche Fledermaus- oder Buddha-Motive ins Gesicht tätowiert haben, um damit ihre Umgebung einzuschüchtern(26). Toyokuni scheint auf seinen Bildern diese Art von »unechten« Überdeckungstätowierungen dargestellt zu haben, welche beim damaligen Betrachter wohl die Assoziation zu Straftätowierungen und eine damit verbundene Verschreckung hervorrufen sollten, denn an den Stellen, an denen die von ihm Dargestellten ihre vermeintlichen Überdeckungstätowierungen tragen (auf der Wange) wurden Straftätowierungen überhaupt nicht appliziert(27). Solche Gesichtstätowierungen wurden *keimen* genannt, wovon das erste Schriftzeichen, welches auch *irezumi* gelesen werden kann, ursprünglich Straftätowierungen im Gesicht bezeichnete.

Es existiert nun hierzu die Theorie, daß diese figurativen Überdekkungsmotive sich letztlich zu den Ganzkörper-Schmucktätowierungen weiterentwickelt haben(28). Diese These wird jedoch m. E. der historischen Entwicklung nicht gerecht, da sie die Annahme nahelegt, daß figurative Tätowiermotive (im Gegensatz zu den abstrakten Strichcodes der Straftätowierungen) erst aus der Absicht heraus entwickelt wurden, Straftätowierungen mit unverdächtigen Motiven zu überdecken(29). Wäre dies so gewesen, so hätten diese figurativen Tätowierungen von Fledermäusen, buddhistischen Heiligen und so weiter ihren Zweck, nämlich dem Träger den Anschein eines unbescholtenen Bürgers zu geben, nicht erfüllen können, weil es ja in diesem Fall keine Personen gegeben hätte, die aus freien Stücken dekorative Tätowierungen trugen, die nicht zur Überdeckung von Strafmalen dienten. Anders gesagt, wenn es die Aufgabe einer Überdeckungstätowierung war, den Eindruck zu erwecken, der Tätowierte trüge diese entweder aus religiöser Inbrunst (im Falle buddhistisch geprägter Bilder) oder als Modegag, so konnte sie dieser Aufgabe nur gerecht werden, wenn es auch Personen gab, die sich Tätowierungen tatsächlich aus diesen Gründen und nicht als Verlegenheitslösung zur Vertuschung von Strafmarkierungen stechen ließen. Daraus läßt sich folgern, daß bereits in der ersten Hälfte der Edo-Zeit das freiwillige Tätowieren dekorativer Motive praktiziert wurde. In seltenen

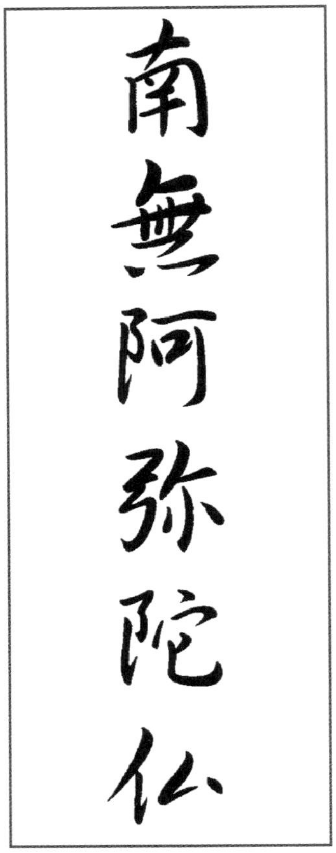

»Heil dem Amida Buddha« – bereits in der ersten Hälfte der Edo-Zeit wurden vereinzelt dekorative Elemente wie diese Schriftzeichen tätowiert.

Fällen wurde dies auch dokumentiert. So wird beispielsweise von einem Mann aus Asakusa, einem Stadtteil Edos, berichtet, der gegen Ende des 17. Jahrhunderts sieben große buddhistische Schriftzeichen auf dem Rücken getragen haben soll. Zur selben Zeit sollen auch andere Personen Namen buddhistischer Gottheiten, religiöse Gelübde oder Gebetsformeln wie z. B. »*namu amida butsu*« (Heil dem Amida Buddha) oder »*inochi fuiri hachiman dai bosatsu*« (Mein Leben ist ein einziges Versagen, großer Boddhisattwa Hachiman) als Tätowierungen getragen haben[30]. Wie bereits in 2. 2. erwähnt, gab es zumindest im religiösen Bereich freiwillige, darstellende Tätowierungen schon zur Kamakura-Zeit, und es erscheint daher naheliegend, daß diese Art von Tätowierung nicht zu Beginn der Edo-Zeit neu erfunden wurde, sondern vielmehr über die Jahrhunderte hinweg praktiziert wurde, wenn auch wahrscheinlich mit nicht allzugroßer Verbreitung und ohne durchgängiges Konzept[31].

Ungeachtet der Tatsache, daß nicht mit letzter Sicherheit geklärt werden kann, ob religiöse Motive wie Gebetsformeln, Namen von Gottheiten oder figürliche Darstellungen derselben tatsächlich die ersten Bilder waren, die sich Menschen in Japan freiwilig selbst einstachen oder einstechen ließen, ist die Verbindung von Religion und Tätowierung doch auf alle Fälle sehr naheliegend und läßt es logisch erscheinen, daß gerade religiös motivierte Hautbilder unter den frühesten Beispielen selbstgewollter Zeichnung zu finden sind. Was die Tätowierung zum Ausdruck religiöser Inbrunst geradezu prädestiniert, sind die beiden mit ihr verbundenen Charakteristika: Dauerhaftigkeit und Schmerz. Die Unauslöschlichkeit der Tätowierung symbolisiert dabei die Ernsthaftigkeit des Trägers gegenüber der durch die Tätowierung gemachten Aussage, er trägt diese zu jedem Augenblick und für sein ganzes Leben mit sich und identifiziert sich so mit ihr auf sehr intensive Weise. Weiter verstärkt wird diese Ernsthaftigkeit und Identifikation durch den mit dem Prozeß der Tätowierung verbundenen Schmerz, der die Hingabe auch physisch nachhaltig erlebbar macht und so neben der geistigen auch die körperliche Ebene in diese religiöse Handlung miteinbezieht[32].

Die religiöse Tätowierung stellt für den Träger auch eine Versicherung in dreierlei Richtungen dar: Einerseits verhindert er durch das ewige Hautbild, daß er selbst von seinem Weg abweicht, weiterhin bekundet er der Gottheit seine Ernsthaftigkeit, indem er sich zum Träger deren Namens macht, zum dritten »bannt« er aber durch die Tätowierung auch die Gottheit, Buddha, oder wer auch immer Ziel seiner religiösen Inbrunst ist auf seinen Körper, und sucht somit zu verhindern, von dieser verlassen zu werden.

Eine nahezu identische Motivation zum Erwerb einer Tätowierung besteht im Fall der Liebesschwurtätowierung, welche ebenfalls bereits aus der frühen Edo-Zeit bekannt ist. In seinem bereits erwähnten Roman »*kôshoku ichidai otoko*« erzählt Ihara Saikaku von einem Mann, der sich aus Liebe zu einem buddhistischen Priester ein Schriftzeichen dessen Namens auf den linken Arm tätowiert:

»On that occasion Sansaburô made a clean breast of his life with the priest. He even had the word Kei tattooed on his left arm as a proof of his devotion to the priest, whose name was Keisu.«[33]

Auch in dem drei Jahre später (1685) erschienenen Roman »*kôshoku ichidai onna*« (Das Leben einer der Liebe ergebenen Frau) beschreibt

Ihara Saikaku ein Freudenmädchen, welches den Namen eines Freiers auf den Arm eintätowiert trug[34]. Natürlich handelt es sich hierbei lediglich um Romanfiguren, jedoch beschreibt der Autor hier eine Praktik, die er im alltäglichen Leben beobachten konnte. Dargestellt sind solche Tätowierungen in Bildern von Kuniyoshi[35] oder auch Utamaro[36]. Besonders im Fall des homosexuellen Geliebten des buddhistischen Priesters ist die Nähe zur religiös motivierten Tätowierung deutlich: Der Liebhaber verschreibt sich dem Objekt seiner Liebe in der gleichen Weise, wie ein Buddhist sich seinem Glauben und Buddha durch Einstechen der entsprechenden Worte verschreibt[37]. Diese Art von Tätowierung, welche in den Freudenvierteln von Osaka und Kyôto entstanden sein soll, wurde ***kishôbori***, wörtlich »einen Schwur einritzen«, genannt[38]. Unter den Namen des/der Geliebten wurde oft noch das Schriftzeichen für »Leben« (*inochi*) eingestochen, so daß sich der Schwur als »Mein Leben für Herrn/Frau soundso« lesen ließ. Daß nicht alle Schwurtätowierungen völlig aufrichtig gemeint waren, wird am Beispiel eines Freudenmädchens deutlich, welches in den zwanziger Jahren des 17. Jahrhunderts in einem Bordell in Osaka tätig war. Sie soll zwei Stammkunden gehabt haben, deren beider Namen, Shichirozaemon und Shichibei, zufälligerweise mit dem Schriftzeichen für »Sieben« (*shichi*) begannen. So ließ sie sich die Worte »*shichisama inochi*/Mein Leben dem Herrn Sieben« eintätowieren, so daß beide Kunden sich von die-

TÄTOWIERUNGSFORMEN ZU BEGINN DER EDO-ZEIT

Der Übersicht halber kategorisiert.

Straftätowierung — *Als irezumi bezeichnet »Einfügen von Tusche (in die Haut)« für Bagatelldelikte. Strichcode (selten auch Schriftzeichen), aus dem sich die Herkunft des Tätowierten ablesen ließ; ging oftmals einher mit der Verbannung. Die Art der Straftat ließ sich daraus nicht ablesen.*

Überdeckungstätowierung — *Zum »Vertuschen« der Straftätowierung wurden figurative Tätowierungen (dunkle Motive wie bsp. Fledermäuse oder buddhistische Gottheiten) tätowiert. Es sollen auch Ganoven, die gar keine Straftätowierungen trugen, sich solche Fledermaus- oder Buddha-Motive ins Gesicht tätowiert haben, um damit ihre Umgebung einzuschüchtern.*

keimen — *»künstliche Überdeckungstätowierung« im Gesicht (siehe ➛ Überdeckungstätowierung). Das erste Schriftzeichen von keimen kann auch als irezumi gelesen werden, was ursprünglich Straftätowierungen im Gesicht bezeichnete.*

religiöse Hautbilder — *religiöse Motive wie Gebetsformeln, Namen von Gottheiten oder figürliche Darstellungen. Wurde nicht zu Beginn der Edo-Zeit neu erfunden, sondern vielmehr über die Jahrhunderte hinweg praktiziert, wenn auch wahrscheinlich mit nicht allzugroßer Verbreitung und ohne durchgängiges Konzept*

kishôbori — *Liebesschwurtätowierung, sollen in den Freudenvierteln von Osaka und Kyôto entstanden sein. Kishôbori bedeutet wörtlich übersetzt: »einen Schwur einritzen«.*

irebokuro — *Einstechen von Leberflecken beziehungsweise Schönheitsflecken. Wie schon aus der Bezeichnung zu ersehen, war dies eine stark vereinfachte Form der Tätowierung, welche lediglich aus einem oder mehreren Punkten auf dem Handrücken bestand.*

datebori — *»Geckentätowierung« genannte Hautbilder; eine Modeerscheinung, die hauptsächlich in Edo verbreitet gewesen sein soll. Träger versuchten die Straftätowierten bei ihren Überdeckungsversuchen zu imitieren.*

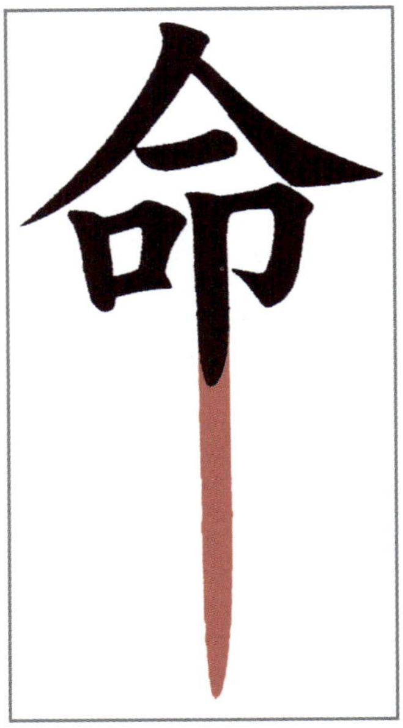

Schriftzeichen für Leben, »inochi«.
Durch die Verlängerung des achten Striches nach unten (hier rot hervorgehoben), wurde der Dauer und Unauslöschlichkeit des Liebesschwurs Ausdruck verliehen.

sem »Liebesbeweis« geschmeichelt fühlten, ohne vom jeweils anderen zu wissen[39]. Interessant ist, daß die Charakteristik der Unauslöschlichkeit der Tätowierung bei dieser Variante oft noch ergänzt wurde durch eine überproportionale Verlängerung des achten Striches des Schritzeichens »*inochi*« nach unten, was ebenfalls die lange Dauer der Gültigkeit des Schwurs symbolisieren sollte[40]. Wer eine Tätowierung dieser Art haben wollte, mußte sich diese entweder selbst beibringen oder vom Partner einstechen lassen, da es professionelle Tätowierer zu dieser Zeit noch nicht gab[41].

Eine ähnliche Tätowierform war das »Einstechen von Leberflecken (bezw. Schönheitsflecken)«, *irebokuro*. Wie schon aus der Bezeichnung zu ersehen, war dies eine stark vereinfachte Form der Tätowierung, welche lediglich aus einem oder mehreren Punkten bestand. Dabei wurde beispielsweise ein Punkt auf den Handrücken der jeweils rechten oder linken Hand beider Partner eines Liebespaares tätowiert, ungefähr zwischen den Mittelhandknochen des Daumens und des Zeigefingers. Wenn sich die Partner an der Hand nahmen, berührte der Daumen des einen Partners jeweils den tätowierten Punkt auf dem Handrücken des anderen, womit die gegenseitige Verbundenheit bekundet werden sollte[42]. Teilweise sollen auch Prostituierte kleine eintätowierte Punkte in der Anzahl der Lebensjahre des Stammkunden auf dem linken Ellenbogen getragen haben[43].

Abgesehen von den Darstellungen buddhistischer Figuren finden sich bis zur Mitte des 18. Jahrhunderts keine Hinweise auf das Tätowieren von Bildern, womit allerdings auch nicht ausgeschlossen ist, daß es solche Tätowierungen zuvor schon gab. Ab der Ära Hôreki (1751 - 1764)[44] gibt es Berichte von einfachen Bildtätowierungen wie beispielsweise Drachen, abgeschlagenen Köpfen[45], sowie Pflanzen- und Tiermotiven, die auf Rücken, Arme, Brust und Bauch getragen wurden[46]. Diese *datebori* (Geckentätowierung) genannten Hautbilder sollen hauptsächlich in Edo verbreitet gewesen sein[47]. Die Motive leiteten sich wahrscheinlich aus Illustrationen der damals verbreiteten *kana zôshi* und *ukiyo zôshi* ab[48]. Aller Wahrscheinlichkeit nach waren es diese als gekkenhaft und protzig angesehenen *datebori*, welche die Straftätowierten bei ihren Überdeckungsversuchen zu imitieren versuchten, denn Tätowierungsarten wie die Schwurtätowierung oder die Schönheitsflecktätowierung kamen aufgrund ihrer geringen Größe zur Verkleidung einer Strafzeichnung nicht in Frage.

Interessant wäre in diesem Zusammenhang zu erfahren, aus welcher Motivation heraus Personen sich mit solcherlei Tätowierungen geschmückt haben. Weiter oben wurde bereits erwähnt, daß es vereinzelt Personen gab, die sich Gesichtstätowierungen in der bewußten Absicht beibringen ließen, eine Assoziation zu Straftätowierungen herzustellen. Auch Tätowierungen figurativen Charakters an anderen Körperstellen dürften zu dieser Zeit mit Kriminellen assoziiert worden sein, und es stellt sich die leider kaum zu beantwortende Frage, ob diese Assoziationen von den Tätowierten in jedem Fall beabsichtigt war oder ob eine eventuelle Diskriminierung lediglich zugunsten des Modegags *datebori* in Kauf genommen wurde. Aus den 70er Jahren des 17. Jahrhunderts wird von einem Straßenritter namens Tsurigane Mizaemon berichtet, welcher den Spruch »*namu amida butsu*« (Heil dem Amida Buddha)

Abbildung Seite 35:

Farbholzschnitt von Tsukioka Yoshitoshi (1839 – 1892)
Eine Kurtisane läßt sich am Arm tätowieren.
Aus der Sammlung von Luke Atkinson

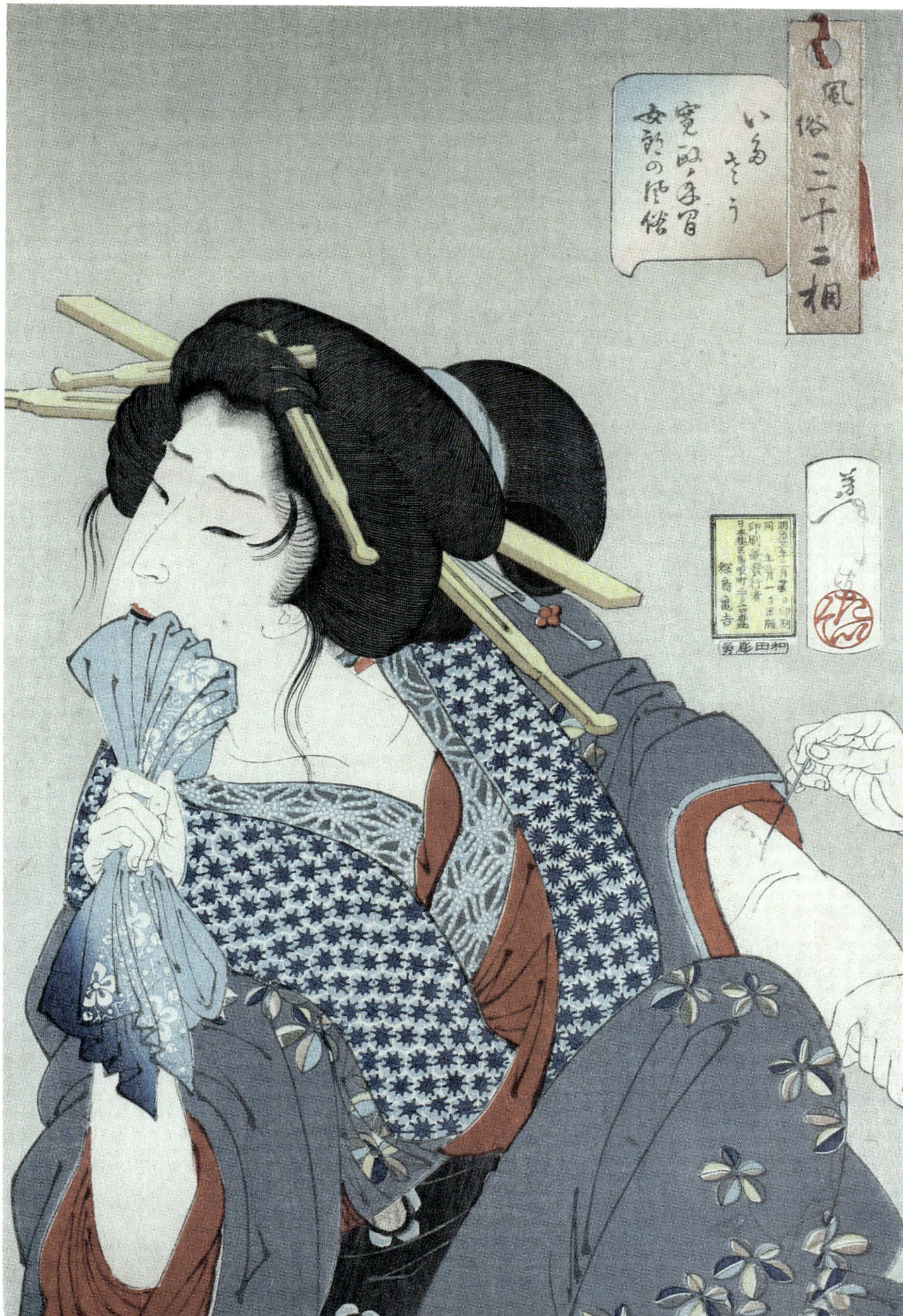
風俗三十二相
いたさう
寛政年間
女郎の風俗

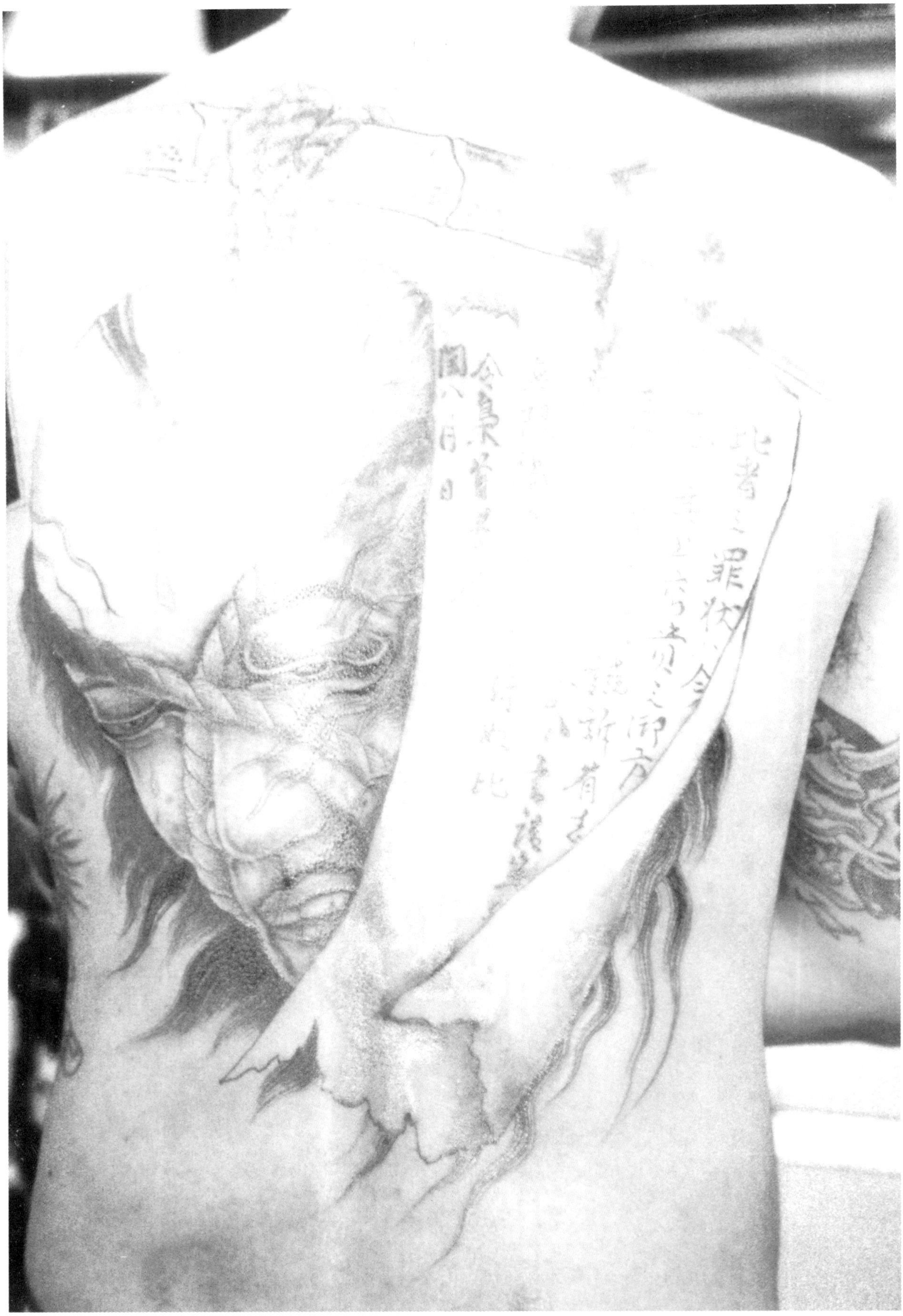

auf dem Rücken tätowiert trug[49]. Straßenritter wie Tsurigane Mizaemon bezeichnete man als *otokodate*, was sich in etwa mit »mutige« oder auch »draufgängerische Männer« übersetzen läßt. Ursprüngliche Aufgabe der *otokodate* war es, als Anführer einer Art von Bürgerwehren (*machi yakko*), die *chônin* vor Übergriffen randalierender Samurai-Banden (*hatamoto yakko*) zu schützen, die sich in den Straßen Edos oft blutige Kämpfe lieferten. Ihrer eigentlichen Bestimmung, dem Krieg, in der friedlichen Zeit nach der Reichseinigung beraubt, suchten *rônin* (herrenlose Samurai) sowie Samurai der aus den Provinzen angereisten *daimyô* und die in Edo ansässigen Samurai oft untereinander Händel, was meist zu Lasten der Sicherheit der Städter ging. Tatsächlich aber randalierten die *machi yakko*, deren ursprüngliche Aufgabe eigentlich das Herstellen von Ordnung gewesen wäre, oft nicht weniger als die Samuraigruppen, und so standen deren Führer, die *otokodate*, in einem recht zwielichtigen Ruf zwischen Retter und Rüpel, und nicht wenige von ihnen wurden in Edo gegen Ende des 17. Jahrhunderts verhaftet oder sogar hingerichtet[50].

Unter diesem Aspekt könnte man es als wahrscheinlich ansehen, daß die Tätowierung eines *otokodate*, wenn nicht unbedingt Assoziationen zu Kriminellen, so wohl doch ein Flair von Draufgängertum und Männlichkeit hervorrufen sollte. Daß Angehörige der *machi yakko* gern durch exzentrisches Benehmen und extravagante Kleidung auffielen, ist bekannt, und um diesen exotischen Eindruck noch zu verstärken, dürften Tätowierungen ein geeignetes Mittel gewesen sein[51]. Unzweifelhaft zur Protzerei, aber auch zur Dokumentation seiner Verbundenheit zu seiner Bande dürfte die Tätowierung des Gonzaburo, Anführer der Bande *shishidai gumi* (sinngemäß: Wir fürchten den Tod nicht) gedient haben, welcher sich in der ersten Hälfte des 18. Jahrhunderts eben diesen Namen in großen Schriftzeichen über den Rücken tätowieren ließ[52].

Bezüglich der Rezeption der verschiedenen Arten von Tätowierungen, die im 17. und 18. Jahrhundert (und möglicherweise auch schon früher) getragen wurden, kann man davon ausgehen, daß die Menschen zu dieser Zeit die Hautbilder, die man sich freiwillig beibrachte, wahrscheinlich kaum so streng kategorisiert haben, wie dies hier der Übersicht halber dargestellt wurde, obgleich die unterschiedlichen Bezeichnungen dies vermuten lassen könnten. Die Tätowierung des Tsurigane Mizaemon könnte man so beispielsweise als religiöse Schwurtätowierung (*kishôbori*), genausogut aber auch als protzige Geckentätowierung eines Straßenritters (*datebori*) bezeichnen, und es ist natürlich auch vorstellbar, daß ein Freudenmädchen neben eintätowierten Schönheitsflecken (*irebokuro*) an anderer Stelle noch eine Liebesschwurtätowierung trug. Ohnehin waren *irebokuro* und *kishôbori* schon im 17. Jahrhundert nicht nur bei Prostituierten im Schwange sondern verbreiteten sich rasch auch in der Bevölkerung, worüber sich Tokugawa Mitsukuni in einem seiner unter dem Titel *nishiyamakô zuihitsu* (Essays vom Westberg) zusammengefassten Aufsätze beklagt. Besonders unter *sumô*-Ringern war es um 1700 Brauch, den Namen der Freundin auf der Haut zu tragen[53]. Von einer Tätowierungsart, die völlig aus dem Rahmen der hier vorgestellten Formen fällt, wird im *intoku taiheiki* berichtet, wonach sich im Jahre 1587 die Samurai der Satsuma-Armee angesichts des sicheren Todes in Form von Toyotomi Hideyoshis zahlenmäßig überlegenem Heer ihre Namen sowie das Datum ihres Todes eintätowiert haben sollen[54].

Abbildung Seite 36:

Grausige Bilder zählten zu den ersten figurativen Tätowiermotiven, die Mitte des 18. Jahrhunderts auftauchten. Als Vorlage für diese sogenannten Geckentätowierungen dienten illustrierte »Groschenromane«.
Tätowierung und Foto von Horiyoshi III (Yokohama)

Wichtiger als die Einteilung der verschiedenen Formen der Tätowierung und der Gruppen, die diese trugen, erscheint mir daher die einfache Feststellung, daß diese Art der Körpermodifikation zu jener Zeit unter verschiedenen Bevölkerungsgruppen bereits eine relativ verbreitete Praktik darstellte und als kulturelle Äußerung bekannt war.

Bekanntheit erlangte die Tätowierung auf verschiedenste Arten. Am unmittelbarsten vermittelten möglicherweise junge Dandys, Ganoven oder auch *otokodate* ihre Tätowierungen an ihr Umfeld, da deren Hautschmuck den Zweck der Prahlerei und Einschüchterung hatte und wohl dementsprechend offen getragen wurde (im Falle der Gesichtstätowierung/*keimen* war eine Verdeckung durch die Kleidung ohnehin nicht möglich). Über die weniger offen getragenen Tätowierungen wie die Liebesschwurtätowierungen wurde man über die populären Printmedien, wie eben beispielsweise Ihara Saikakus Werke, informiert, und mit Bestimmtheit kann man davon ausgehen, daß Beschreibungen solcher *kishôbori* Nachahmer bei der Leserschaft fanden.

Ein weiteres Medium, das zur Verbreitung und Bekanntmachung des Tätowierens beitrug, waren die Badehäuser, die es bereits seit dem 15. Jahrhundert in Japan gab[(55)] und deren Rolle auch als Ort der Kommunikation in den wachsenden Städten der Edo-Zeit an Bedeutung gewann. Auch wer normalerweise unter der Kleidung verborgene Tätowierungen trug, kam nicht umhin, sie dort – gewollt oder nicht – einem Publikum zu präsentieren[(56)].

Aufgrund der geringen Größe der zudem wenig komplizierten Tätowiermuster, und auch in Hinsicht auf die kurze Herstellungsdauer, die jederzeit verfügbaren Materialien (Nadeln und Tusche) sowie die geringen handwerklichen Anforderungen, war es praktisch jedem möglich, solcherlei simple Hautverzierungen bei Bedarf selbst herzustellen, wodurch sich zunächst gar kein Bedarf für einen möglichen Beruf des Tätowierers ergab. Infolge dessen, daß Tätowierungen entweder selbst, vom Partner oder von Freunden gestochen wurde, läßt sich vermuten, daß die Hautbilder jener Zeit aller Wahrscheinlichkeit nach noch kein bemerkenswertes technisch-künstlerisches Niveau erreichten.

Der *suikoden*-Roman als Auslöser einer Tätowier-Mode

Es ist interessant die Überlegung anzustellen, ob oder auch wie sich die Tätowierung in Japan weiterentwickelt hätte, wären verschiedene Impulse zu Ende des 18./Anfang des 19. Jahrhunderts ausgeblieben. Das Konzept der Tätowierung, welches sich im Japan des 17. und 18. Jahrhunderts beobachten läßt – kleine Bilder oder Schriftzüge, in der Regel von Amateuren gestochen und oft nicht mehr als handflächengroß – prägt auch das Bild der Tätowierung in Europa zu Beginn des 20. Jahrhunderts[1]. Es ist daher nicht unwahrscheinlich anzunehmen, daß ohne die Entwicklungen um die Wende ins 19. Jahrhundert die japanische Tätowierung zu Beginn dieses Jahrhunderts der europäischen mit ihren willkürlich über den ganzen Körper verstreuten, dilettantisch angefertigten Einzelmotiven recht ähnlich gewesen wäre.

Den ersten Schritt zum Einsetzen einer Tätowier-Mode und der damit in Verbindung stehenden Herausformung der japanischen Tätowierung zu einer Kunstform tat ebenso unbeabsichtigt wie unwissend in indirekter Weise der konfuzianische Gelehrte Ogyû Sorai[2]. Dieser gründete im Edo der 20er Jahre des 18. Jahrhunderts einen Gelehrtenzirkel, der sich mit dem Erlernen der chinesischen Schrift und Sprache zum Ziele des besseren Verständnisses konfuzianischer Schriften aus China befaßte. Unter den Übungstexten, die der Übersetzer Okajima Kanzan, der die Gelehrtengruppe leitete, ins Japanische übertrug, waren auch die ersten zwanzig Kapitel eines chinesischen Romans mit dem Titel *shui hu chuan* (zu deutsch etwa »Geschichten vom Strand«). Möglicherweise kam Okajima Kanzan während seiner Zeit in Nagasaki dort über chinesische Kaufleute mit dem Roman in Berührung und brachte diesen mit nach Edo[3]. Die ersten zehn Kapitel erschienen 1727, weitere zehn erschienen erst posthum 1759. Diese zwanzig Kapitel trugen den japanischen Titel *tsûzoku chûgi suikoden* (Die bekannte *suikoden*-Geschichte der Loyalität/*shui hu chuan* wurde im japanischen zu *suikoden*)[4].

Daß ein chinesischer Roman ins Japanische übersetzt wurde, war nicht ungewöhnlich, im Gegenteil erfreuten sich verschiedenste Publikationen aus China wie beispielsweise Theaterstücke, die in Umgangssprache übertragen worden waren, in Japan großer Beliebtheit[5]. Daß dieser Roman, der per Zufall nach Japan gelangt war, derartige (oder überhaupt nur irgendwelche) Auswirkungen auf die Fortentwicklung der Tätowierung haben sollte, war wohl zu dieser Zeit von niemandem innerhalb dieses konfuzianischen Gelehrtenkreises auch nur im Entferntesten vermu-

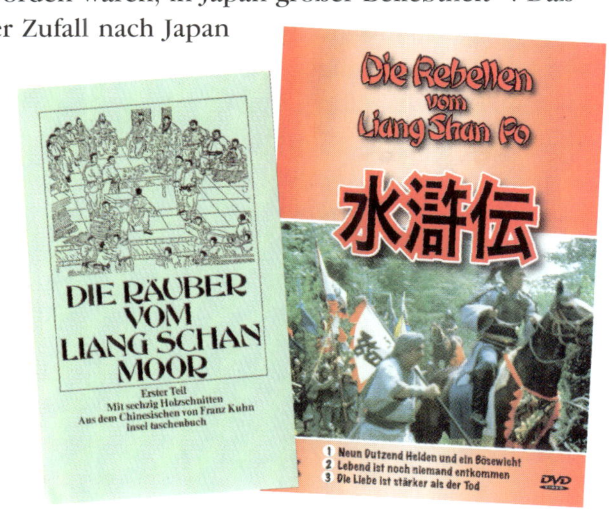

Auch heute noch erfreut sich der suikoden-Roman großer Beliebtheit. Eine deutsche Übersetzung mit dem Titel »Die Räuber vom Liang Schan Moor« erschien beim Insel-Verlag; vom japanischen Fernsehen wurde die Geschichte Mitte der 70er Jahre als Fernsehserie unter dem Titel »Die Rebellen vom Liang Shan Po« verfilmt (mittlerweile erhältlich als DVD).

➛ Tattoos und der Konfuzianismus

Das Tätowieren wurde von den Konfuzianern grundsätzlich abgelehnt, da das Verändern des von den Eltern empfangenen Körpers der konfuzianischen Idee der Ehrerbietung gegenüber den Eltern widerspricht. Aus diesem Grund war auch die Tätowierung in der vom Konfuzianismus geprägten Aristokratie geächtet. Ein Gedicht aus der Edo-Zeit illustriert diese Sichtweise:

Horimono wo
suru ga fukô no
hajime nari

Mit dem Tätowieren
fängt es an
Ungehorsam gegenüber den Eltern

Vom Autor übersetzt nach Satô Yôjin, Hrsg. Senryû yoshiwara fûzoku ezu. Tôkyô: Shibundô, 1973. S. 53. Zitiert in: Gulik, W. R. van. S. 35.

Daß also – wenn auch nur sehr indirekt und völlig unwillentlich – der Konfuzianer Ogyû Sorai mit seinem Gelehrtenkreis und der daraus hervorgehenden Übersetzung der ersten zwanzig Kapitel des shui hu chuan den Anstoß zu einer Tätowier-Mode gab, welche circa hundert Jahre später ihren Höhepunkt erreichte, erscheint mir im historischen Kontext auf alle Fälle bemerkenswert.

tet worden[Tattoos und der Konfuzianismus]. Dafür gab es zunächst auch keinerlei Anhaltspunkte, denn Tätowierungen spielen im *shui hu chuan* beziehungsweise *suikoden* absolut keine zentrale Rolle.

Das *shui hu chuan* wird immer wieder mit der Legende von Robin Hood in Verbindung gebracht, da sich die Geschichten sehr ähneln. Grundsätzlich handelt der Roman von 108 Rebellen (36 Haupt- und 72 Nebenfiguren), die eine verschworene Gemeinschaft mit strengem Ehrenkodex und festen Regeln bilden. Gerade mal vier der 108 Gesetzlosen tragen in dieser Geschichte Tätowierungen, deren Motive im *shui hu chuan* beschrieben werden. Loyal gegenüber dem Kaiser Hui-tsung (Regierungszeit 1101 - 1125) der nördlichen Sung Dynastie (960 - 1126) kämpfen die allesamt in Kriegs- und Kampfkünsten geschulten Männer und Frauen der Bande gegen eine korrupte Beamtenschaft an und erinnern so an Robin Hood und seine Schar von Vogelfreien, die König Richard Löwenherz die Treue halten und sich gegen den ungerechten Sheriff von Nottingham zur Wehr setzen. Was für Robin Hood der Sherwood Forest als »Zentrale« ist, ist für die chinesischen Gesetzlosen und ihren Anführer Sung Chiang der Berg Liang-shan in der heutigen chinesischen Provinz Shantung[(6)].

Die Figur Sung Chiangs ist historisch nachweisbar. Um 1120 führte er in den Sümpfen um den Berg Liang-shan eine Bande von insgesamt 36 Briganten an, deren Abenteuer bald Eingang in das Repertoire professioneller Geschichtenerzähler fanden (und dabei mit Sicherheit ausgeschmückt und erweitert wurden)[(7)]. Im Laufe der Zeit entwickelten sich die immer wieder neu erzählten Geschichten um Sung Chiang zu Volkslegenden, die erstmals 1368 in schriftlicher Form von Shih Nai-an und Lo Kuang-chung zusammengefaßt wurden[(8)]. Diese erste Kompilation ging jedoch verloren, und die älteste bis heute komplett überlieferte chinesische Version datiert auf 1589[(9)].

Während das *shui hu chuan* zunächst lediglich als Übungstext diente, interessierten sich innerhalb der nächsten Jahrzehnte einige Autoren zunehmend für die Geschichte selbst und schrieben eigene Versionen der immer bekannter werdenden Rebellengeschichte. Im Jahr 1773 veröffentlichte Tatebe Ayatari sein zehnbändiges Werk *honchô suikoden* (Das *suikoden* unseres Landes), in dem die Geschichte der chinesischen Rebellen auf Japan übertragen wurde[(10)], 1777 erschien ein Bilderbuch von Toriyama Sekien mit dem Titel *suiko ga senran* (Ein verstohlener Blick auf die Bilder vom Strand)[(11)]. Nur wenige Jahre später, 1780, gab

Itan Chin-en in vier Bänden das *onna suikoden* (Frauen-*suikoden*) heraus, in welchem die ursprünglich männlichen Hauptakteure durch Frauen ersetzt worden waren. Santô Kyôden veröffentlichte von 1799 bis 1801 das fünfbändige *chûshin suikoden* (*suikoden* der loyalen Gefolgsleute), und im Jahre der Fertigstellung, also 1801, erschien Sasaki Tengens *nihon suikoden* (Das japanische *suikoden*) in zehn Bänden[12].

Die große Anzahl von Publikationen, die von dem chinesischen Abenteuerroman beeinflußt worden waren, veranschaulicht deutlich die enorme Popularität der Geschichte. Das Geheimnis des Erfolges dieser Geschichte, deren Grundmuster in allen Publikationen dasselbe war, bestand darin, daß sich das Lesepublikum der Edo-Zeit, nämlich die *chônin*, auf ausgezeichnete Weise mit den Akteuren des *suikoden* identifizieren konnten. Angesichts ihrer eigenen unvorteilhaften Situation in einer restriktiven Militärdiktatur, in der jene, die nicht der Aristokratie angehörten, praktisch der Willkür des Schwertadels unterworfen waren, mußten die Städter zwangsläufig große Sympathie zu den 108 Rebellen entwickeln. Die Geschichte traf sozusagen genau den Nerv der Zeit. Die einsetzende *suikoden*-Mode[13] beruhte somit wohl auf dem kathartischen Effekt, den die Lektüre bei der Leserschaft bewirkte. Anstatt selbst gegen die bestehenden Verhältnisse anzugehen, konnte das Lesepublikum in die Romanwelt der *suikoden*-Helden flüchten, welche stellvertretend für den Leser gegen Unrecht und Unterdrückung vorgingen.

Es waren also zunächst nicht die Tätowierungen – es waren ja nur knapp vier Prozent der Helden des Romans als tätowiert beschrieben – welche die Geschichte populär machten, obgleich sich vermutlich bereits gegen Ende des 18. Jahrhunderts der eine oder andere Leser von den im *shui hu chuan* beschriebenen Tätowierungen inspirieren ließ, da das Tätowieren an sich, wie oben ausgeführt, bereits bekannt war. Eine vom *suikoden* beeinflußte Tätowierung beschrieb möglicherweise der Autor Ueda Akinari, als er 1766 von Tätowiermotiven seiner Zeit berichtete, zu denen neben dem *hannya*-Sutra und dem buddhistischen Priester Kôbô Daishi auch Bilder eines chinesischen Volkshelden (eines *suikoden*-Rebellen?) sowie mehrere über den Körper verteilte Drachen zählten[14]. Eine Tätowierung dieser Art, nämlich neun über den Körper verstreute Drachen, trägt einer der Helden des *suikoden*, der nach seiner Tätowierung genannte Kyûmonryû Shishin (Neun tätowierte Drachen-Shishin).

Der Aspekt der Tätowierungen im *suikoden* gewann jedoch erst zu Beginn des 19. Jahrhunderts wirklich an Bedeutung. Ab dem Jahr 1805 begann der Autor Takizawa Bakin eine neue Übersetzung des chinesischen Romans mit dem japanischen Titel *shinpen suikogaden* (Neue illustrierte Ausgabe des *suikoden*). Die im Titel angekündigten Illustrationen zur Geschichte stammten von dem hervorragenden *ukiyo e*-Meister Katsushika Hokusai. Im Laufe ihrer Zusammenarbeit zerstritten sich jedoch Autor und Illustrator, was den Verleger Kadomaruya Jinsuke nicht etwa dazu veranlaßte, sich einen neuen Illustrator zu suchen, vielmehr entließ er den Schreiber und engagierte den Schriftsteller Takai Ranzan als Takizawa Bakins Nachfolger. Dies verdeutlicht die große Bedeutung, die den Illustrationen eines Buches beigemessen wurde[15]. Der Streit zwischen Takizawa Bakin und Katsushika Hokusai legte das Projekt für

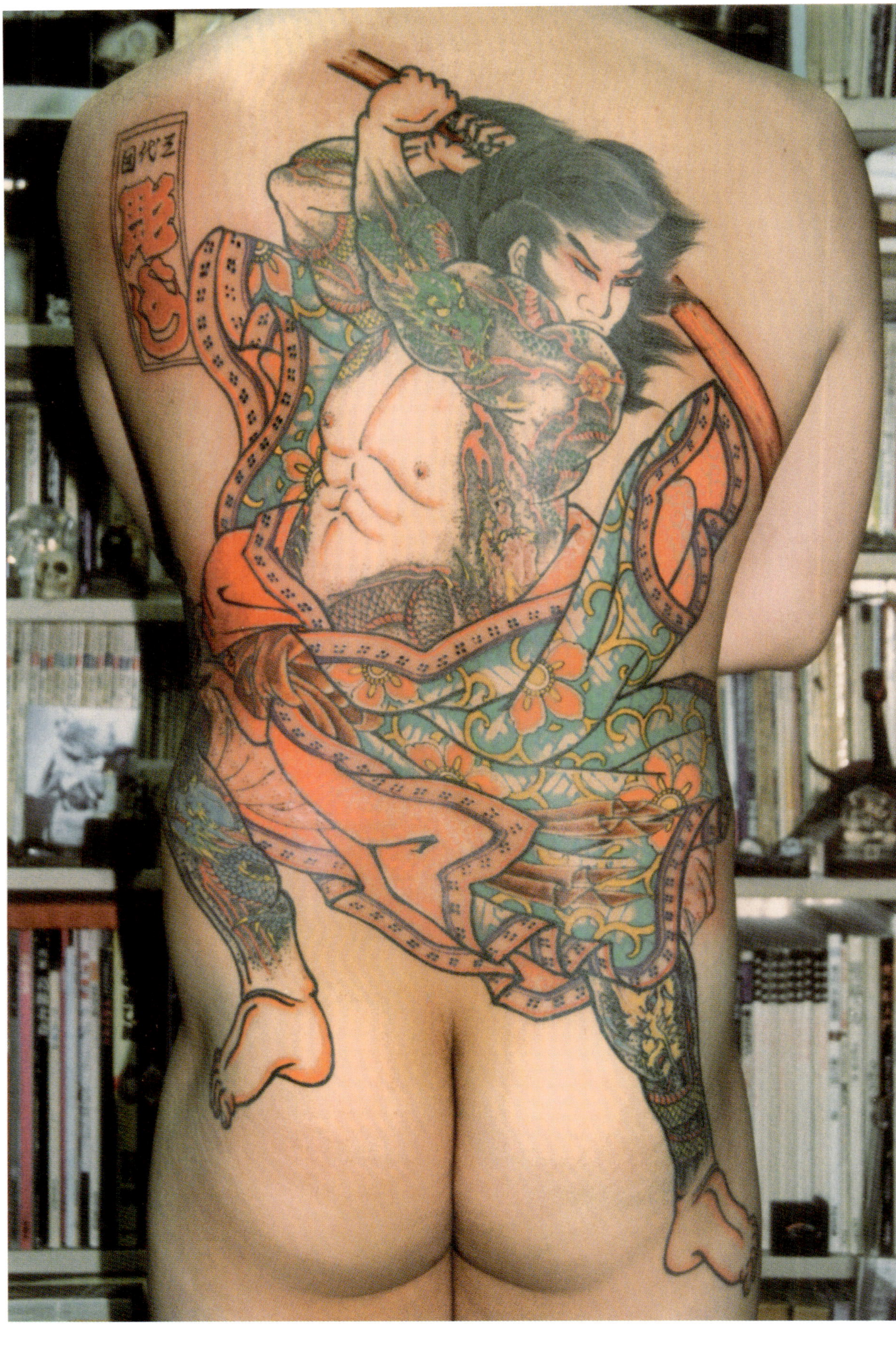
三代目

über zwanzig Jahre auf Eis. Im Jahr 1807 erschien der letzte von Takizawa Bakin geschriebene Band, Nr. 10. Das Werk wurde wahrscheinlich erst 1828 mit dem neuen Autor Takai Ranzan weitergeführt und 1838 abgeschlossen(16). Auch Katsushika Hokusai brachte das *shinpen suikogaden* nicht zu Ende, sein Schüler Katsushika Taitô II entwarf die letzten Illustrationen des Werks(17).

Auf den schwarzweißen Abbildungen, die Hokusai für das *shinpen suikogaden* ablieferte, waren auch die tätowierten Rebellen des Romans mit ihren Hautverzierungen dargestellt. Kyûmonryû Shishin war mit neun Drachen tätowiert, der tätowierte Priester oder auch Blumenpriester Kaoshô Rochishin war mit Kirschblütenmotiven verziert, Rôrihakuchô Chôjun trug ein Motiv von Blüten und Kiefernzweigen, und Rôshi Ensei schließlich hatte Päonien auf seinem Körper tätowiert(18).

Allen Darstellungen von Tätowierungen bei Hokusais *suikoden*-Helden ist gemein, daß die Motive verstreut, zusammenhangslos und ohne Hintergrund oder Beiwerk auf die Körper appliziert sind, zudem sind die Tätowierungen nicht besonders groß und nehmen keine allzugroße Fläche auf den Körpern ein. Rochishin weist lediglich ungefähr ein Dutzend über den Rücken verstreute Kirschblüten auf(19). Kyûmonryûs Tätowierung nimmt etwas mehr Fläche ein, da Hokusai immerhin neun Drachen auf dem Körper unterbringen mußte(20). Chôjuns Blüten und Kiefernzweig-Tätowierung erstreckt sich von der rechten Schulter auf den Oberarm, auch der rechte Unterarm ist tätowiert(21). Ein Konzept, nach dem die Tätowierungen auf dem Körper verteilt sind, ist nicht erkennbar. Zudem unterscheiden sich die Tätowierungen auch bei verschiedenen Darstellungen ein- und derselben Person. Während in Band 1 von 1805 die auf Kyûmonryû Shishin tätowierten Drachen kaum als solche zu erkennen sind – es sind eher krakelige, aus Punkten zusammengesetzte Silhouetten von Drachen – ist derselbe Akteur in Band 3, erschienen im selben Jahr, mit einem äußerst detaillierten, sich über den linken Arm (der rechte Arm ist von Kleidung verdeckt) windenden Drachen dargestellt, an dem solche Einzelheiten wie Augen, Barthaare, Schuppen, Klauen usw. deutlich erkennbar sind(22). Auf einem Bild Kyûmonryû Shishins aus Band 7 von 1807 sind Tätowierungen auf der Brust des Helden zu sehen, während in Band 3 Brust und Bauch untätowiert abgebildet sind. Daraus läßt sich schließen, daß Katsushika Hokusai lediglich in Bezug auf die vom *shui hu chuan* vorgegebenen Tätowiermotive festgelegt war, während die Ausgestaltung der Motive sowie deren Verteilung auf dem Körper der Rebellen weitgehend nach seinem eigenen Gutdünken erfolgte(23).

Durch Hokusais Illustrationen wurde der Anreiz bei der Leserschaft zur Imitation der *suikoden*-Tätowierungen mit Sicherheit dadurch gesteigert, daß sie nicht wie zuvor lediglich schriftliche Beschreibungen der Tätowiermotive zur Verfügung hatten, sondern die Tätowierungen auf den Körpern der Helden unmittelbar vor sich sahen. Zudem bestand eine starke Identifikation des Lesepublikums mit den Akteuren, was wahrscheinlich auch eine Imitation des äußeren Erscheinungsbildes der Idole mit sich brachte.

Daß das sozio-kulturelle Phänomen des Starkults im Japan des 18. und 19. Jahrhunderts tatsächlich bereits verbreitet war, läßt sich besonders deutlich am *kabuki*-Theater und dessen Darstellern ablesen. Ab

Abbildung Seite 42:

Eine der populärsten Gestalten des suikoden ist der Räuber Kyûmonryû Shishin, der mit neun Drachen tätowiert war. Hier dargestellt in einer Tätowierung von Horiyoshi III (Yokohama), inspiriert von einem Farbholzschnitt Kuniyoshis.

→ IREZUMI – HORIMONO

Tatsächlich ist eigentlich irezumi die heute gebräuchlichste Bezeichnung für Tätowierungen in Japan (siehe auch Herbert, W. 1998. S. 326). *Zur Abgrenzung der dekorativen Ganzkörpertätowierung gegenüber Straftätowierung spricht man zwar, wenn es der Deutlichkeit wegen erforderlich erscheint, von horimono, aber auch in meinen Gesprächen mit dem Tätowierer Nakano Yoshihito/Sandaime Horiyoshi benutzte dieser in der Regel die Bezeichnung irezumi. Allerdings kann irezumi sowohl mit Zeichen geschrieben werden, die »Tusche einfügen« bedeuten, wie auch mit den Zeichen für »Blaugrün einstechen«. Für letztere Schreibart gibt es neben der Lesung irezumi auch noch die möglichen Lesearten shisei oder, wenn auch selten, horimono.*

Mitte des 18. Jahrhunderts konnte das Theaterpublikum *ukiyo e*-Drucke mit den Porträts ihrer Idole erwerben(24), wobei diese frühen »Star-Poster« wohl eine derartige Wichtigkeit besaßen, daß kaum ein *ukiyo e*-Künstler dieser Zeit nicht in diesem Genre aktiv war(25). Kaufen konnte man diese Drucke in Läden, die sich auf illustrierte Bücher und Schauspielerporträts spezialisiert hatten(26). Teilweise ließen sich die Fans die Porträts ihrer Bühnenhelden sogar als Tätowierung verewigen(27), wozu die »Star-Poster« wohl als Vorlage dienten(28). Und um den vom Lesepublikum verehrten Helden des *suikoden* nachzueifern, bot sich die Tätowierung nur noch umso mehr an, da die Akteure teilweise selbst Tätowierungen trugen, die man nun in Hokusais Bildern begutachten und kopieren konnte. Hier trafen also zwei Modeerscheinungen der Zeit aufeinander und potenzierten sich gegenseitig in ihrer Wirkung und Verbreitung.

Das Ausmaß, welches das Tätowieren zu Beginn des 19. Jahrhunderts bereits angenommen hatte, läßt sich an einem von der Shôgunatsregierung erlassenen Verbot aus dem Jahre 1811 ablesen(29). Darin wurde beklagt, wie sich in letzter Zeit Personen, ohne sich um den Spott zu kümmern, dem sie sich damit aussetzen, über den ganzen Körper verteilt mit schwarzer Tusche und Farbe tätowieren ließen(30). Desweiteren wurde bekanntgegeben, daß diese Praktik fürderhin verboten sei, was von städtischen Beamten überwacht werden solle. Besonders interessant an diesem Text ist die Bezeichnung, die für Tätowierungen verwendet wurde: Nicht von *irezumi* (was ja für Straftätowierungen gebräuchlich war), *irebokuro* oder *kishôbori* ist die Rede, sondern erstmals von *horimono*, der auch heute noch gültigen Bezeichnung für dekorative Tätowierungen(→Irezumi – Horimono). Der Begriff *horimono* bezeichnet in seiner ursprünglichen Bedeutung eine Schnitzerei oder Gravur, und tatsächlich leitet er sich vom Schnitzen der Druckstöcke für Farbholzschnitte ab. Mit diesen Holzdrucken stand die figurative Tätowierung in zweierlei Verbindung: Zum einen dienten die Bilder oft als Vorlagen für Tätowierungen (siehe oben), zum zweiten waren es die Druckstockschnitzer, welche als erste damit begannen, auf halb-professioneller Basis zu tätowieren(31). Das Verb *horu* (schnitzen, gravieren) läßt sich auch im Sinne von »in die Haut eingravieren«, das heißt tätowieren, verstehen.

Aus dem Aufkommen dieses Begriffs läßt sich also folgern, daß neben den Modetätowierungen wie *kishôbori* und *irebokuro* das Tätowieren figurativer Motive, welches ja schon früher sporadisch auftrat, inzwischen eine größere Rolle spielte, und daß, abzulesen an der Etymologie des Begriffs, die Farbholzschnitte bei der Verbreitung und Entwicklung dieser Art der Tätowierung in starkem Maße beitrugen.

Daß das Verbot der Regierung sechs Jahre nach Hokusais ersten Illustrationen erschien, auf denen tätowierte *suikoden*-Helden abgebildet waren, kann als weiteres Indiz dafür gewertet werden, daß diese Holzschnitte zu einer weiteren Ausbreitung von dekorativ-bildhaften Tätowierungen beigetragen beziehungsweise diese unterstützt haben.

Wie bereits unter 3. 2. ausgeführt, gab es solche Verbote nicht nur in Bezug auf das Tragen von Tätowierungen, vielmehr ist das oben beschriebene Verbot im Kontext mit Zensurbestimmungen zu Printmedien wie Büchern und Holzschnitten sowie den Anti-Luxus-Gesetzen zu sehen, welche es den *chônin* verboten, luxuriöse Kleidung zu tragen (die der Aristokratie vorbehalten bleiben sollte). Die Bekleidungsvorschriften wurden jedoch schon von Anfang an dadurch umgangen, daß man wertvolle Stoffe und pompöse Muster einfach unter unauffälliger Kleidung trug. Später, mit zunehmender Konsolidierung des Reichtums der Städter, ließ sich das Verbot überhaupt nicht mehr durchsetzen(32). Was die Zensurbestimmungen angeht, so gab es diese schon in der Ära Kambun (1661 - 1673), desweiteren in den Jahren 1682, 1684, 1689, 1703, 1713, 1721/22 und 1790(33). Die lange Liste ständiger Verbote dokumentiert, wie völlig erfolglos diese geblieben sein müssen. Auch hier zeigt sich der trotzige Widerstand der *chônin*, die trotz aller Reglementierungsversuche der Regierung unbeirrt an der aus dem Bürgertum entstandenen Kultur festhielten und dafür auch Strafen wie Verbannung, Gefängnis oder Bußgelder in Kauf nahmen(34).

In Folge der anhaltenden *suikoden*-Begeisterung in der Bevölkerung verfaßte der vom *shinpen suikogaden* suspendierte Takizawa Bakin von 1825 - 1835 eine weitere Version der Rebellengeschichte unter dem Titel *keisei suikoden* (*suikoden* der schönen Frauen), in welchem die Akteure allesamt Frauen waren(35). Illustrationen zu diesem Werk entwarf Utagawa Kuniyasu(36). Das *keisei suikoden* zählt zu den meistverkauften Büchern der Edo-Zeit und war derart gefragt, daß die Druckplatten dreimal nachgeschnitten werden mußten(37). Besonders bei Frauen, die in der Männergesellschaft der Edo-Zeit kaum Rechte für sich beanspruchen konnten, war diese Geschichte äußerst beliebt, und besonders willensstarke Frauen wurden zu jener Zeit in Anspielung auf Takizawa Bakins Geschichte als *keisei suikoden* bezeichnet(38). Auch das Verhalten von Frauen in der Öffentlichkeit soll sich zeitweise unter dem Einfluß dieser Geschichte, in welcher Frauen als stark und selbstbewußt dargestellt wurden, geändert haben(39), was veranschaulicht, welche nicht zu unterschätzende Rolle Geschichten wie das *suikoden* im Leben der Städter spielten.

Daß es aber nicht allein die antiautoritäre *suikoden*-Geschichte an sich war, welche die Leser faszinierte, sondern daß jene sich mindestens im gleichen Maße für die Hautdekorationenen der Helden begeisterten, wird am Werk des *ukiyo e*-Künstlers Utagawa Kuniyoshi deutlich. Im Jahre 1827 wurde dieser vom Verleger Kagaya Kichibei, welcher das so erfolgreiche *keisei suikoden* herausgegeben hatte, beauftragt, eine Bilderserie sämtlicher Helden des *suikoden* zu entwerfen. Die ersten fünf Bilder der Serie entstanden noch im selben Jahr, und bereits unter diesen fünf Drucken befanden sich zwei der tätowierten Rebellen, Kyûmonryû Shishin sowie Kaoshô Rochishin(40). Die Darstellung Kaoshô Rochishins Tätowierung ist darin jener Hokusais aus dem Jahr 1807 sehr ähnlich, das Motiv besteht aus Kirschblüten, die lediglich durch Umrißlinien wiedergegeben wurden. Allerdings stellte Hokusai Kaoshô Rochishin mit etwa einem Dutzend locker auf dem Rücken verteilten Kirschblütentätowierungen dar. Bei Kuniyoshi ist Rochishin von vorn abgebildet, und die Kirschblüten erstrecken sich dicht an dicht vom

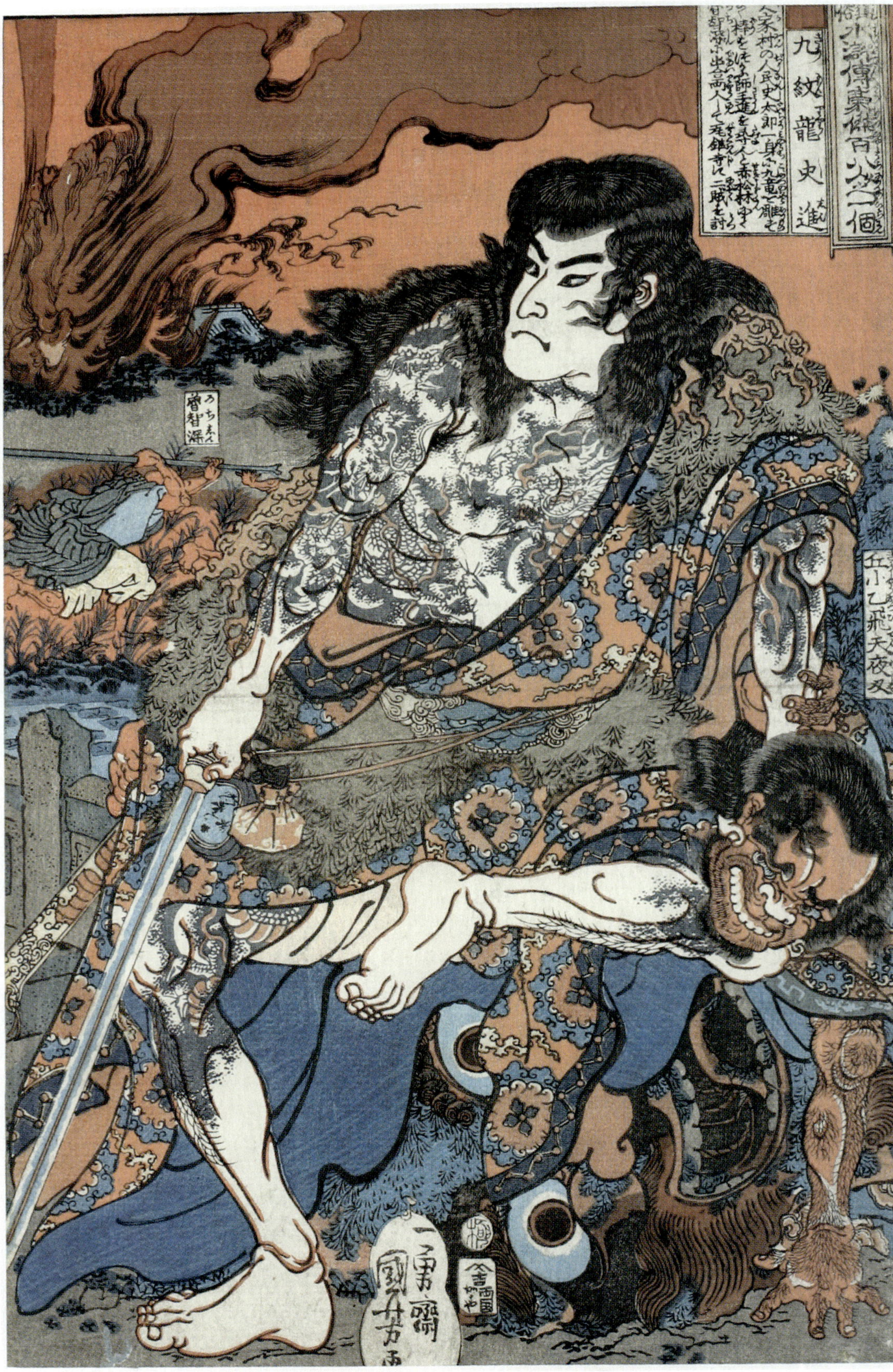

九紋龍史進
丘小乙飛天夜叉
一勇齋國芳画

Rücken her über beide Schultern. Somit ist also Utagawa Kuniyoshis Version des Kaoshô Rochishin deutlich stärker tätowiert als die des Katsushika Hokusai[41]. Noch augenfälliger wird Kuniyoshis Begeisterung für die Ausgestaltung von Tätowierungen an der Figur Kyûmonryû Shishins. Während im oben geschilderten Fall das bereits von Hokusai abgebildete Motiv lediglich dichter und über eine größere Körperfläche wiedergegeben wurde, erweiterte Utagawa Kuniyoshi bei dem Träger der Neun-Drachen-Tätowierung dessen Hautschmuck um eine völlig neue Komponente: Die zuvor willkürlich über den Körper verstreuten neun Drachen sind in Kuniyoshis Farbholzschnitt eingebettet in einen dunklen Hintergrund, durch den die Drachenmotive zu einer einzigen, sich von den Handgelenken bis zu den Schienbeinen erstreckenden Tätowierung zusammengefaßt werden[42].

Während Hokusai bei seinen Drucken auf Farbe verzichtete, obgleich der Vielfarbendruck bereits seit Mitte des 18. Jahrhunderts bekannt war[43], machte Kuniyoshi von der Möglichkeit des Einsatzes von Farben ausgiebig Gebrauch, was es ihm ermöglichte, auch die Tätowierung Kyûmonryû Shishins zweifarbig darzustellen, nämlich in Rot und einem sehr dunklen Blaugrau[44] (Kaoshô Rochishins Tätowierung stellte er nur in Blaugrau dar). Es scheint, als ob Utagawa Kuniyoshi hierbei um eine realistische Darstellung einer Tätowierung bemüht war, denn tatsächlich waren zu jener Zeit außer Schwarz, Rot und Grün beziehungsweise Grau keine weiteren Tätowierfarben verfügbar[45], wobei tätowierfähiger roter Farbstoff wohl erst ab Beginn des 19. Jahrhunderts entdeckt wurde, und das Grün möglicherweise nicht tatsächlich durch grüne Tätowierfarbe zustande kam, sondern damit wahrscheinlich eher durch Verwässerung von schwarzer Tusche entstandene Grauschattierungen gemeint waren, welche unter der obersten Hautschicht grünlich schimmerten[46].

Die ersten fünf Drucke stießen bei der Käuferschaft auf rege Nachfrage, so daß der Verleger Kagaya Kichibei den *ukiyo e*-Künstler Kuniyoshi mit der Fertigstellung weiterer *suikoden*-Drucke beauftragte[47]. Unter diesen Drucken, die unter dem Titel *tsûzoku suikoden gôketsu hyakuhachinin no hitori* (Die 108 populären Helden des *suikoden*[48]) bis 1830 fertiggestellt wurden, befanden sich auch Abbildungen der Helden Rôrihakuchô Chôjun sowie Rôshi Ensei, die bereits von Hokusai, den Vorgaben des *shui hu chuan* entsprechend, mit Tätowierungen dargestellt worden waren[49]. Während allerdings Kuniyoshi bei den 1827 erschienenen Probedrucken von Kaoshô Rochishin und Kyûmonryû Shishin deren Tätowierungen lediglich sehr großflächig darstellte, ohne sich über die im *shui hu chuan* beschriebenen Motive hinwegzusetzen (abgesehen vom dunklen Hintergrund in Kyûmonryû Shishins Drachentätowierung), ging er bei den Bildern von Rôrihakuchô Chôjun und Rôshi Ensei bereits einen Schritt weiter. Ersteren, der dem *shui hu chuan* zufolge mit Blüten und Kiefernzweige tätowiert war, stellte Kuniyoshi mit einer großflächigen Tätowierung dar, die von den Handgelenken bis zu den Oberschenkeln und dem linken Schienbein reicht, und zu deren Motiven neben den in der chinesischen Geschichte beschriebenen und von Hokusai wiedergegebenen Designs nun im *tsûzoku suikoden gôketsu hyakuhachinin no hitori* völlig neue hinzukamen, nämlich Weinblätter sowie eine flammenspeiende Schlange, welche sich um den lin-

Abbildung Seite 46:

Farbholzschnitt von Kuniyoshi (1797 – 1861). Der Künstler bildete die Drachenmotive des Kyûmonryû Shishin vor einem dunklen Hintergrund ab und faßte sie damit erstmals zu einer einzigen, großflächigen Tätowierung zusammen. Die in Kuniyoshis Farbholzschnitt zur Darstellung der Tätowierung verwendeten Farben (Schwarz und Rot) geben wahrscheinlich die damals tatsächlich gebräuchlichen Tätowierfarben wieder.

Aus der Sammlung von Luke Atkinson

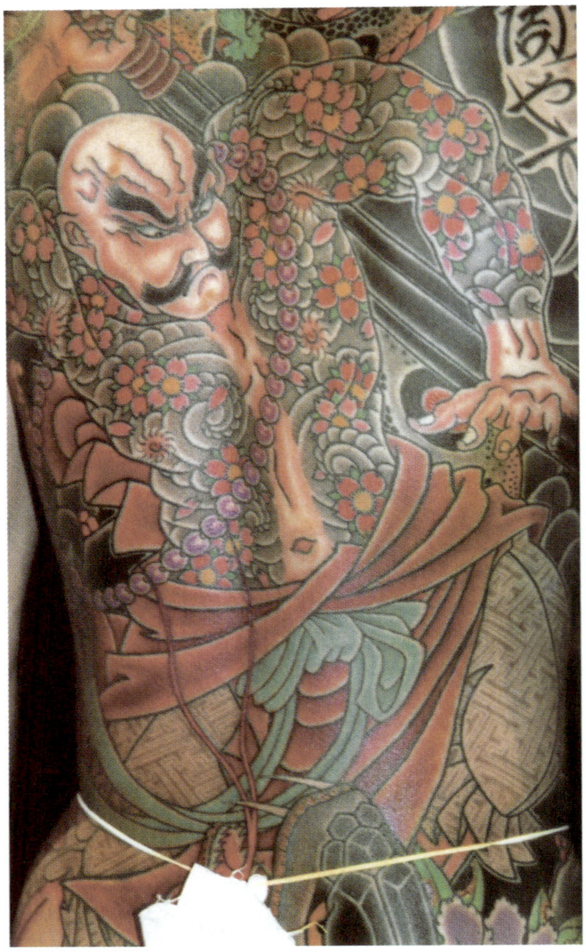

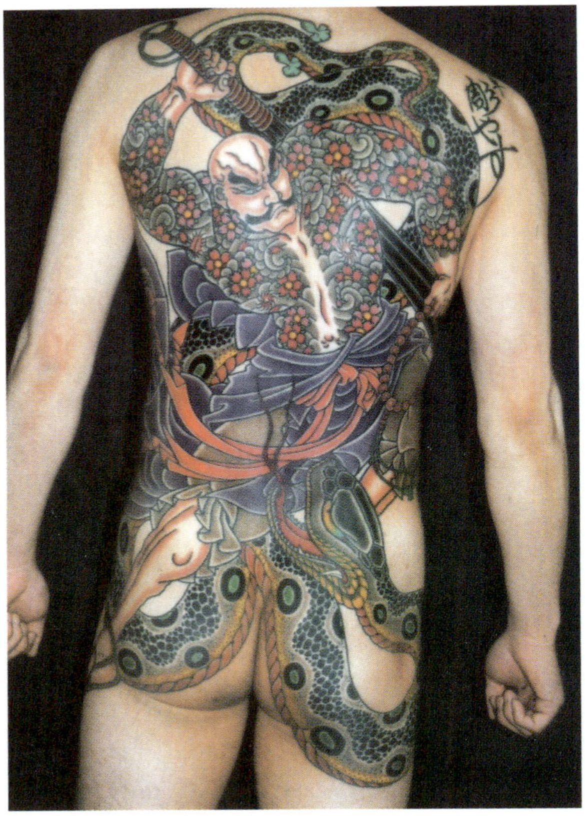

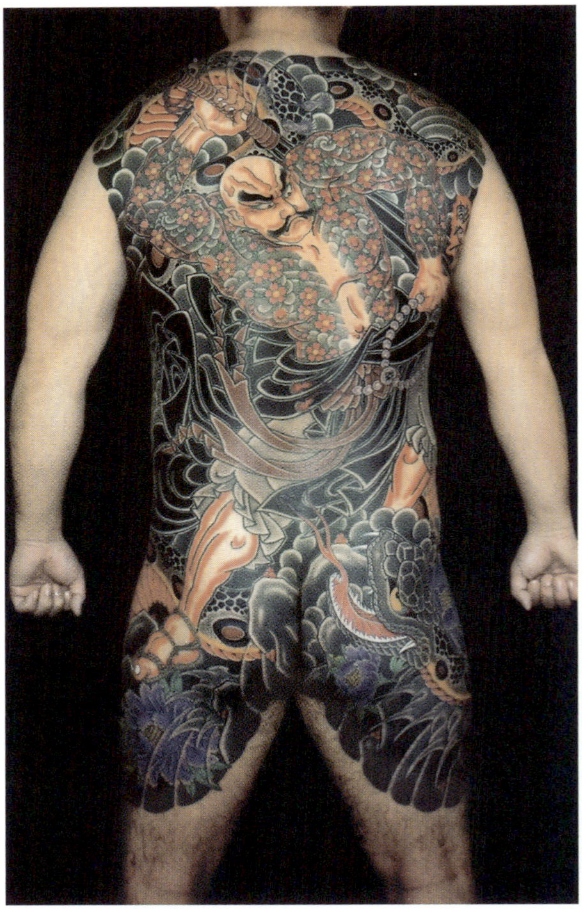

Abbildungen Seite 48/49:

Kaoshô Rochishin, manchmal auch als »Blumenmönch« bezeichnet, gehört zu den vier Helden des suikoden, die im Originaltext mit Tätowierungen beschrieben werden. Kaoshô Rochishin wird stets mit Mönchstonsur, Kirschblütentätowierung und seiner Lieblingswaffe, einer schweren Eisenkeule, dargestellt.
Die Tätowierungen auf dieser Seite stammen von Horiyasu aus Asakusa, Tokyo, die Tätowierung auf Seite 49 stammt von Horitomo.

Abbildung Seite 50:

Farbholzschnitt von Kuniyoshi (1797 – 1861).
Bei der Darstellung der Tätowierung des Räubers Konkôryû Rishun machte Kuniyoshi von seiner künstlerischen Freiheit Gebrauch, denn im Originaltext des suikoden ist eine Tätowierung dieses Darstellers nicht erwähnt. Kuniyoshi stellt den Akteur mit einem Bild des Donnergottes Raijin auf der Brust dar, der auf einem nicht identifizierbaren Tier reitet.
Aus der Sammlung von Luke Atkinson

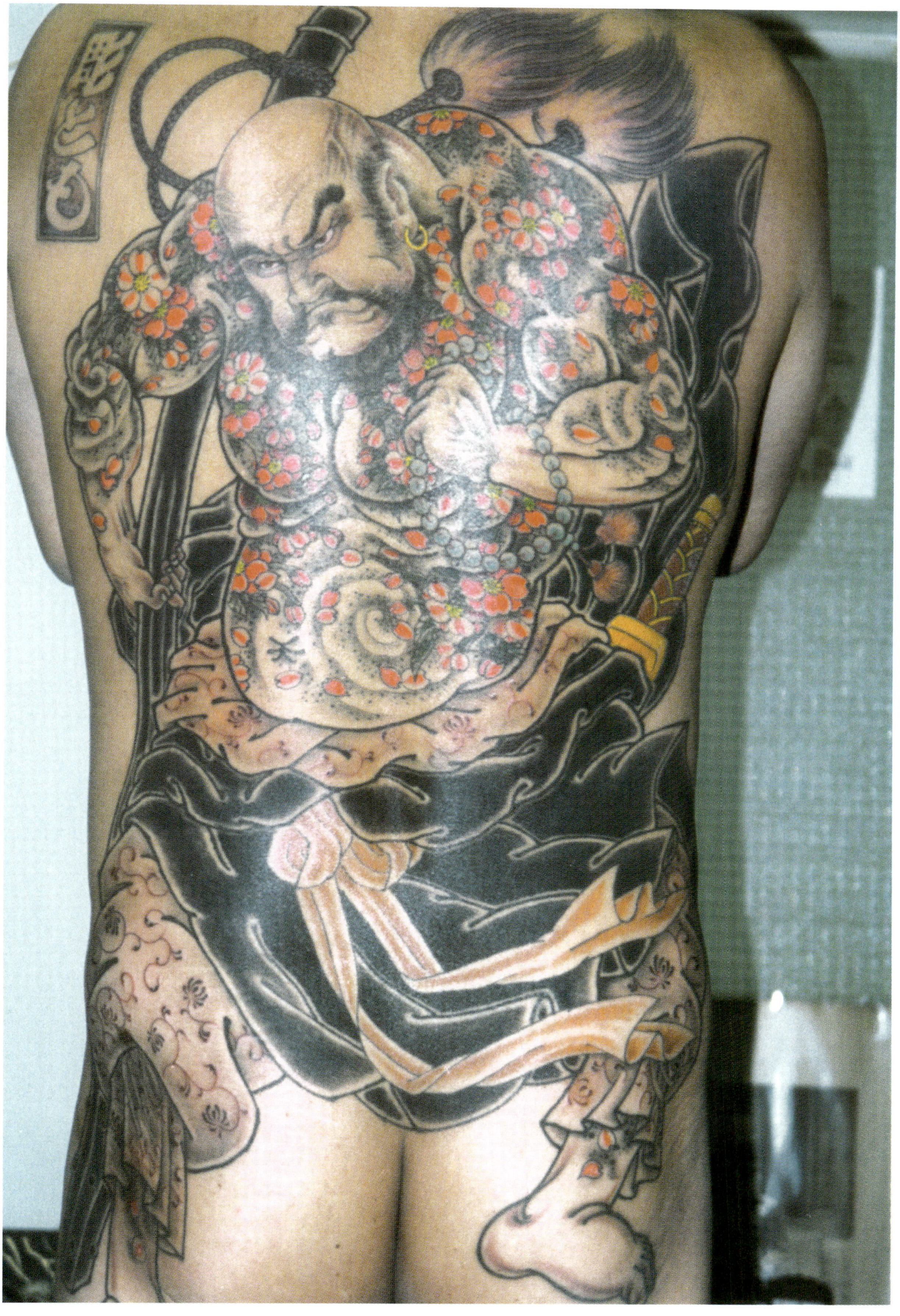

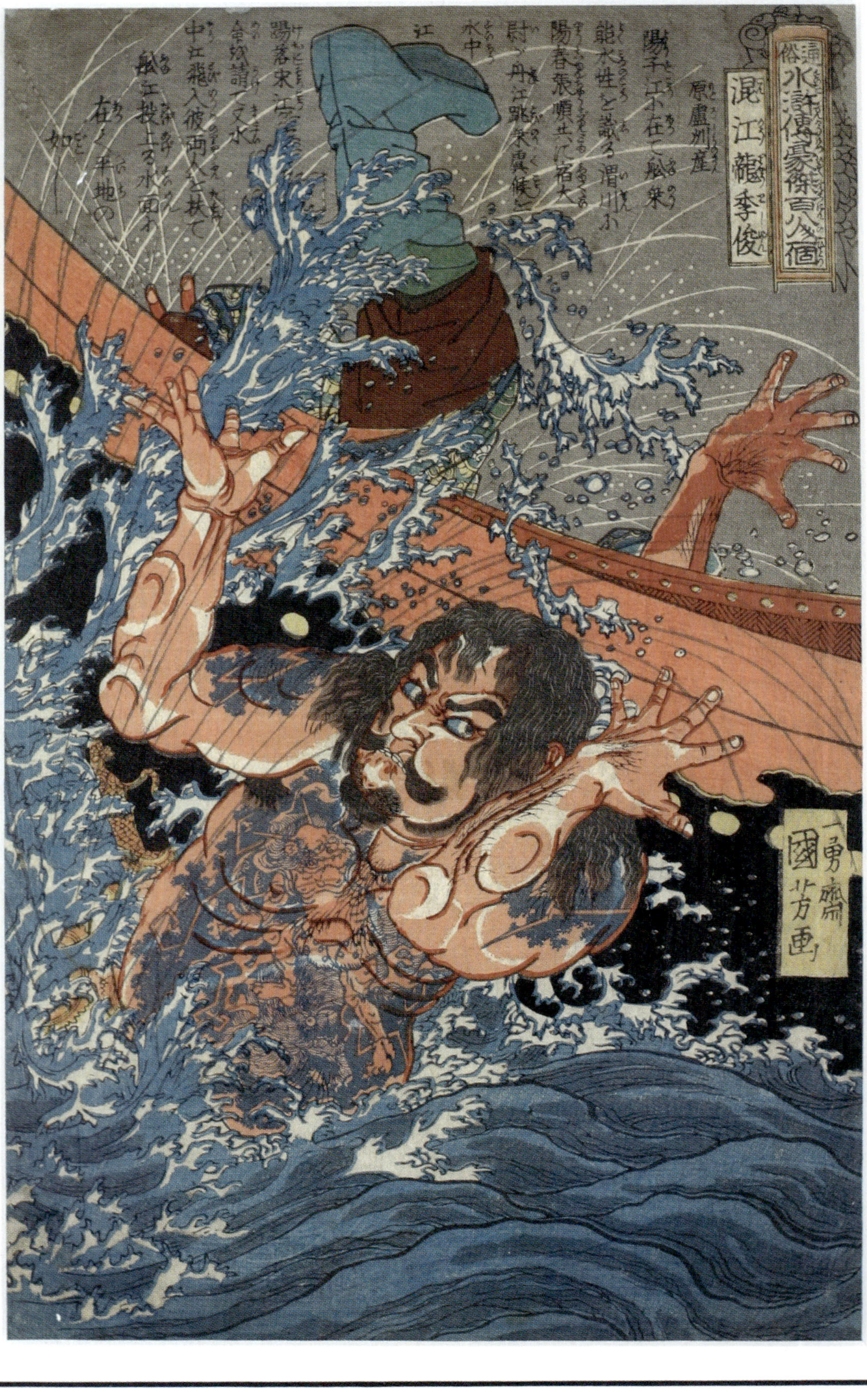
混江龍李俊
原盧州産
一勇齋國芳画

ken Arm des Helden windet[50]. Auf Rôshi Enseis Rücken und Oberschenkeln sind in Kuniyoshis Drucken neben den im *shui hu chuan* erwähnten Tätowierungen von Päonienblüten auch zwei Löwenhunde dargestellt, welche der Künstler ungeachtet der literarischen Vorgabe hinzufügte[51]. Bei beiden Helden heben sich die Motive der Tätowierungen von einem dunklen Hintergrund ab, welcher in Rôrihakuchô Chôjuns Fall eher unstrukturiert erscheint, während bei den Darstellungen Rôshi Enseis[52] im einfarbig dunklen Hintergrund Felsen und ein Wasserfall erscheinen[53].

Jedoch beschränkte sich Kuniyoshi nicht nur darauf, die als ursprünglich tätowiert beschriebenen Helden mit solcherlei Körperdekoration wiederzugeben, vielmehr stellte er zwölf weitere Darsteller der Rebellengeschichte mit ganzkörperbedeckenden Hautbildern dar[54]. In Ermangelung jeglicher Vorgaben aus dem *shui hu chuan* für die Motive dieser Tätowierungen ist es nicht anders vorstellbar, als daß Kuniyoshi diese selbst kreierte. In einigen Fällen wandelte er lediglich Motive der im Originaltext beschriebenen Tätowierungen ab. So stellte er drei weitere Akteure mit Drachentätowierungen dar, denen er Flammen- und Wellenornamente sowie weitere Hintergrundmotive wie Häuser und Landschaften hinzufügte[55]. Teilweise setzte er auch Elemente wie Kiefernzweige, die bei Hokusais Drucken noch das Hauptmotiv in Rôrihakuchô Chôjuns Tätowierung bildeten, als Hintergrund ein, vor welchen er Tiere wie Leoparden, Raben oder Affen applizierte[56].

Der Windgott Fujin und der Donnergott Raijin tätowiert von Horitomo. Als Tätowiermotive tauchten diese beiden Götter erstmals in Kuniyoshis Darstellungen der suikoden-Helden Konkôryû Rishun (Donnergott, siehe Abbildung Seite 50) und Kimmôken Dankeijû (Windgott) auf.

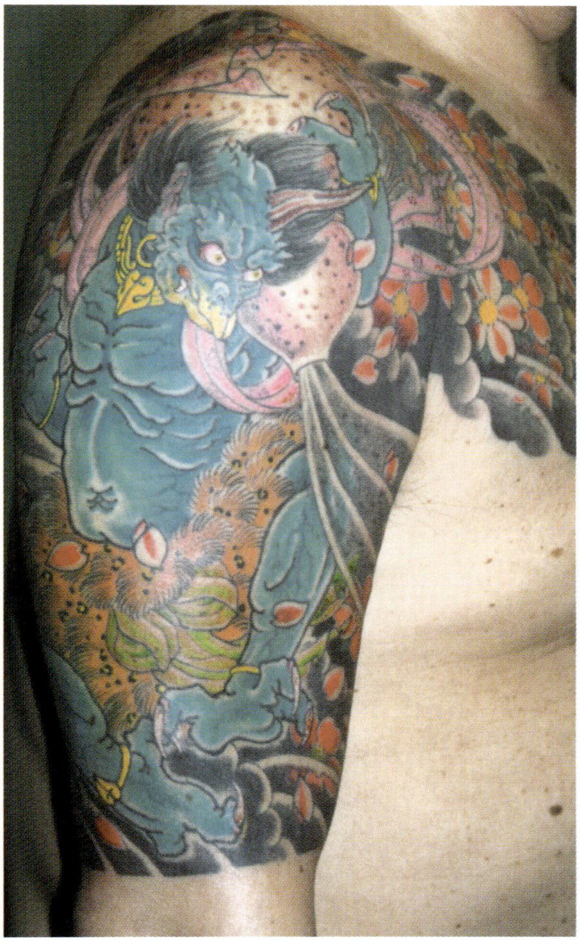

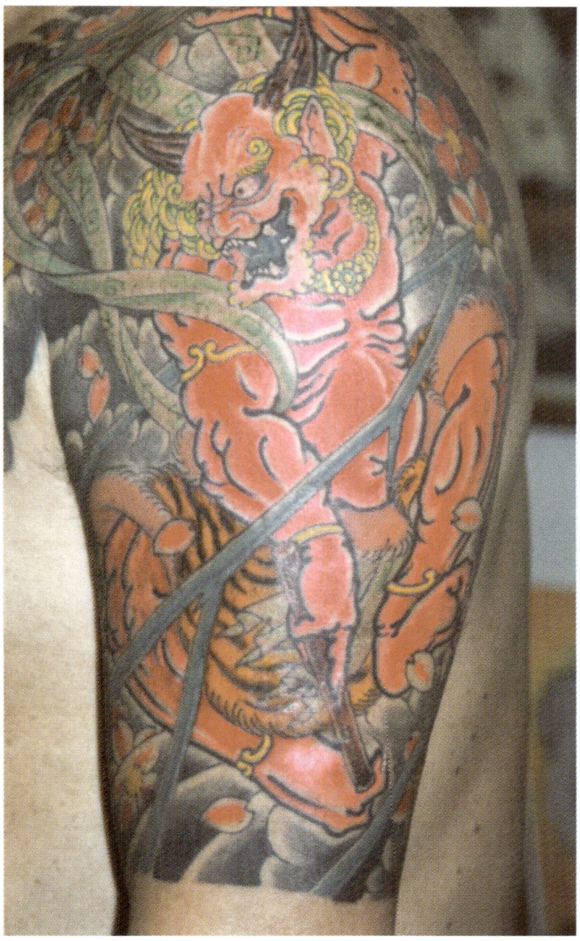

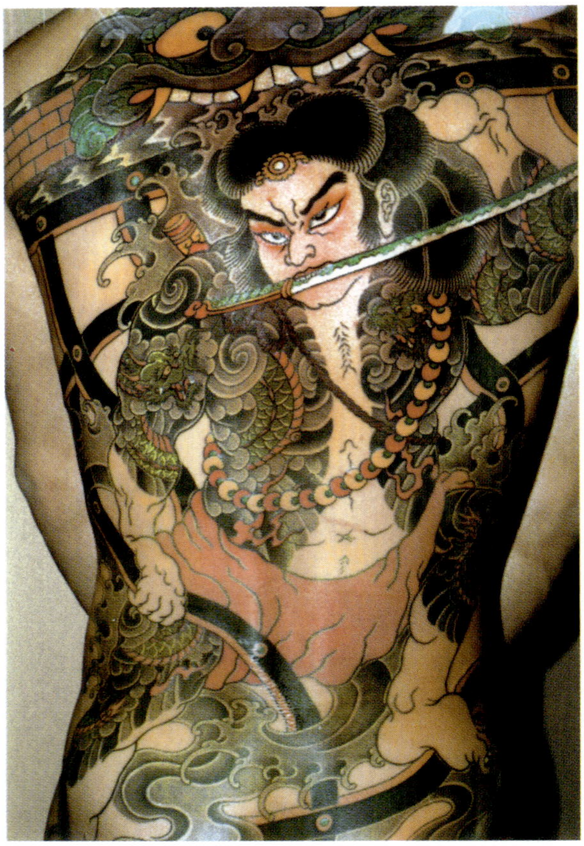

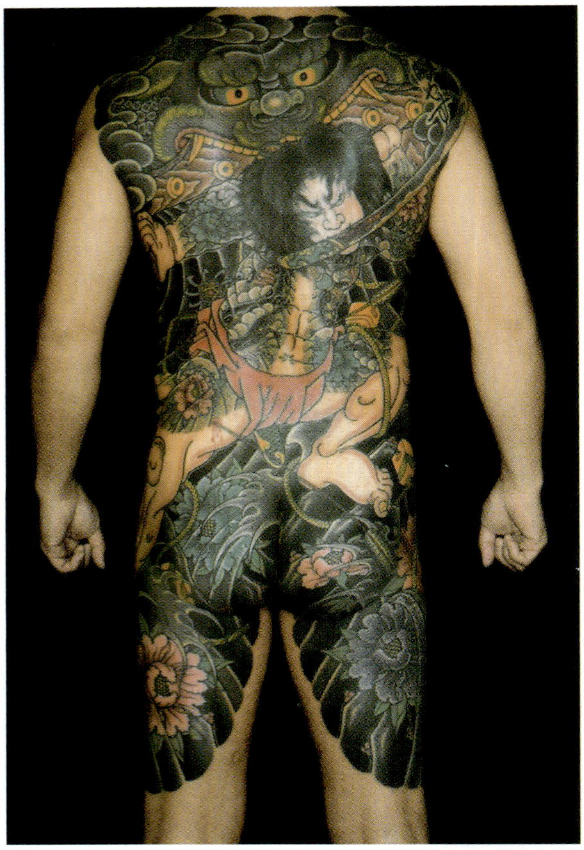

Die beiden Tätowierungen oben (links von Horitsune II, Osaka, rechts von Horiyasu, Asakusa) stellen den suikoden-Helden Rôrihakuchô Chôjun dar.
Im suikoden werden keine Tätowierungen dieses Darstellers erwähnt, ganz im Gegenteil wird dort seine »schneeweiße Haut« betont. Dennoch stellte ihn Kuniyoshi in einem Farbholzschnitt mit Tätowierungen einer Schlange und diverser Pflanzen dar.
Die Tätowierer Horitsune II und Horiyasu weichen wiederum von Kuniyoshis Farbholzschnitt ab, indem sie andere Tätowiermotive für diesen Akteur wählen: Horitsune II stellt ihn mit Drachentätowierungen dar, in Horiyasus Interpretation des Bildes trägt der Räuber Päonienblüten auf der Haut.

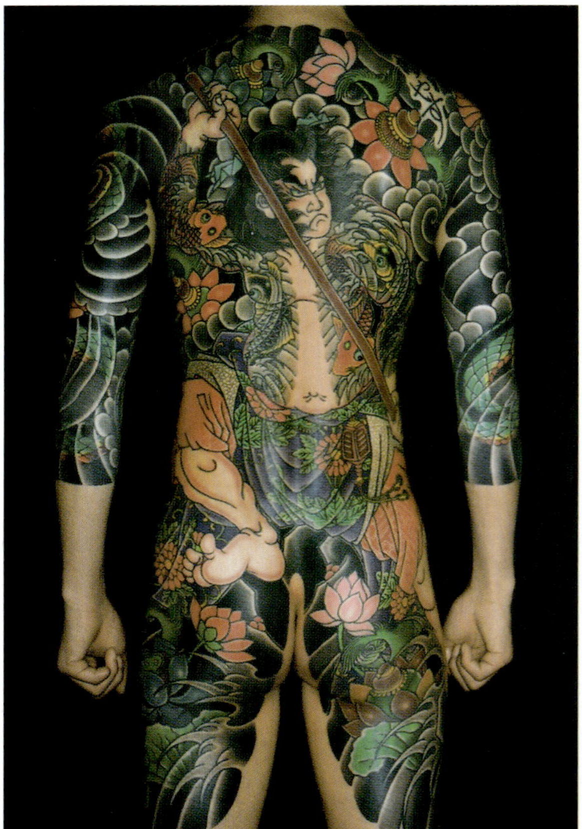

Abbildung rechts: Der suikoden-Held Sôtôki Sôsei, tätowiert von Horiyasu, Asakusa, nach einem Farbholzschnitt Kuniyoshis. In Kuniyoshis Bild trägt der Räuber Motive von Hummer, Tintenfisch, Oktopus und Fischen, in Horiyasus Interpretation ist er dagegen mit mehreren Kois tätowiert.

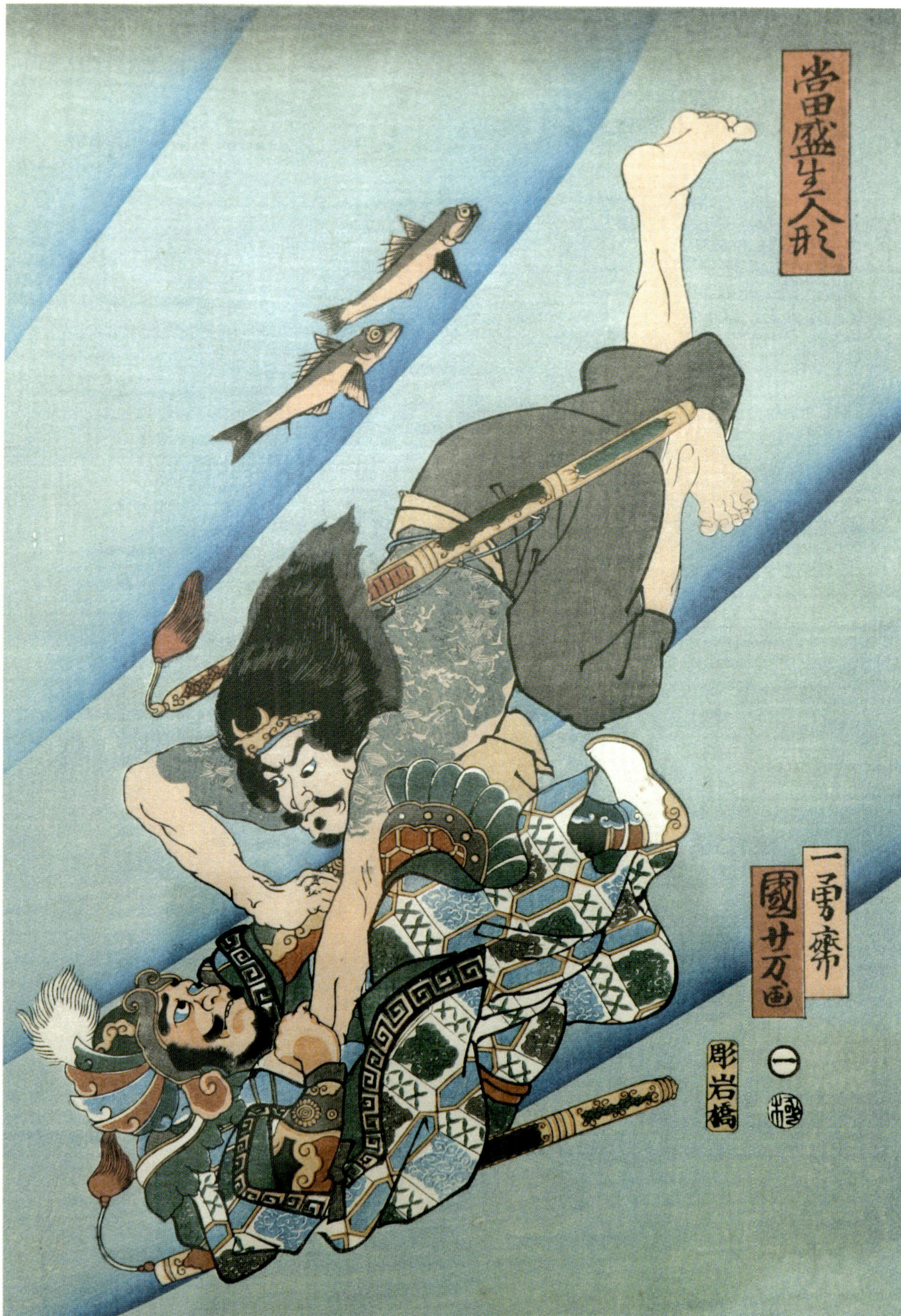
當盛生人形
一勇齋國芳画
彫岩橋

Abbildung Seite 53:

Farbholzschnitt mit Siegel »Kuniyoshi«, wahrscheinlich jedoch Nachdruck.
Der suikoden-Held Tanmeijirô Genshôgo kämpft unter Wasser mit einem Gegner. Auf dem Rücken trägt der Räuber eine Tätowierung mit Kiefernzweigen und einem Leoparden, die in diesem Druck jedoch kaum zu erkennen ist.
Aus der Sammlung des Autors

Während oben beschriebene Tätowiermotive zumindest in Teilen noch Übereinstimmungen und Ähnlichkeiten mit denen der vier ursprünglich tätowierten Helden des *shui hu chuan* aufweisen, erfand Kuniyoshi einige weitere Motive ohne irgendeinen erkennbaren Bezug zur literarischen Vorlage. So dienten ihm die beiden Götter des Donners (*Raijin*) und des Windes (*Fujin*) als Designs für zwei weitere Rebellen[57]. Ebenfalls Kuniyoshis Kreativität zu verdanken sind Tätowiermuster wie Tintenfisch, Oktopus, Hummer und Fische[58] oder neunschwänzige Katzen, wobei letzteres Motiv bei zwei Darstellern zum Einsatz kommt[59].

Eine besonders phantasievolle Tätowierung schuf Kuniyoshi für den Räuber Saienshi Chôsei: Dessen Rücken ist bedeckt von einem großen, mit einem roten, gemusterten Gewand bekleideten Affen, welcher Feuer speit. Über beide Schultern und Oberarme des Räubers fliehen eine Vielzahl kleiner Äffchen vor dem Feuer des großen Affen[60].

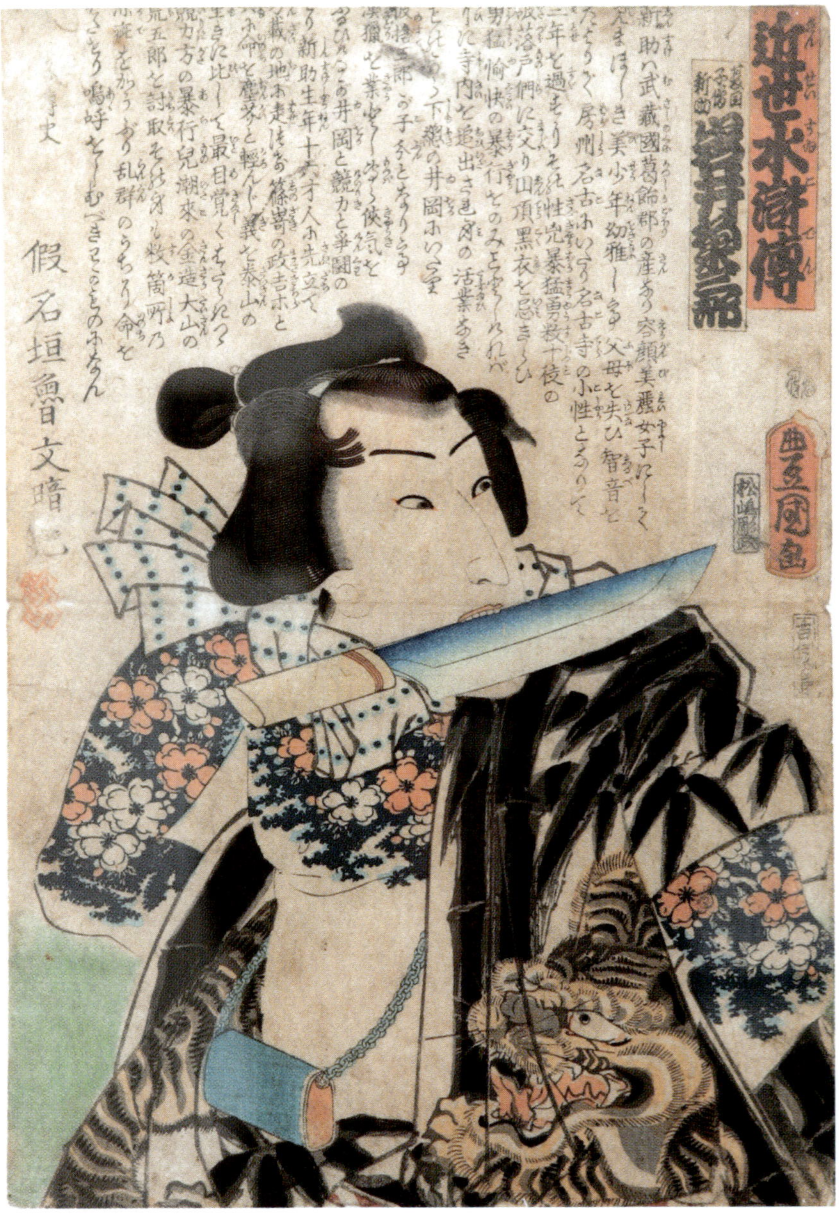

Das suikoden inspirierte zahlreiche Künstler zu Interpretationen und Variationen.
Der Farbholzschnitt-Künstler Utagawa Kunisada (Toyokuni III, 1768 – 1865) schuf beispielsweise sieben verschiedene Bilderserien zum suikoden-Thema, unter anderem das kinsei suikoden (»suikoden unserer Zeit«), aus dem der rechts abgebildete Druck stammt (circa 1860).
Aus der Sammlung des Autors

Die Praxis des Tätowierens entwikkelte sich zu Beginn des 19. Jahrhunderts unter Einfluß der verschiedenen *suikoden*-Publikationen dramatisch und in äußerst kurzer Zeit weiter. Verschiedene Autoren zeigen sich beeindruckt von der rasanten Verbreitung großflächiger figurativer Tätowierungen, so schreibt beispielsweise Martischnig, daß es »(...) *im Jahrzehnt 1820/1830 fast urplötzlich zum Auftreten und vollen Erblühen der Ganzkörpertätowierung kam* (...)« [61].

McCallum meint: »(...) *it is conceivable that this flourishing tradition essentially developed out of the void* (...)«.

Wobei McCallum jedoch weiter ausführt, daß er die Annahme, die Tradition der Ganzkörpertätowierung sei aus dem Nichts entstanden, selbst nicht für wahrscheinlich hält[62]. Wie bereits gezeigt wurde, praktizierte man schon geraume Zeit vor der Genese der Ganzkörpertätowierung verschiedenste Formen der permanenten Hautdekoration, die der Entwicklung der *zenshinbori* (Ganzkörpertätowierung) als Basis dienten. Gewiß hätte sich die Tätowierpraxis auch ohne die Verbreitung der verschiedenen Versionen des *suikoden*-Romans weiterentwickelt. Das Tätowieren in unterschiedlichen Ausgestaltungen (Schrift im Falle der Liebesschwurtätowierungen, Bilder bei *keimen* und *datebori* sowie symbolische Punkttätowierungen bei *irebokuro*) wurde bereits zuvor schon rege praktiziert, und günstige Rahmenbedingungen, wie die verbesserten Möglichkeiten der Verbreitung von Informationen und Modetrends über leicht zugängliche Printmedien, die Badehäuser, in welchen Tätowierte zwangsläufig andere mit ihrem Hautschmuck konfrontierten und unter Umständen dadurch zur Nachahmung verleiteten, sowie das generelle Interesse der Städter an Kulturäußerungen, die dem eigenen Stande entstammten, zusammen mit dem Bestreben, diese *chônin*-Kultur zu pflegen[63], hätten mit großer Wahrscheinlichkeit zu Weiterentwicklungen des Tätowierens beigetragen. Das *suikoden*-Thema beschleunigte diesen Modetrend jedoch in beträchtlichem Maße dadurch, daß dem Publikum, dem diese Druckerzeugnisse als Bücher, Hefte oder auch einzelne Farbholzschnitte problemlos zugänglich waren und die dementsprechend weite Verbreitung fanden, Identifikationsfiguren geboten wurden, die selbst Tätowierungen trugen, die von Künstlern wie Hokusai und Kuniyoshi[64] immer weiter ausgeschmückt und verfeinert wurden.

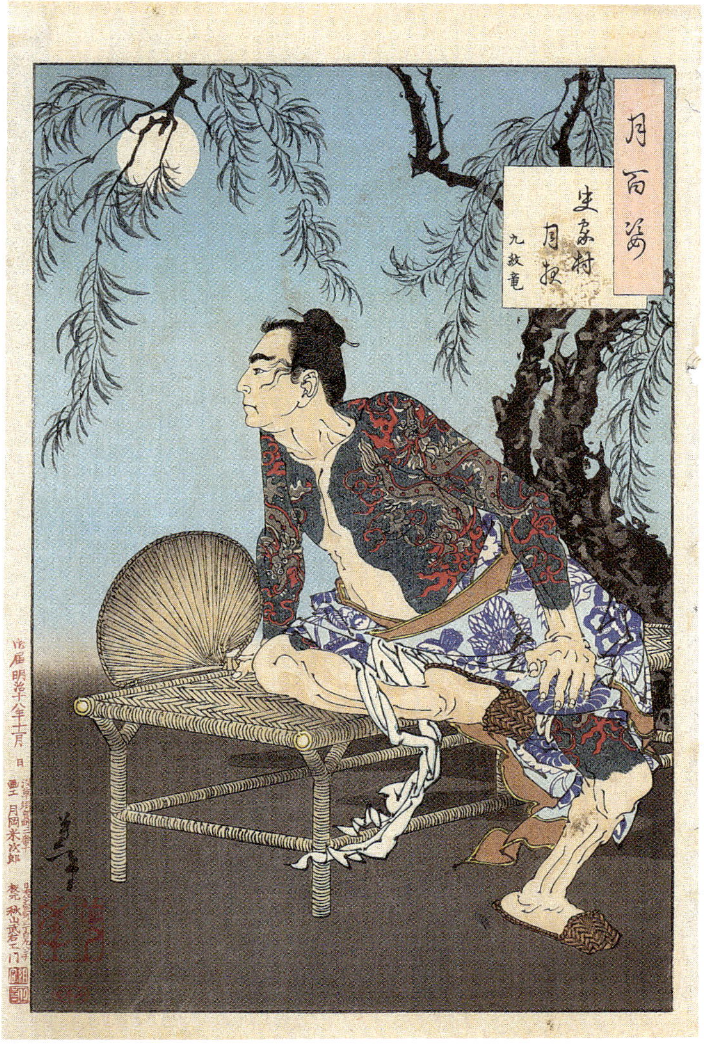

Farbholzschnitt von Tsukioka Yoshitoshi (1839 – 1892)
Auch der Künstler Tsukioka Yoshitoshi ließ sich von der Geschichte der 108 chinesischen Räuber inspirieren.
In seiner Bilderserie tsuki hyakushi (Einhundert Ansichten des Mondes, 1885 – 1892) stellte Yoshitoshi unter anderem auch den mit Drachen tätowierten suikoden-Helden Kyûmonryû Shishin dar.
Aus der Sammlung von Chris Wroblewski

Kapitel 3.4

Die Entwicklung des Tätowierens zu einer eigenen Kunstform

Auf die Weiterentwicklung des Tätowierens hatten die Arbeiten von Hokusai und Kuniyoshi nachhaltigen Einfluß, in umgekehrter Weise lassen deren Bilder aber auch wiederum Rückschlüsse auf den Entwicklungsstand der Tätowierung zu ihrer Zeit zu. McCallum schreibt zu dieser wechselseitigen Beziehung:

»(...) *it is frequently suggested that the configuration of tattoos were largely derived from Kuniyoshi's graphic representations. While this is undoubtedly true, I wonder if the process of development of the full body tattoo was not somewhat more complicated, perhaps involving a reciprocal relationship between prints and tattoos. It seems plausible to assume that Hokusai was basing his depictions on things he may have seen, and that they in turn may have led to more complex tattoos. Similarly, Kuniyoshi could have seen tattoos of this next stage of development and, in turn, increased the complexity of his representations, thus further stimulating the practice of tattooing. It is evident that further research will be necessary into this problem before we achieve a satisfactory understanding of the reciprocal relationship between wood block depictions and actual tattoo.*«[1]

Wie genau großflächige, bildhafte Tätowierungen zu Zeiten Hokusais und Kuniyoshis ausgesehen haben, läßt sich natürlich nicht eindeutig belegen, zumal Photographien tätowierter Japaner erst ab dem ausgehenden 19. Jahrhundert existieren, wobei selbst diese Zeugnisse nicht notwendigerweise als authentisch angesehen werden können[2]. Eine

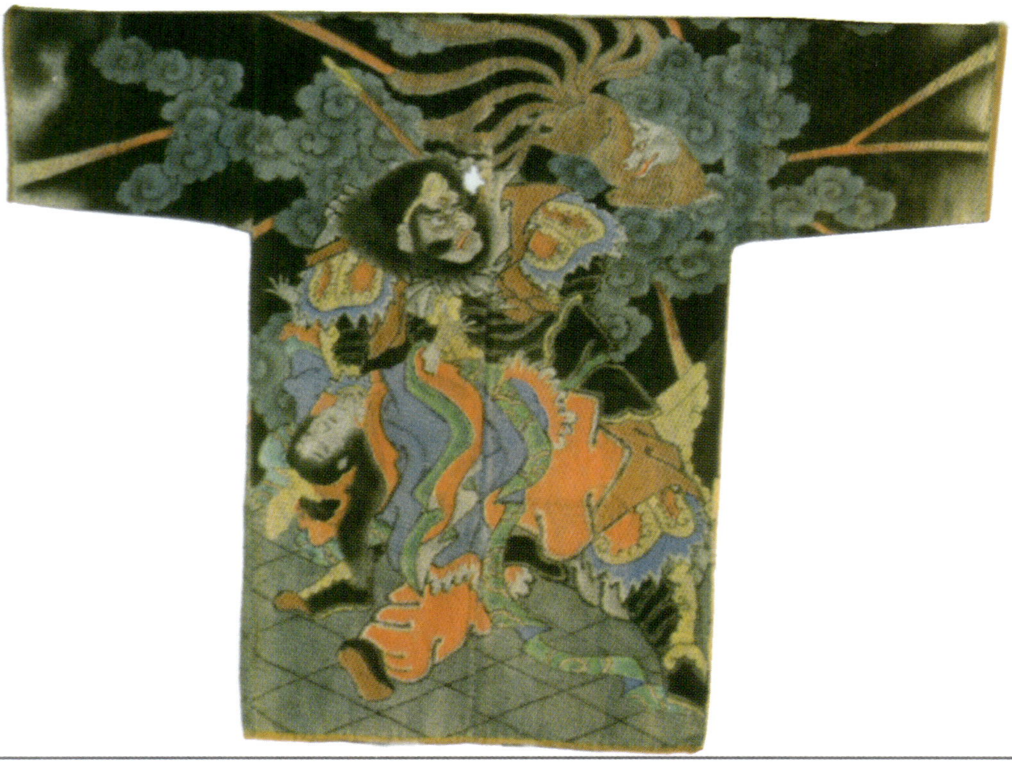

Aufwendig dekorierter Feuerwehrmantel aus der Edo-Zeit. Die Motive auf diesen schweren Mänteln, die bei Einsätzen zum Schutz vor Feuer in Wasser getränkt wurden, dürften im 19. Jahrhundert auch als Tätowiervorlagen gedient haben.

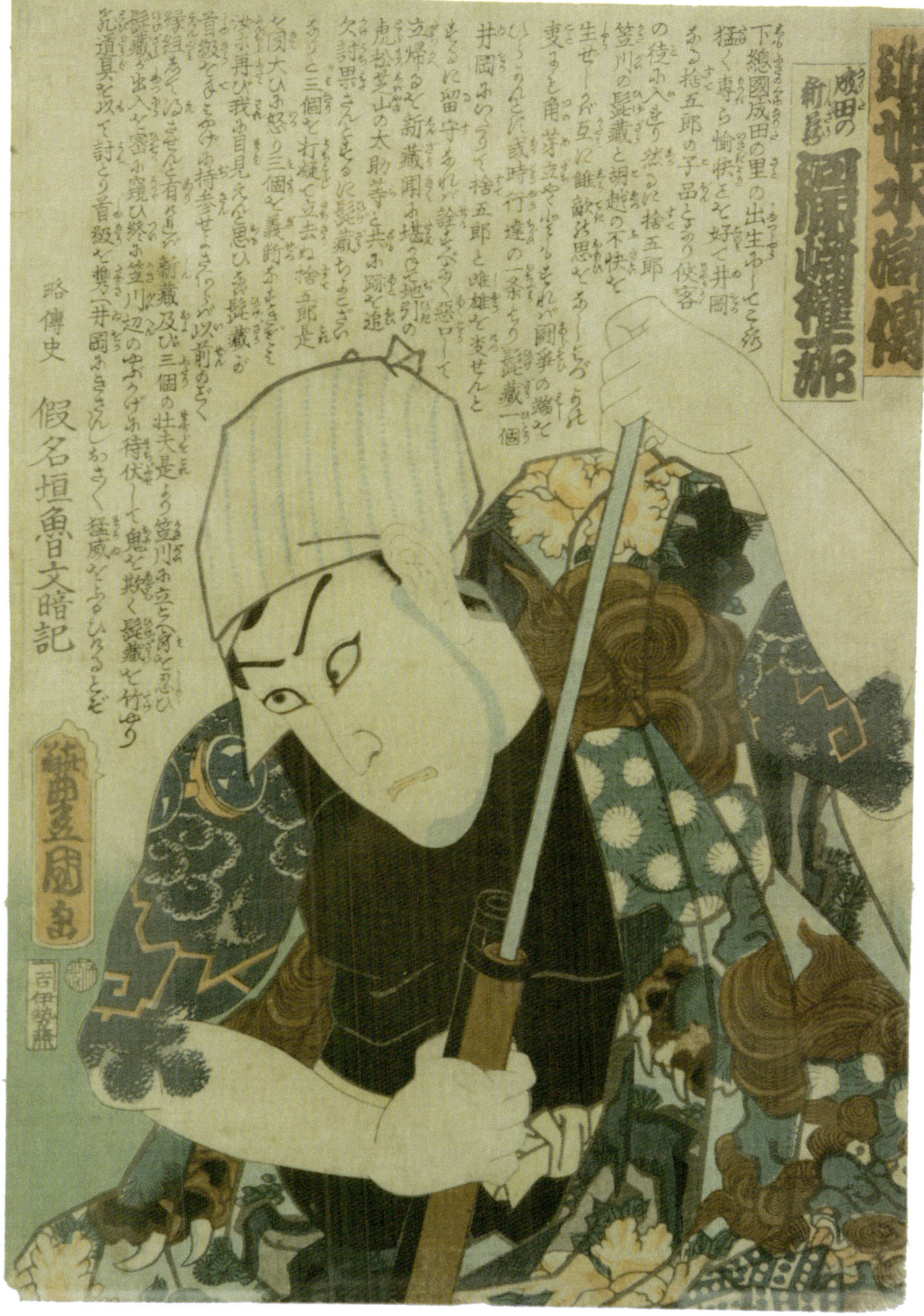
近世水滸傳
略傳史 假名垣魯文暗記
豊國画

Abbildung Seite 57:

Als Utagawa Kunisada (Toyokuni III, 1768 – 1865) Mitte des 19. Jahrhunderts seine Bilderserie kinsei suikoden (»suikoden unserer Zeit«) schuf, war die Tätowierkunst bereits sehr ausgeprägt und dürfte sich kaum noch nennenswert von japanischen Ganzkörpertätowierungen, wie wir sie heute kennen, unterschieden haben. Bemerkenswert ist allerdings die Begrenzung der Tätowierung unterhalb des Ellenbogens, die weniger scharf erscheint als dies heute üblich ist.
Aus der Sammlung des Autors

Abbildung Seite 59:

Neben den Tätowiermotiven, die in den Farbholzschnitten zur suikoden-Geschichte zu finden waren, wurden rasch auch Bilder von buddhistischen Gottheiten wie dem Höllenwächter Fudô Myôô als Tätowiervorlagen populär.
Tätowierung und Foto: Horitsune II, Osaka

Entwicklung, wie sie McCallum skizziert, erscheint jedoch logisch, so daß man das Auftreten einer Art von Tätowierung, welche weitgehend der heute von traditionell arbeitenden Tätowierern angefertigten Ganzkörpertätowierung entspricht, ungefähr auf die späten 20er Jahre des 19. Jahrhunderts datieren kann. Wenn McCallum hier auf die Darstellungen von Tätowierungen in Farbholzschnitten als Motor der Weiterentwicklung abhebt, darf nicht vergessen werden, daß auch solche Farbholzschnitte, die gar keinen Bezug zum *suikoden* oder zu Tätowierungen überhaupt hatten, insofern zur Entwicklung beitrugen, daß sie als Tätowiervorlage Verwendung finden konnten und so das Motivrepertoire der im Entstehen befindlichen Tätowierkunst erweiterten. Als Beispiele hierfür sei nochmals an die Farbholzschnitte von Schauspielerporträts oder die Illustrationen in *kana zôshi* und *ukiyo zôshi* erinnert. Eine weitere Quelle der Inspiration bildeten auch die ärmellosen Überwesten der Samurai und der Feuerwehrleute, die mit heroischen Motiven oder Abbildern von Schutzgottheiten wie der buddhistischen Gottheit Fudô Myôô geschmückt waren, die sich Tätowierfreudige auf die Haut übertragen ließen[3]. Aller Wahrscheinlichkeit nach spielten Textilmuster bei der Entwicklung neuer Tätowiermotive eine nicht unwesentliche Rolle. Hinweise darauf ergeben sich aus dem Lebenslauf Utagawa Kuniyoshis, der als Sohn eines Seidenmalers aufwuchs und seinen Vater bereits im Alter von sechs oder sieben Jahren beim Entwerfen von Seidenmustern unterstützte[4]. Diese frühe künstlerische Schulung war sicher von großem Nutzen für Kuniyoshis spätere Arbeit als *ukiyo e*-Künstler. Ganz praktisch umsetzen konnte er seine Kindheitserfahrungen allerdings im Entwerfen von Designs bei der unter 3. 4. beschriebenen Schöpfung neuer Tätowiermuster für die erstmals von ihm als tätowiert dargestellten zwölf *suikoden*-Rebellen[5]. Ob nun die Idee, Motive, die zur Ornamentierung von Kleidungsstücken dienten, auch als Tätowiermuster zu verwenden, ursprünglich von Kuniyoshi stammte, oder ob es zu seiner Zeit bereits üblich war, sich Motive für Tätowierungen aus verschiedensten Quellen zu besorgen, ist die Frage nach Ei und Henne, die kaum absolut zu beantworten sein wird. Vorstellbar wäre, daß man bereits vor Kuniyoshi in derselben Weise potentielle Tätowierdesigns von Kleidungsstücken und anderen Bildquellen kopierte wie man auch Farbholzschnitte zu diesem Zwecke nutzte, und daß Kuniyoshi diese Praxis aufgriff und vermittels seiner künstlerischen Ausbildung weiter verfeinerte.

Mit Tätowierungen hatte Utagawa Kuniyoshi nicht nur theoretisch und in Bezug auf seine Darstellung von Hautbildern in seinen Farbholzschnitten zu tun, vielmehr trug er selbst eine Tätowierung, die von seinen Schultern den ganzen Rücken hinabreichte und ihm den Spitznamen »Rotglühende Haut/*tekkahada*« einbrachte[6], und er war nicht der einzige *ukiyo e*-Künstler mit solch permanentem Hautschmuck. Für seinen Schüler Yoshiyuki entwarf Kuniyoshi selbst ein Motiv, welches den Rücken seines Lehrlings zieren sollte, eine Darstellung eines Hofpagen aus einer chinesischen Erzählung[7]. Auch für Kunden zeichnete Kuniyoshi auf Wunsch Tätowiervorlagen, und neben ihm boten auch andere Farbholzschnittkünstler diese Auftragsarbeiten an, so zum Beispiel seine Schüler Yoshitsuya und Yoshitora, aber auch einige Schüler Toyokunis sowie der berühmte Katsushika Hokusai. Toyohara Kunichika, ein *ukiyo e*-Künst-

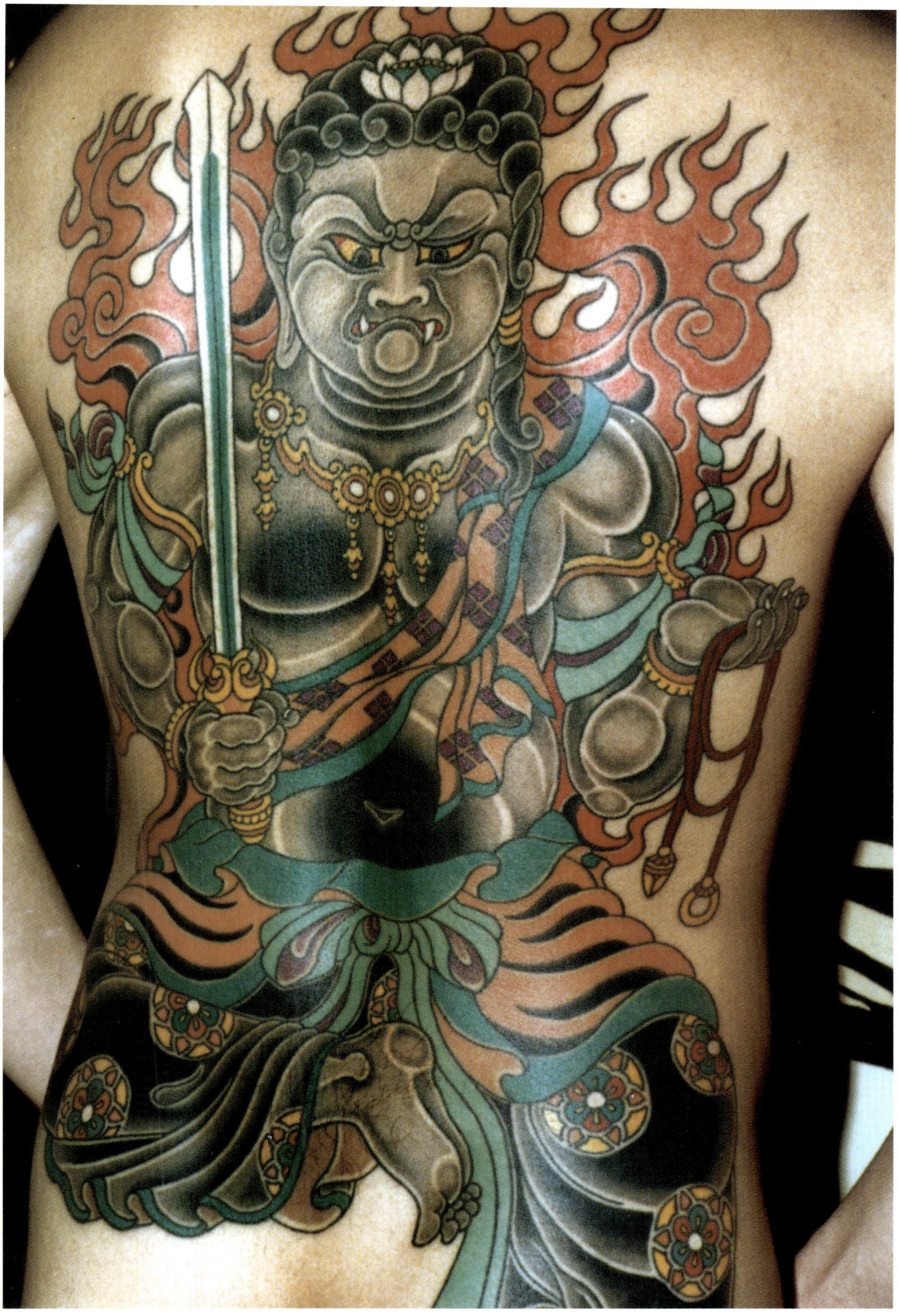

➛ Künstlernamen japanischer Tätowierer

Horiyoshi, Horihide, Horitsune – die Künstlernamen japanischer Tätowierer sind für Nicht-Eingeweihte eine höchst verwirrende Angelegenheit. Was bedeutet denn nun dieses »Hori«, mit dem all diese Namen beginnen?

»Hori« ist eine für zusammengesetzte Substantive verwendete Ableitung des japanischen Verbs »horu«, welches soviel wie »schnitzen, gravieren« bedeutet. Tatsächlich waren die ersten Kunsthandwerker, die Künstlernamen dieser Art benutzten, die Druckstockschnitzer für Farbholzschnitt-Druckplatten. Auf vielen der »Ukiyo-e« genannten Farbholzschnitte ist neben dem Zeichner des Bildes und dem Verlag, bei dem es produziert wurde, auch der Name des Schnitzers aufgedruckt.

Das Verb »horu« kann auch »tätowieren« bedeuten, aber die Übereinstimmung zwischen heutigen Künstlernamen von Tätowierern und denen der Druckstockschnitzer des 18. und 19. Jahrhunderts ist kein Zufall.

Die Motive der Ukiyo-e Holzschnitte dienten von Anfang an auch in Abwandlungen als Tätowiervorlagen und oftmals waren die Druckstockschnitzer, die ja ständigen Umgang mit diesen Bildern hatten, im Nebenerwerb auch als Tätowierer tätig. Ihren Künstlernamen behielten sie auch bei ihrer Tätowierertätigkeit bei, in der Hoffnung, in diesem Metier zu Ansehen zu gelangen, denn die Anerkennung für einen gelungenen Farbholzschnitt galt ja stets dem Zeichner des Bildes und nicht dem Schnitzer der Druckplatten. Durch die Doppeldeutigkeit des Begriffs »Hori« konnte also der Künstlername eines solchen Handwerkers sowohl Schnitzer Sowieso« als auch »Tätowierer Sowieso« gelesen werden.

Der zweite Teil des Pseudonyms war – und ist auch heute noch – in der Regel ein Schriftzeichen aus dem Familiennamen. Durch die große Zahl gleichlautender Wörter im Japanischen ergeben sich oft Namensgleichheiten: So gibt es einen Horitoshi im Tokioter Stadtteil Ikebukuro und einen in der Stadt Chiba, in Yokohama arbeitet Horiyoshi III, der jedoch nichts mit der gleichlautenden Tätowiererdynastie in Tôkyô zu tun hat. Erst angesichts der unterschiedlichen Schreibweise der »toshi« und »yoshi« wird Japanern klar, welcher Tätowierer gemeint ist.

Normalerweise wird der Name innerhalb der Familie – die nicht notwendigerweise eine leibliche Familie sein muß – weitergegeben, und zwar an nur einen Nachfolger. Weitere Angehörige einer Tätowiererfamilie können eigene Künstlernamen annehmen. So wird beispielsweise der Sohn Horiyoshis III irgendwann einmal den Titel Horiyoshi IV erhalten, während den Lehrlingen Horiyoshis eigene Namen verliehen wurden, wie z.B. Horitomo, Horitaka und Horikitsune. Es halten sich allerdings nicht alle Tätowierer an diese traditionelle Weitergabe des Familiennamens an nur einen direkten Nachfolger, manche vermachen diesen gegen eine Art »Lizenzgebühr« an beliebig viele Lehrlinge.

Die großen Schriftzeichen auf den Karten der Tätowiermeister (japanisch: »Hori-shi«) sind die Künstlernamen, darüber und im diagonal angebrachten Kästchen sind Zusätze wie Arbeitsort und Reihenfolge in der Familie (also z.B. »Der Erste« oder »Der Dritte«) oder auch, falls vom eigenen Künstlernamen abweichend, der Familienname verzeichnet.

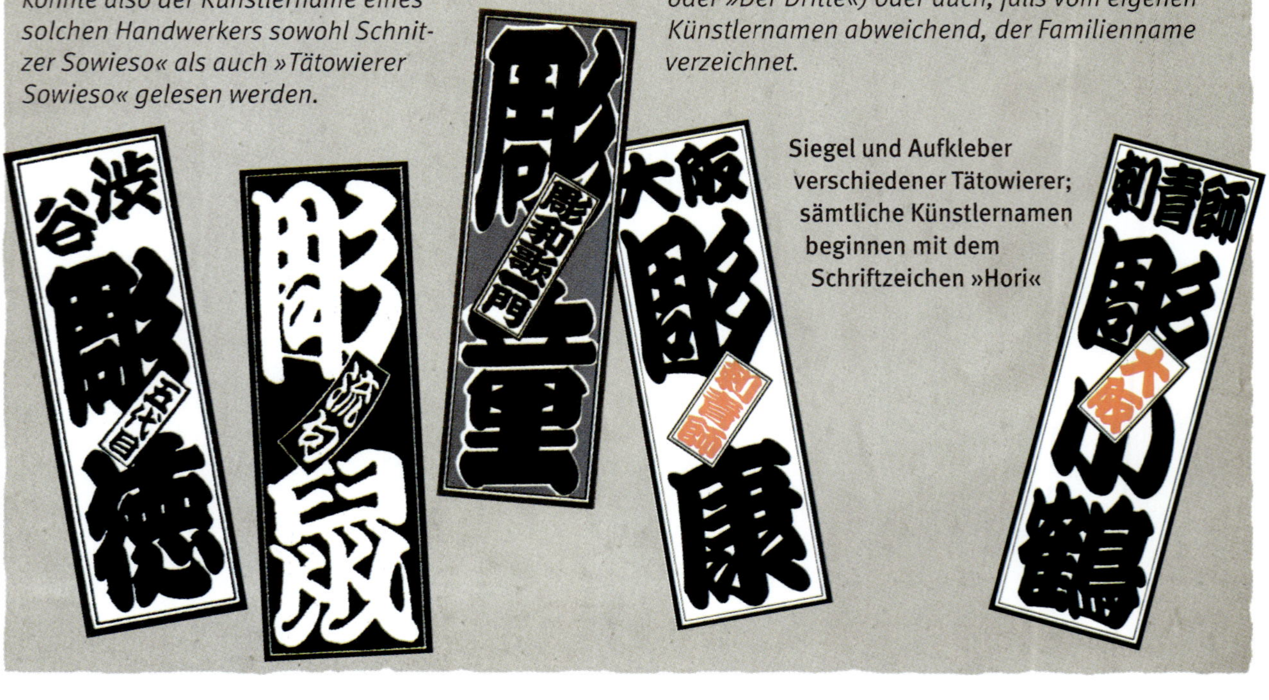

Siegel und Aufkleber verschiedener Tätowierer; sämtliche Künstlernamen beginnen mit dem Schriftzeichen »Hori«

ler der gegen Ende der Edo-, Anfang der Meiji-Zeit (1868-1912) tätig war, entwarf einmal eine Tätowiervorlage im Auftrag eines jungen Mannes, wurde daraufhin jedoch von dessen Eltern schwer gescholten und fertigte daraufhin keine weiteren Bilder zu diesem Zwecke mehr an(8).

In der Tenpô Ära (1830-1844), in der die Tätowierkunst zur vollen Blüte gelangte, sollen die Farbholzschnittkünstler regelrecht miteinander gewetteifert haben, wer die besten Tätowiervorlagen entwirft(9). Auch unter Tätowierten gab es wohl *bunshinkai*(10) (Tätowierungsversammlung) genannte Wettbewerbe, in welchen das schönste Hautbild gekürt wurde(11). Nakano ist der Meinung, daß bereits zu dieser Zeit Tätowierungen so verbreitet waren, daß sie nicht mehr als ungewöhnlich oder aufsehenerregend betrachtet wurden(12).

Die Professionalisierung des Tätowierens durch die von Künstlern entworfenen Tätowiermotive war zum einen ein Resultat des durch die *suikoden*-Mode ausgelösten Tätowier-Trends, zum anderen bekräftigte und bestätigte sie diesen noch zusätzlich. Großflächige Motive, wie sie die Helden des *suikoden* trugen, konnten sich Tätowierfreudige nicht mehr selbst beibringen oder von Freunden einstechen lassen, wie es mit *irebokuro, kishôbori, datebori* und *keimen* noch möglich war. Dazu war der zeitliche Aufwand zu groß, zudem verlangten die Designs zunehmend technisches Können. Es wurden also Fachleute notwendig, die diese Arbeit übernahmen. Finanziell rentabel wurde diese Arbeit dadurch, daß sich, bedingt durch die Mode, relativ viele Personen einen solchen Körperschmuck anfertigen lassen wollten und daß das Fertigstellen eines körper- oder auch nur rückenbedeckenden Bildes sehr zeitaufwendig war, was sich die Fachleute entsprechend entlohnen lassen konnten. Hauptsächlich waren es die Druckstockschnitzer, die diese Arbeit übernahmen. Analog zu den Farbholzschnittkünstlern, die als *ukiyo e shi* (*ukiyo e*-Meister) bezeichnet wurden, nannten sich die Schnitzer *horimono shi*(13) oder auch *horishi*, das heißt Schnitzmeister, und gaben sich Künstlernamen, denen das Wort *hori* (Künstlernamen japanischer Tätowierer) vorangestellt war. Diese Künstlernamen trugen sie auch in ihrer Eigenschaft als Tätowierer(14). Auch heute tragen praktisch alle traditionell arbeitenden japanischen Tätowierer entsprechende Künstlernamen, so ist beispielsweise der hier oftmals zitierte Nakano Yoshihito besser bekannt als Sandaime Horiyoshi (Horiyoshi der Dritte)(15).

Klompmakers geht davon aus, daß Druckstockschnitzer hofften, durch ihre Tätigkeit als Tätowierer zu Ansehen zu gelangen, da der Ruhm im Bereich der *ukiyo e* lediglich auf den Designer, nicht aber auf die Schnitzer zurückfiel(16). Martischnig gibt an, daß auch Friseure zum Nebenerwerb Tätowierungen stachen(17). Um die Mitte des 19. Jahrhunderts arbeiteten Tätowierer wahrscheinlich zumeist in zwei Berufen, wovon das Tätowieren eher einen Zusatzverdienst darstellte. Es wird wohl auch von der Auftragslage abhängig gewesen sein, inwieweit sich beispielsweise ein Druckstockschnitzer auch der Tätowierkunst zuwandte und wieviel Zeit und Energie er auf dieses Zubrot verwendete. Es scheinen sich jedoch bereits zu dieser Zeit Spezialisten entwickelt zu haben, deren Tätowierungen aufgrund der besonders schönen Linien, der hervorragenden Schattierungen oder des besonders schönen Rotes wegen gerühmt wurden(18). Durch die Erfahrung, welche die Tätowierer durch ihre fortgesetzte Ausübung der Tätowiertätigkeit sammeln

Abbildung Seite 62/63:

Die Farbholzschnitte auf dieser Seite (von Ichiyusai Kuniyoshi, datiert auf das Jahr 1852) und auf Seite 63 (von Utagawa Kunihisa II, 1832 – 1891) zeigen kabuki-Schauspieler, die den tätowierten otokodate Danshichi Kurobei mimen. Der legendäre Bandenchef, um dessen Person sich viele Geschichten und Erzählungen ranken, wurde in Theaterstücken stets mit prächtigen Tätowierungen dargestellt.

Aus der Sammlung von Luke Atkinson

konnten, verbesserten sich unausweichlich durch Versuch und Irrtum die Techniken[19], welche die Grundlagen des Tätowierens heute bilden. Dazu gehören das Stechen von Linien (*suji*) in verschiedenen Stärken, das Ausfüllen von Flächen mit Farbe (*beta*) und das Schattieren (*bokashi*)[20] in unterschiedlichsten Farbintensitäten. Darüberhinaus gibt es eine Unzahl weiterer Techniken, Tricks und Kniffe, die sich von einem Tätowierer zum anderen unterscheiden können[21].

Es scheint sich auch recht schnell das von Kuniyoshi in seinen Drukken tätowierter *suikoden*-Helden initiierte Konzept der großflächigen Tätowierung mit dunklem Hintergrund und durchgängigem Thema durchgesetzt zu haben[22]. Das läßt sich an den Farbholzschnitten von *kabuki*-Schauspielern ablesen, die auf der Bühne die Rollen Tätowierter spielten. Wie bereits unter 3. 1. beschrieben, diente das *kabuki*-Theater dazu, das alltägliche Leben der städtischen Bevölkerung in Bühnenstücken widerzuspiegeln. Somit gelangten verschiedenste Ausprägungen bürgerlichen Lebens auf die *kabuki*-Bühnen, unter anderem auch die Tätowiermode, die mittlerweile einen festen Platz innerhalb der bürgerlichen Kultur eingenommen hatte und durch vorangeschrittene Professionalisierung in Motiven, Technik und Konzept als eigenständiges Phänomen benennbar und darstellbar geworden war. Der erste Schauspieler, der die Figur des *otokodate* Danshichi Kurobei als die eines Tätowierten spielte, war Shidaime Nakamura Utaemon. Offensichtlich hatte er ein Faible für Tätowierungen, denn 1833 spielte er einen weiteren Bühnenhelden mit Drachentätowierungen auf beiden Armen, was sehr erfolgreich gewesen sein soll[23]. In einer Zeit, in der zum einen die Begeisterung für die *suikoden*-Geschichten mit ihren tätowierten Helden noch ungebrochen war, und *kabuki*-Schauspieler zum anderen regelrechte Fan-Gemeinden um sich scharten, ist es nachvollziehbar, daß die Darstellung von Tätowierungen auf der Theaterbühne die Begeisterung des Publikums für diese Art der Körpermodifikation noch zusätzlich schürte[24].

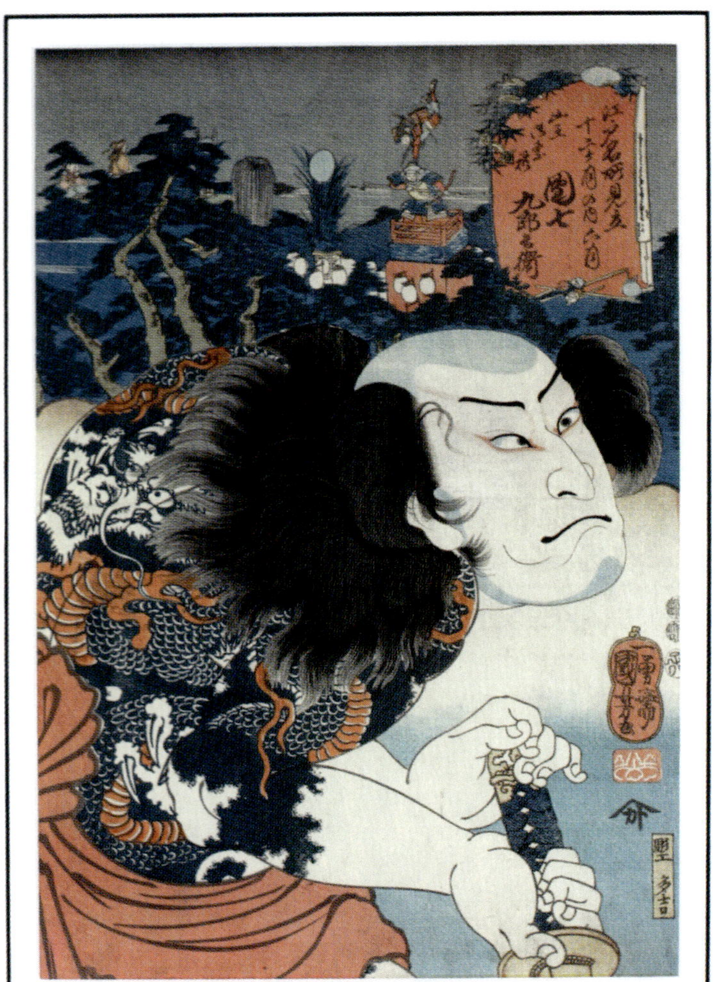

Aus den Farbholzschnitten, welche die Schauspieler als Tätowierte zeigen – beispielsweise in ihren Rollen als Gangster, Glücksspieler oder auch als bürgerlicher Held – läßt sich heute nachvollziehen, welcher Art die Tätowierungen waren, die zur Mitte des 19. Jahrhunderts getragen wurden. Es ergibt sich beispielsweise aus Drucken Toyohara Kunichikas, daß Farbholz-

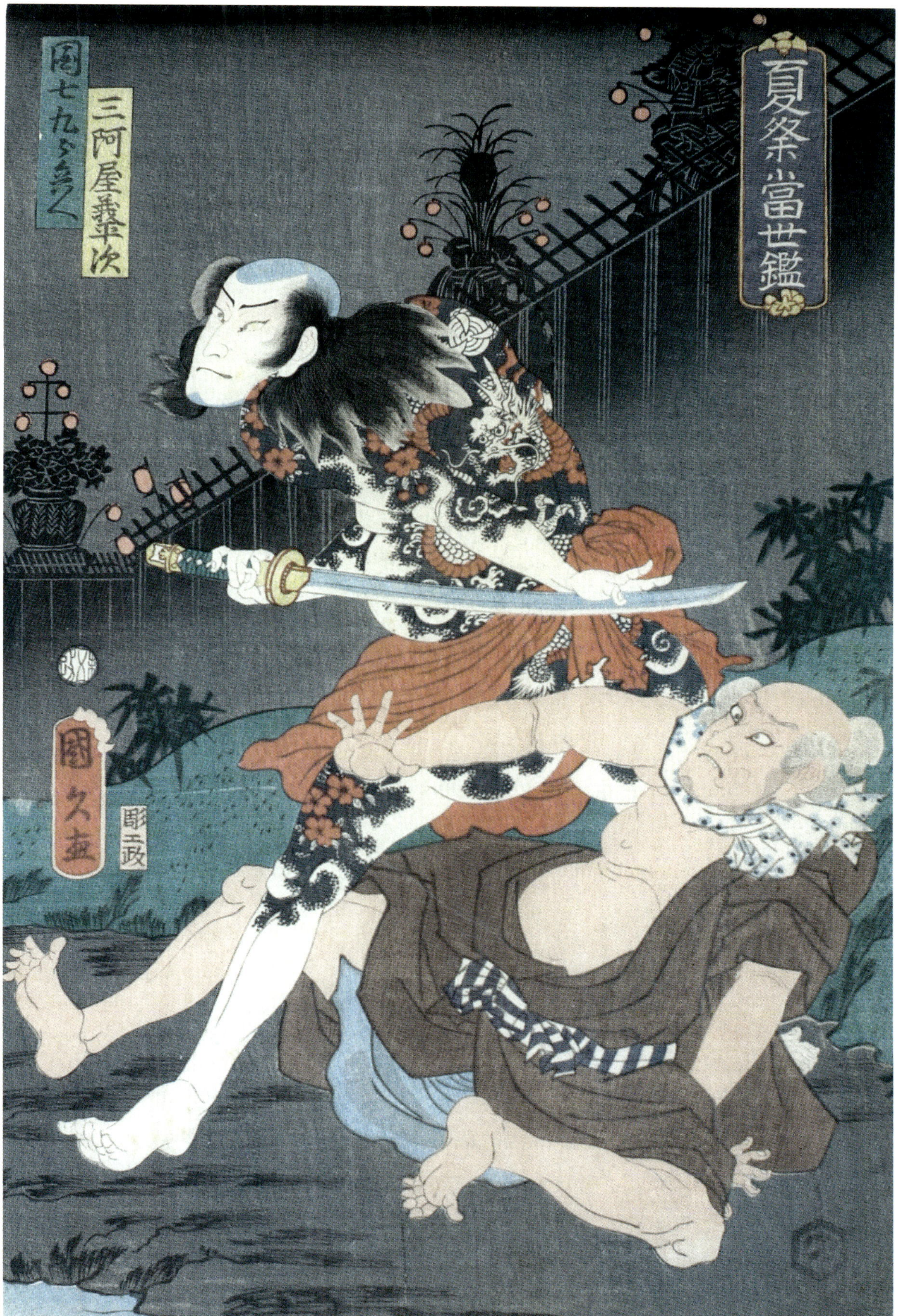
夏祭當世鑑
三阿屋義平次
國久画

schnitte aus Kuniyoshis *suikoden*-Serie nahezu 1:1 als Tätowierung umgesetzt wurden, wobei auch das Konzept der großflächigen Tätowierung mit dunklem Hintergrund übernommen wurde[25]. Natürlich können Darstellungen tätowierter Schauspieler nicht so ohne weiteres als objektive Darstellungen von Tätowierungen der damaligen Zeit angesehen werden, denn die Schauspieler selbst waren freilich nicht tatsächlich tätowiert, sondern entweder mit den Tätowiermotiven bemalt oder sie trugen hautfarbene, enge Baumwollhemden, *niku juban* genannt, die mit entsprechenden Bildern verziert waren und die Illusion einer Tätowierung hervorrufen sollten[26]. Andererseits scheint die Tatsache, daß es sich bei den Tätowierungen, die in diesen Bildern von Schauspielern zu sehen sind, nicht um echte Hautbilder handelt, kaum Einfluß auf die Darstellung der Tätowierungen gehabt zu haben, da sie von den verschiedenen *ukiyo e*-Künstlern, die solche Farbholzschnitte entwarfen, in der gleichen Weise dargestellt wurden, wie der Körperschmuck tatsächlich tätowierter Personen in entsprechenden Farbholzschnitten[27]. Vor dem Hintergrund dieser Überlegung darf es dann wieder zulässig erscheinen, auch von Farbholzschnitten tätowierter Bühnenhelden auf einen Status quo der Tätowierung jener Zeit zu schließen.

Desweiteren eignet sich das Medium des Farbholzschnitts selbst sehr gut zur Widergabe von Tätowierungen, da diese Kunstgattungen eng verwandt sind und die graphische Gestaltung beider Arten von Bildern durch Umrißlinien, Farbflächen und Schattierungen sich praktisch deckt. Auch dies ist ein Grund dafür, daß Abbildungen von Tätowierungen in *ukiyo e* als weitestgehend verläßliche Bildquellen in Bezug

Auch die Farbholzschnitt-Künstler Utagawa Kunisada (1786 – 1864, Bild links) und Utagawa Kunisada II (1823 – 1880, rechtes Bild) widmeten sich in ihren Werken Schauspielern, die den otokodate Danshichi Kurobei spielten. Im Farbholzschnitt Kunisadas des Ersten trägt der Darsteller eine Tätowierung mit Drachen und Tigern, im rechten Bild seines Schülers Kunisada II ist der Schauspieler Ichikawa Kuzô III in der Rolle des Danshichi Kurobei mit einer Tätowierung mit einem Löwenhund und roten Päonienblüten dargestellt.
Aus der Sammlung von Luke Atkinson

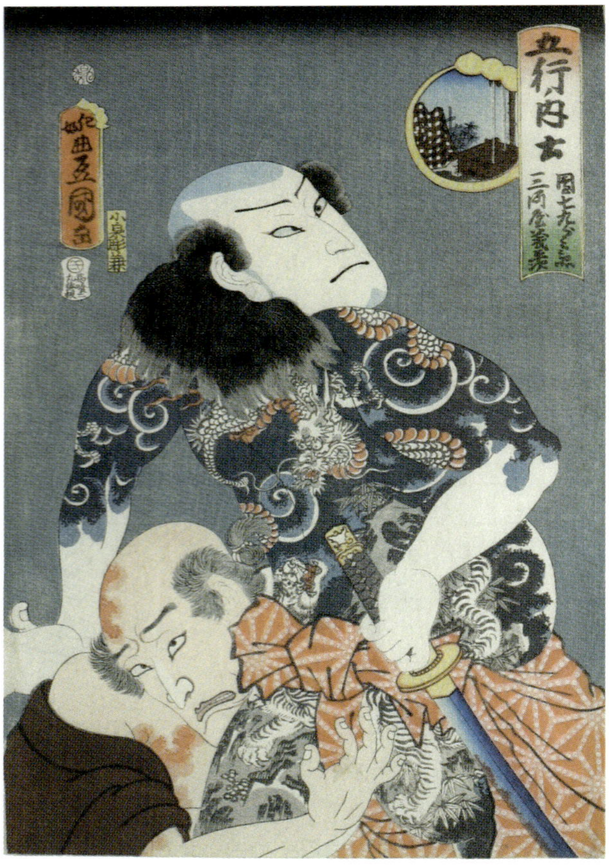

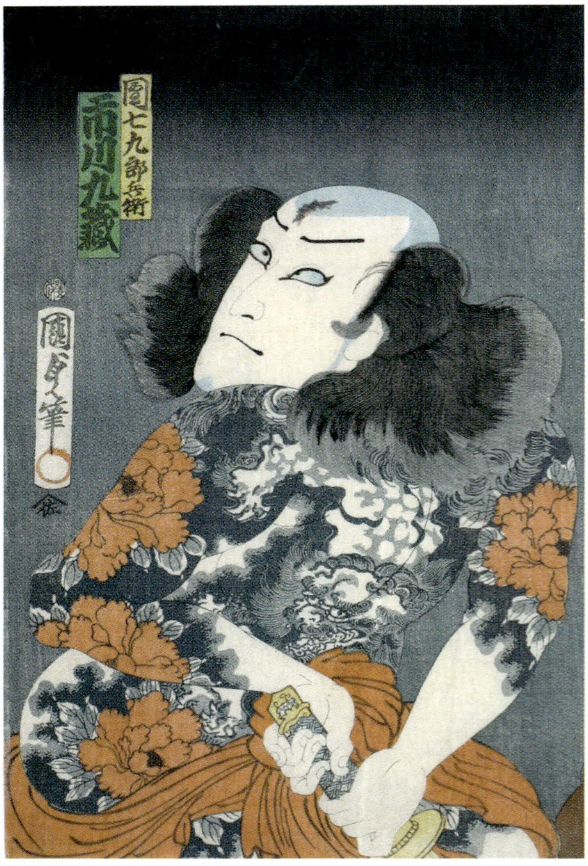

auf die Art der Hautbilder angesehen werden können[28].

Farbholzschnitte, die tätowierte Personen abbilden, existieren in großer Zahl, denn sobald großflächige Tätowierungen Bestandteil des Straßenbildes wurden, war es nur folgerichtig, daß sie auch in den Bildern auftauchten, die das Alltagsleben der Städter zum Thema hatten. Die relativ übereinstimmende Darstellung von Tätowierungen auf Farbholzschnitten verschiedenster Künstler in Bezug auf Großflächigkeit und der Verwendung des dunklen Hintergrundes, gleich ob es sich dabei um die fiktiven Helden des *suikoden*, Schauspieler mit imitierten Tätowierungen oder reell tätowierte Personen handelte, kann als erstaunlich bezeichnet werden[29] und belegt eindrücklich, daß das von Kuniyoshi in seinem *tsûzoku suikoden gôketsu hyakuhachinin no hitori* vorgestellte Konzept zum Ende der Edo-Zeit in der Tätowierkunst zur Norm geworden war.

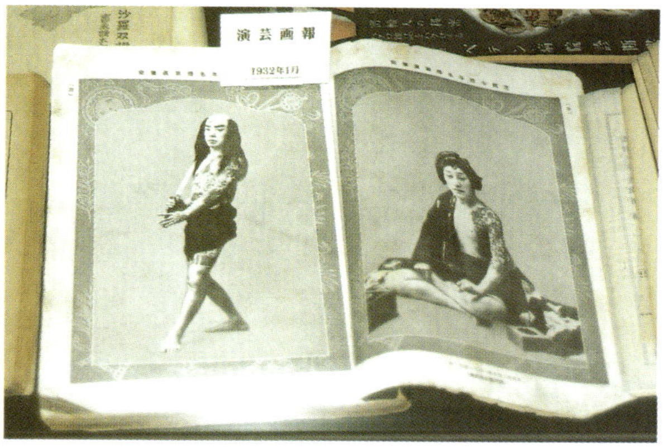

Fotos von kabuki-Schauspielern aus den 30er Jahren des vorletzten Jahrhunderts, die für ihre Auftritte Theater-Tätowierungen tragen. Links ein Schauspieler, der den Danshichi Kurobei mimt.
Tattoo-Museum Yokohama

Wenn hier bislang relativ undefiniert von »großflächigen Tätowierungen« gesprochen wurde, so geschah dies deshalb, weil eine definitive Festlegung der Ausdehnung der verschiedenen Tätowierungen auf dem Körper kaum möglich ist. Wie bei den Hautbildern der Helden in Kuniyoshis *suikoden*-Zyklus, die unter 3.3. beschrieben wurden und die teilweise lediglich über Rücken und Schultern, in manchen Fällen bis zu den Ellenbogen und Knien oder gar von Handgelenk bis zum Fußrücken reichen, ist auch bei Darstellungen tätowierter Personen oder Tätowierungsimitat tragender Schauspieler die Ausdehnung des Hautschmucks recht unterschiedlich. Im Prinzip trifft das auch auf die traditionell gearbeiteten Tätowierungen der zweiten Hälfte des 20. Jahrhunderts zu. Zwar gibt es Muster der Ausbreitung des Hautbildes über den Körper, die regelmäßig auftauchen, zum Beispiel über den Rücken mit Ausdehnung bis zu den Schultern, den Oberarmen, den Ellenbogen, den Unterarmen oder den Handgelenken und nach unten bis zu den Oberschenkeln, den Knien oder den Knöcheln. Ferner kann die ventrale Körperseite entweder gar nicht, bis zur Brust oder bis auf einen untätowierten vertikal laufenden Streifen vom Hals bis zum Becken völlig verziert sein. Ferner kann auch dieser Streifen noch mit Tätowierungen versehen werden, im Extremfall kann eine Person mit Ausnahme von Kopf und Hals, Händen und Füßen komplett mit Tätowierungen bedeckt sein[30]. Eine Tätowierung diesen Ausmaßes nennt man *zenshinbori*, Ganzkörpertätowierung[31]. Eine Grafik mit verschiedenen gebräuchlichen Ausbreitungsgraden ist bei Martischnig abgebildet[32], jedoch sind zum einen noch weitere Variationen als die dort abgebildeten möglich, zum anderen ist es in der japanischen Tätowierkunst jederzeit möglich, eine beispielsweise bis zum Oberarm gefertigte Tätowierung ohne später erkennbaren Übergang bis zum Ellenbogen oder bis zum Handgelenk weiterzuführen, weswegen Tätowierun-

Japanische Tätowierungen sind in der Regel symmetrisch angelegt, was sich besonders deutlich an dieser Tätowiervorlage von Horichô erkennen läßt.
Tattoo-Museum Asakusa

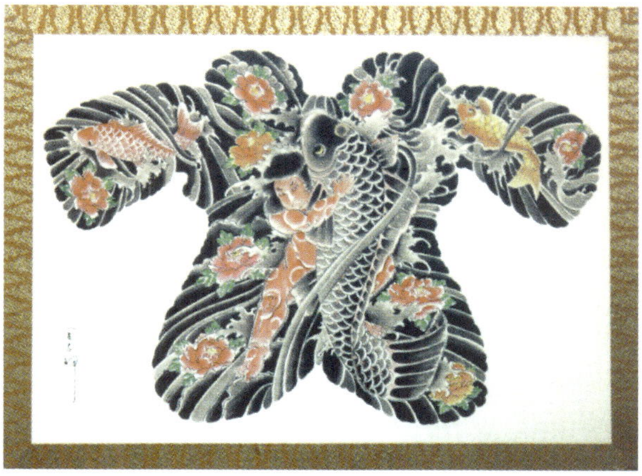

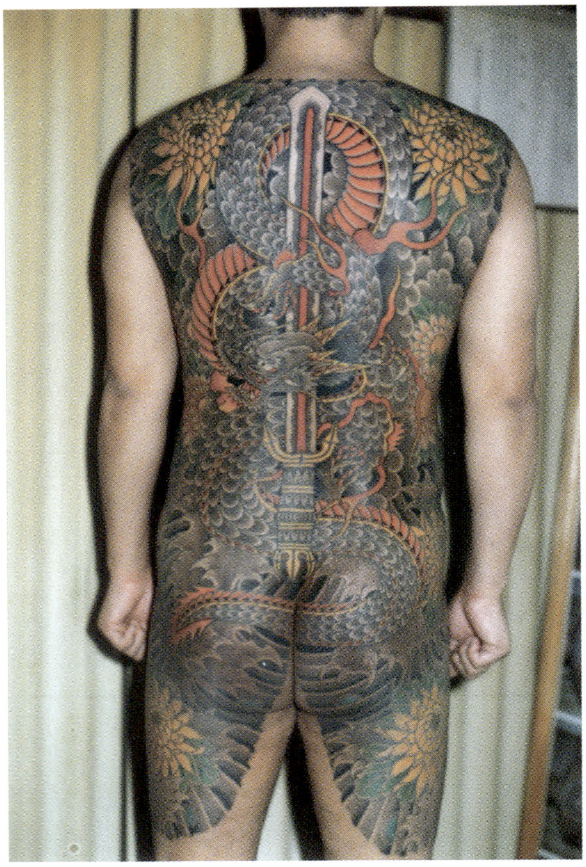

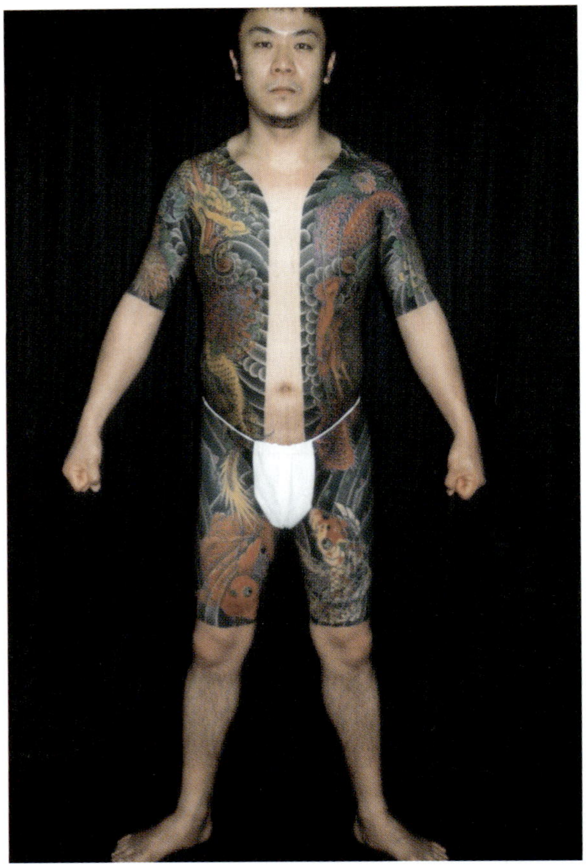

Japanische Tätowierungen können unterschiedliche Ausdehnungen haben; das Beispiel links zeigt eine Tätowierung von Horitoshi (Chiba), die lediglich bis zur Schulter reicht, während die Tätowierung rechts daneben (von Horiyasu aus Asakusa) an den Ellenbogen abgeschlossen ist. Die Tätowierung von Horiyoshi III (Seite 67, links) reicht bis kurz unterhalb der Ellenbogen.
Eine Tätowierung kann an Armen und Beinen jederzeit erweitert werden, wobei stets die Symmetrie der Ausdehnung auf beiden Körperhälften eingehalten wird. Eine Ausnahme sind Tätowierungen ohne den schwarzen Hintergrund, die nukibori (ausgelassene Tätowierung) genannt werden, wie etwa das Beispiel auf Seite 67 rechts (ebenfalls von Horiyoshi III).

gen kleineren Ausmaßes unter Umständen auch als Übergangsstadium angesehen werden können, und nicht notwendigerweise an diesem Punkt beendet sein müßen[33].

Heute ist es allerdings üblich, stets beide Körperseiten in symmetrischer Weise (bezogen nur auf die Ausdehnung, nicht auf die Motive) tätowieren zu lassen, unabhängig davon, bis zu welchen Punkten die Tätowierung reicht. In den *ukiyo e* dagegen finden sich relativ häufig Tätowierungen, die zumindest ein Stück weit aus der Symmetrie ausbrechen. So ist die Tätowierung des *suikoden*-Helden Rôrihakuchô Chôjun aus Kuniyoshis Serie, die von den Handgelenken über Rücken und Brust bis zu den Oberschenkeln reicht, weitgehend symmetrisch angelegt, allerdings ist das rechte Schienbein tätowiert, das linke nicht[34]. Auf einem Farbholzschnitt Toyokunis ist ein Feuerwehrmann dargestellt, der am linken Arm eine bis zum Ellenbogen reichende Tätowierung trägt, während rechts auch noch die Außenseite des Unterarms mit einem Hautbild versehen ist[35]. Ferner weicht die Begrenzung zwischen tätowierter und untätowierter Haut in Darstellungen der Farbholzschnitte stark von der heute gebräuchlichen, relativ scharf verlaufenden Trennlinie, genannt *butsu mikiri*[36] oder *bukkiri*[37], ab. Vielmehr machen die Übergänge in *ukiyo e*-Darstellungen einen eher ausgefransten Eindruck, was oftmals durch heller werdende Schattierungen zur untätowierten Haut hin unterstützt wird. Da sich die Darstellungen verschiedener Künstler hier decken, kann davon ausgegangen werden, daß es sich nicht um ein stilistisches Mittel eines einzelnen *ukiyo e*-Meisters handelt, sondern daß im letzten Jahrhundert offensichtlich eine andere

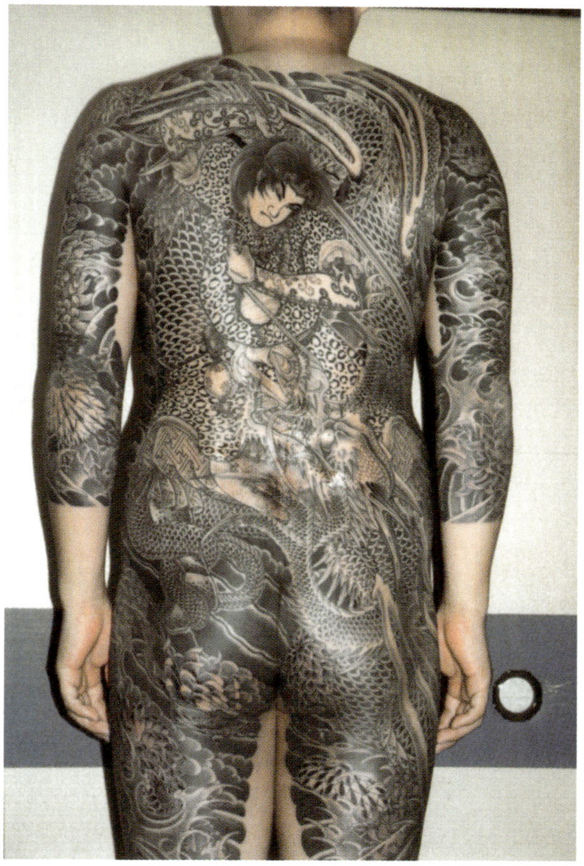

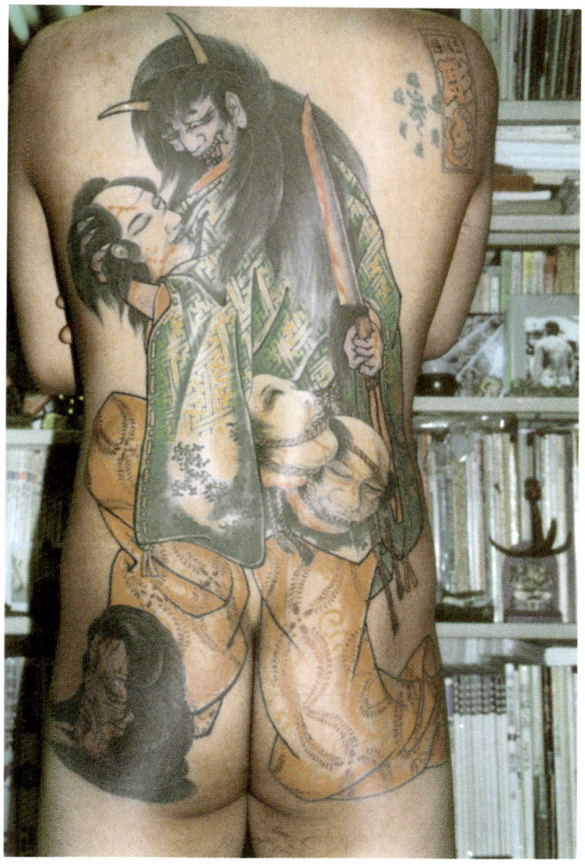

Art der Begrenzung von Tätowierung üblich war. Es dürfte sich hierbei um *matsuba mikiri* (Kiefernnadel-Begrenzung, das heißt Abschluß durch feine Linien[38]) oder *akebono mikiri* (Morgendämmerung-Begrenzung, d. h. immer heller werdende Schattierung) gehandelt haben[39], die heute eher ungebräuchlich geworden sind[40].

Daß sich die Tätowierkunst im Japan des 19. Jahrhunderts verhältnismäßig schnell in einer äußerlich relativ gleichmäßigen Erscheinungsform manifestierte, in welcher der Ausgangspunkt des Hautbildes ein zentrales Motiv auf dem Rücken war, während sich Nebenmotive (in unterschiedlichen Ausdehnungen), eingebettet in dunkle Hintergrundornamente (meist Wellen oder Wolkenformen darstellend) über Schultern und Arme beziehungsweise Oberschenkel und Beine erstreckten, daß sich also nicht verschiedenste Formen und Möglichkeiten der Gestaltung von Tätowierungen bildeten, lag sicher zu einem großen Teil daran, daß die bildhafte, freiwillige Tätowierung in Japan schon früh innerhalb von Gruppen als konsolidierendes Element verwendet wurde, was seinerseits wiederum dazu führte, daß sich eine gewisse Homogenität im Erscheinungsbild der Tätowierungen einstellte.

Kapitel 3.5

Die Rezipienten der japanischen Tätowierung sowie verschiedene Funktionen und Bedeutungen des Hautschmucks

Während im Falle der Straftätowierung (*irezumi*) das unter Zwang eingestochene Hautbild erst die Formierung von Gruppen Ausgestoßener hervorrief, die ihr Schandmal zum Zwecke der Einschüchterung Außenstehender instrumentalisierten, kehrte sich dieser Prozeß schon bald dahingehend um, daß bestimmte Gruppen sich durch freiwilligen Erwerb dekorativer Tätowierungen als solche nach außen hin zu erkennen gaben.

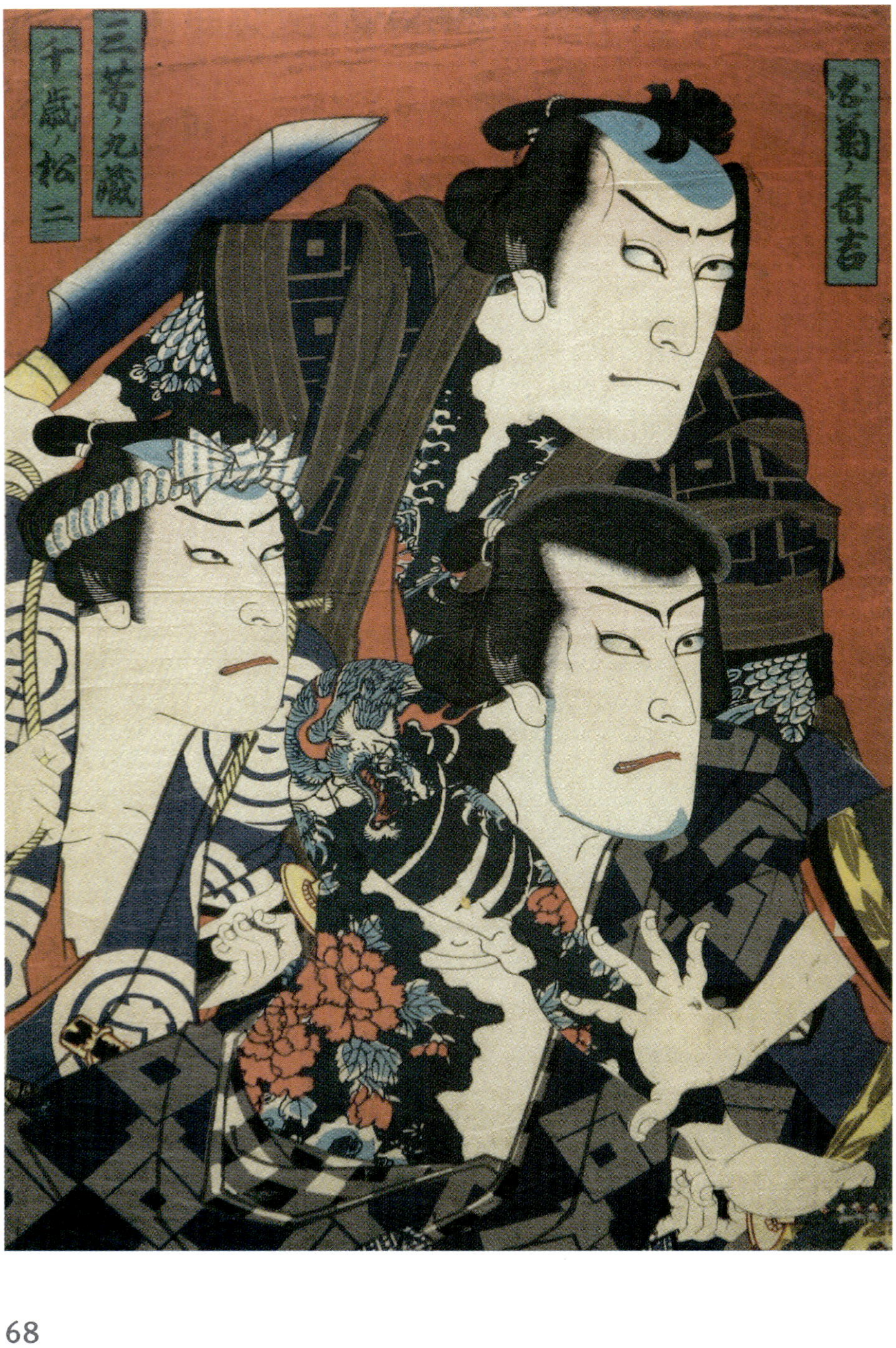

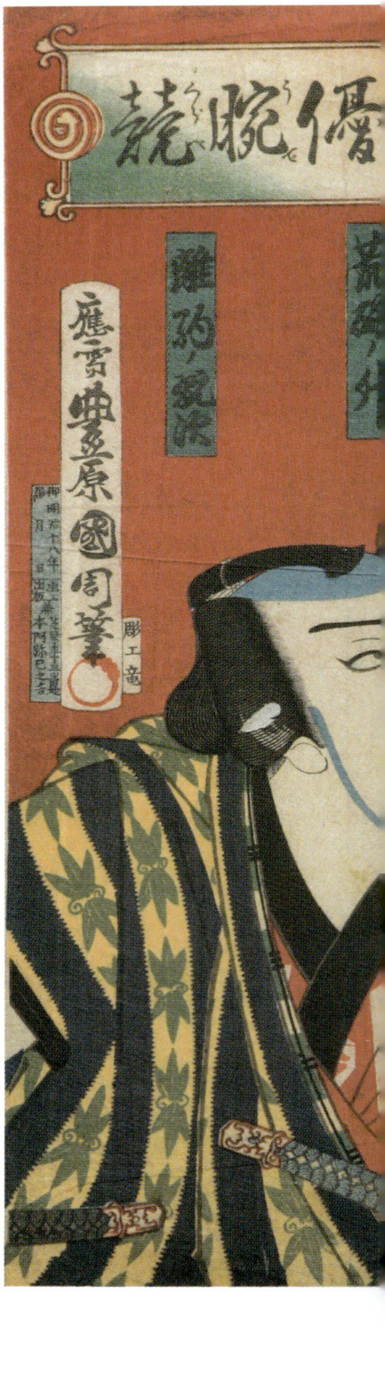

Unter den ersten, die sich des Hautschmucks als Symbol der Zusammengehörigkeit bedienten, waren vagabundierende Banden wie die bereits unter 3. 2. beschriebene *shishidai gumi* der Kyôhô-Ära (1716-1736[1]), deren Anführer Gonzaburo den Namen seiner Bande auf dem Rücken eintätowiert trug, oder auch die *daruma gumi* des 19. Jahrhunderts, deren Mitglieder eine Tätowierung in Gestalt des Zen-Patriarchen Bodhidharma (auf japanisch *daruma*) auf dem Unterarm aufwiesen[2].

Solche Banden, aber auch Gruppen von Glücksspielern (*bakuto*) und fahrenden Händlern (*tekiya*), welche die Vorfahren der heutigen Mafia Japans (der *yakuza*) waren, desweiteren *sumô*-Ringer und Gruppen von Feuerwehrmännern sahen sich gern als Nachfahren der Bürgerwehren des 17. Jahrhunderts, der *machi yakko*, und ihrer Anführer, der *otokodate*, die über die Jahrzehnte hinweg durch Legendenbildung glo-

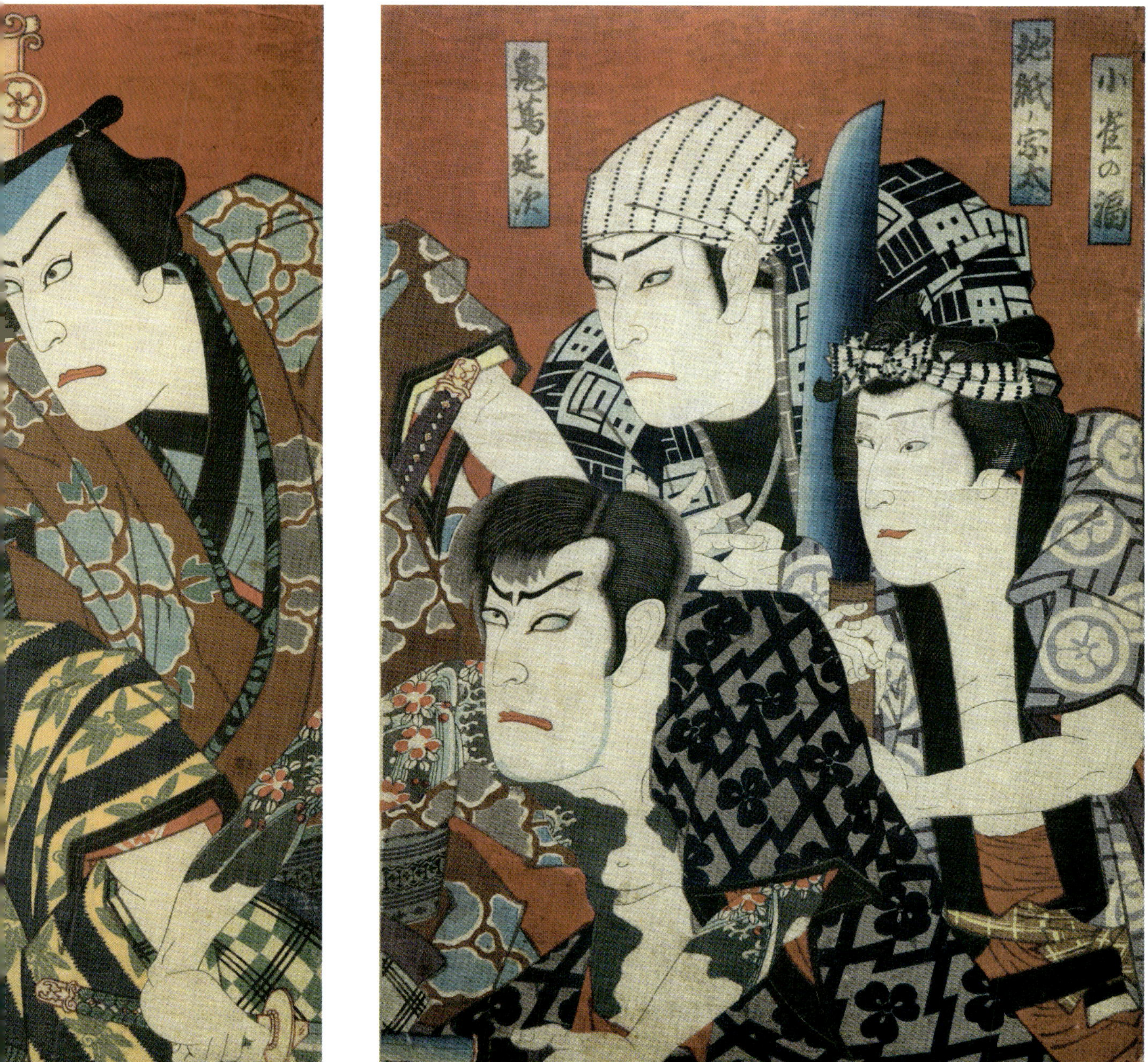

Farbholzschnitt-Triptychon von Toyokuni: In kabuki-Theaterstücken wurden oftmals Geschichten verschiedener Banden dargestellt. Die Akteure trugen dazu oft ausgedehnte Tätowierungen.

Aus der Sammlung des Autors

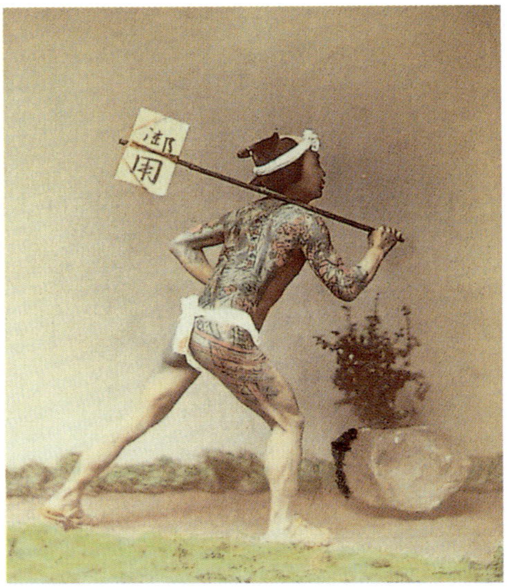

Zu den frühen Rezipienten von Ganzkörpertätowierungen zählten auch Nachrichtenboten und Sänftenträger. Die Fotos wurden nachträglich koloriert.
Foto oben: Tattoo Museum Yokohama, Foto unten aus der Sammlung von Chris Wroblewski

rifiziert und in den Rang von Volkshelden erhoben worden waren[3]. Diese selbstlosen und unerschrockenen Kämpfer für die Gerechtigkeit, als welche sie das *kabuki*-Theater darstellte[2], glaubten die selbsternannten Nachkommen auch in den Figuren des *suikoden* wiederzuerkennen, und so bot sich deren Körperschmuck einerseits dazu an, durch Nachahmung derselben die vermeintliche Verwandtschaft im Geiste zu dokumentieren, zum zweiten dienten die Tätowierungen als eine Art von Uniform zur Stärkung einer Gruppenidentität. Bemerkenswert hierbei ist, daß damit eine der Bedeutungen der Hautbilder der ursprünglich vier Rebellen des *shui hu chuan*, die als tätowiert beschrieben wurden, ins genaue Gegenteil verkehrt wurde. Denn daß in der Urform der Geschichte gerade einmal vier von 108 Rebellen tätowiert waren – noch dazu mit unterschiedlichen Motiven, die kein gemeinsames Konzept erkennen ließen – machte die Tätowierung hier nicht zu einer Uniform, sondern unterstrich im Gegenteil die Individualität des einzelnen Akteurs[5].

Zum dritten hatten die Tätowierungen die Funktion, Stärke und Männlichkeit nach außen zu vermitteln, und dies gleichermaßen bei den Romanhelden wie bei deren Nacheiferern innerhalb der verschiedenen Gruppen und Banden. In dieser Eigenschaft schloßen die *horimono* der ausgehenden Edo-Zeit an die *keimen* und *datebori* des 17. und 18. Jahrhunderts an, welche ebenfalls zum Zwecke machohafter Prahlerei getragen wurden.

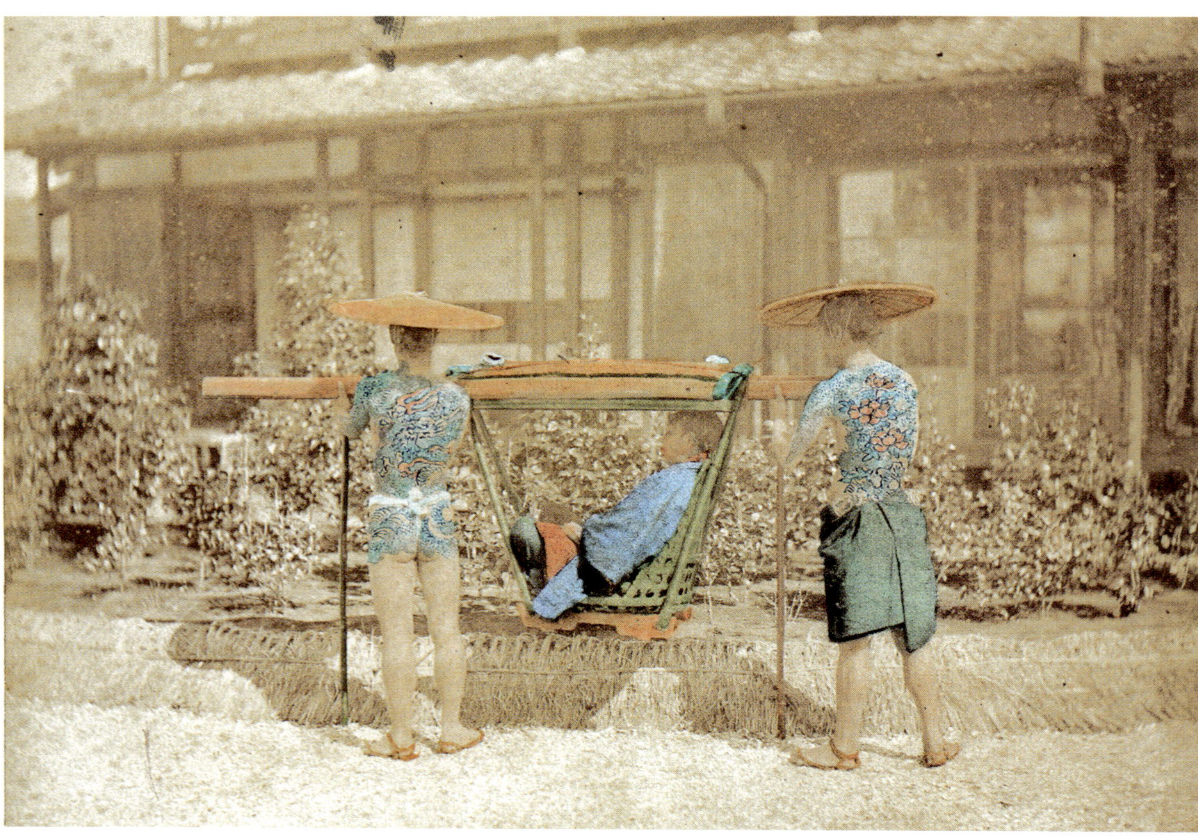

Neben diesen Funktionen, die bei praktisch allen Rezipienten der Tätowierkunst zum Tragen kamen, konnten die Hautbilder aber auch noch weitere Bedeutungen beinhalten, die sich je nach Gruppe unterschieden.

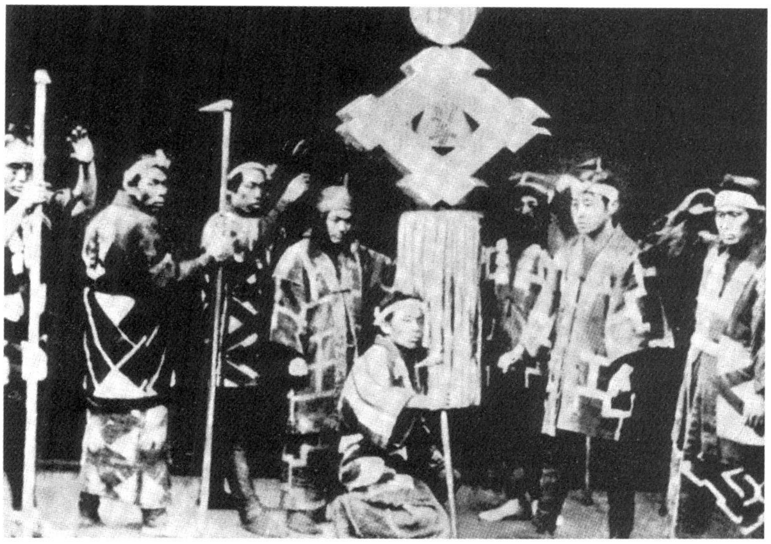

Feuerwehrbrigade um die Jahrhundertwende, mit Feuerhaken und Standarte
Foto aus der Sammlung des Autors

Für Sänftenträger und Rikscha-Fahrer[(6)], die Reisende innerhalb der Städte oder auch auf längeren Reisen über Land transportierten, hatten ihre prachtvollen Tätowierungen eine geschäftsbelebende Wirkung: Da sie stets recht spärlich mit lediglich einem Lendenschurz bekleidet waren[(7)], konnten ihre Körperbilder zu jeder Zeit bestaunt werden und dienten dazu, Kundschaft anzulocken, etwa in der Weise, wie man sich heute »lieber in ein schönes neues Taxi als in ein altes setzt«[(8)]. Auch Nachrichtenboten trugen zu diesem Zwecke Tätowierungen[(9)]. Inwieweit dieses Konzept aufging, ist freilich unklar, aber mit ziemlicher Sicherheit kann man doch davon ausgehen, daß trotz des Rabauken-Images, welches das Hautbilder vermitteln sollten, die Reaktion der Bevölkerung auf die Tätowierungen positiver gewesen sein muß als heutzutage, andernfalls hätten die Sänftenträger sicher keine *horimono* getragen oder hätten diese zumindest während ihrer regulären Arbeit unter Kleidung verborgen[(10)]. Die Wirkung der Tätowierungen Kunden anzulocken erscheint umso erstaunlicher, wenn man weiß, welchem Nebenerwerb die Träger entlang der Überlandstraßen nachgingen, wenn das Transportgeschäft stagnierte: In solchen Zeiten widmeten sich die Sänftenträger dem Straßenraub[(11)], wobei sie wahrscheinlich eher von der einschüchternden Wirkung ihres Hautschmuckes Gebrauch machten.

Eine weitere bedeutende Kundengruppe der *horishi* waren die Feuerwehrleute. Sie wiesen starke Ähnlichkeiten mit den Helden des *suikoden* auf: Einerseits waren sie als Rabauken und Raufbolde bekannt[(12)], auf der anderen Seite genossen sie in der Bevölkerung ein gewisses heldengleiches Ansehen aufgrund ihrer äußerst wichtigen Arbeit in den Städten, die wegen der Papier- und Holz-Architektur ihrer Häuser extrem feuergefährdet waren[(13)]. Auch bei dieser Gruppe gab es einen Zusammenhang zwischen ihren Tätowierungen und ihrem Beruf. Neben der oben beschriebenen Bedeutung des *horimono* als Gruppen- und Männlichkeitssymbol sowie der (vermeintlichen) Fortführung der *suikoden*-Tradition hatten die Ganzkörperbilder der Feuerwehrleute auch eine symbolische Schutzfunktion, die über das tätowierte Motiv wirken sollte. Feuerwehrmänner wählten besonders häufig Wassersymbole als Design ihrer Tätowierungen, die Schutz gegen das von ihnen bekämpfte Element Feuer gewähren sollten. Zu solchen Symbolen zählten Drachen[(14)] (welche ja in China und Japan nicht als feuer- sondern als wasserliebende Wesen gelten) und natürlich jegliche Art von Meeresgetier wie Fische, Oktopusse und dergleichen[(15)]. Es finden sich

Abbildung Seite 72:

Farbholzschnitt von Yoshitoshi (1839 - 1892): Ein Feuerwehrmann, einen langen Feuerhaken schwingend.
Deutlich erkennbar sind die wasserverwandten Tätowiermotive wie Fische (linkes Bein), Oktopus (rechtes Bein) und Seesterne (rechter Arm).
Aus der Sammlung des Autors

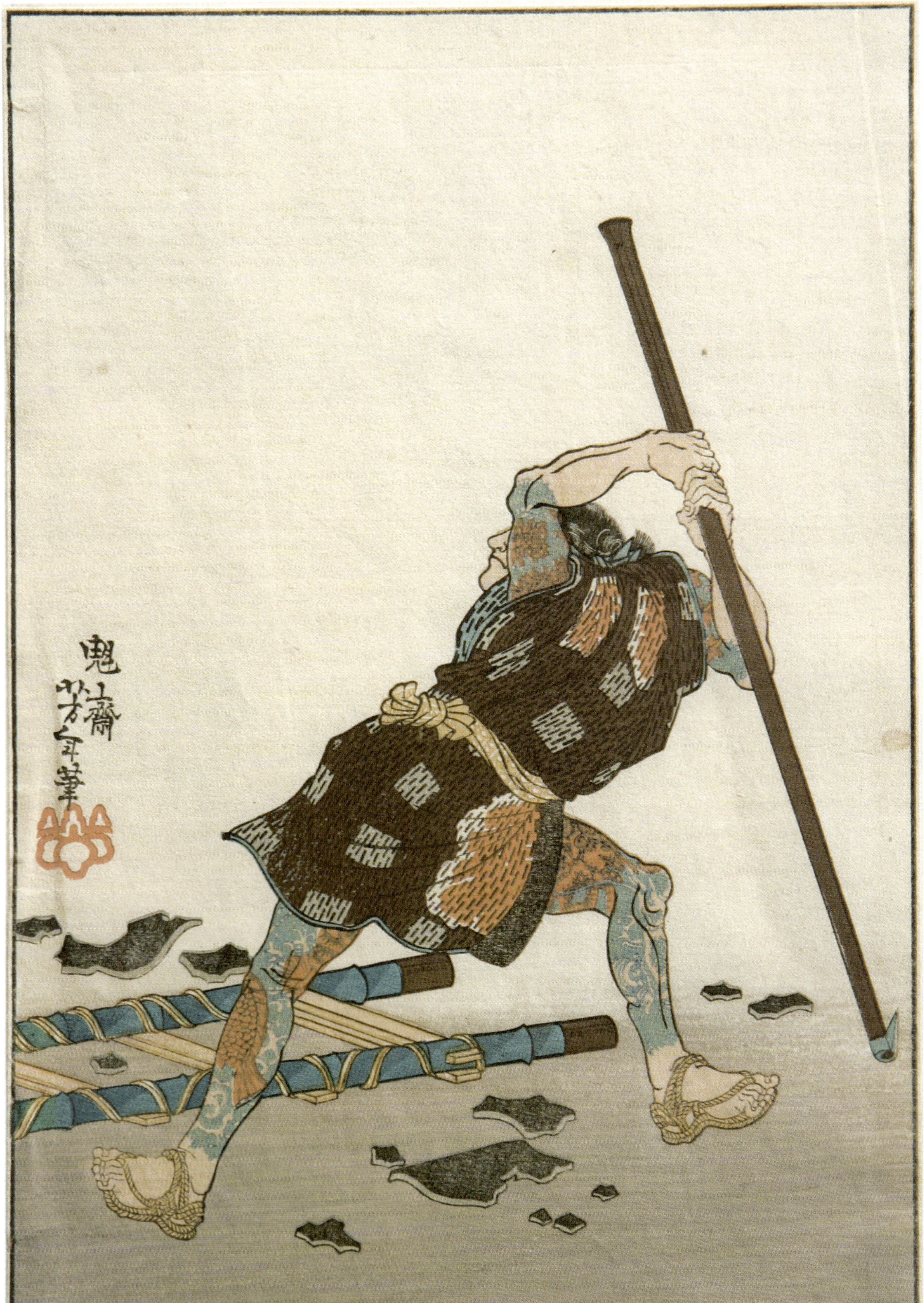
魁齋芳年筆

jedoch bei Darstellungen von Feuerwehrmännern in *ukiyo e* auch Tätowiermotive, die keinen Bezug zu einer Wassersymbolik beinhalten, wie etwa Kirschblüten(16), Kranich(17) oder chinesische Heldenfiguren(18), woraus man schließen kann, daß zwar Wassermotive aufgrund ihrer Symbolik unter den Feuerwehrleuten beliebt, aber kein Muß waren. Zwar wurde von den antagonistischen, wasserverwandten Symbolen gern Gebrauch gemacht, der Glaube an die Kraft der Motive dürfte jedoch m. E. nicht so weit gegangen sein, daß die Feuerwehrmänner an einen reellen, effektiven Schutz durch ihre Tätowierung geglaubt haben, eher dürften die Motive einen ähnlichen Wert gehabt haben wie heutzutage ein Talisman im Auto(19).

Angehörige der Feuerbrigaden, deren Aufgabe es in der Hauptsache war, brennende Gebäude abzureißen, bevor das Feuer sich ausbreiten konnte, wurden aus pragmatischen Gründen oft aus den Reihen von Bauarbeitern, Schreinern und Zimmerleuten rekrutiert, die mit der Konstruktion von Häusern vertraut waren. Auch Angehörige dieser Beru-

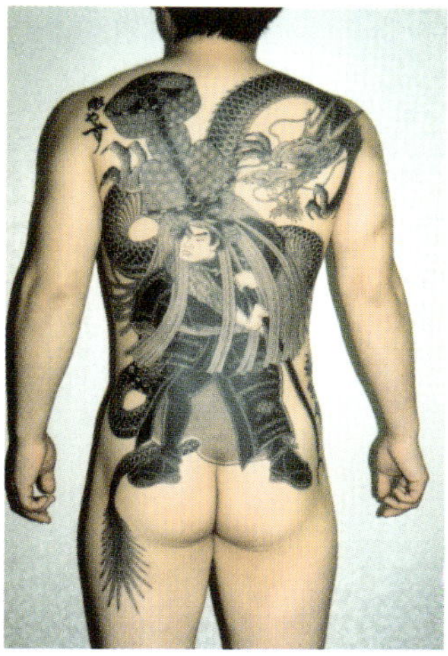

Rückentätowierung mit Feuerwehrmann, eine Standarte tragend, als Motiv. Der Drache im Hintergrund gilt in Japan als Wasser- und Glückssymbol.
Tattoo und Foto: Horiyasu, Asakusa

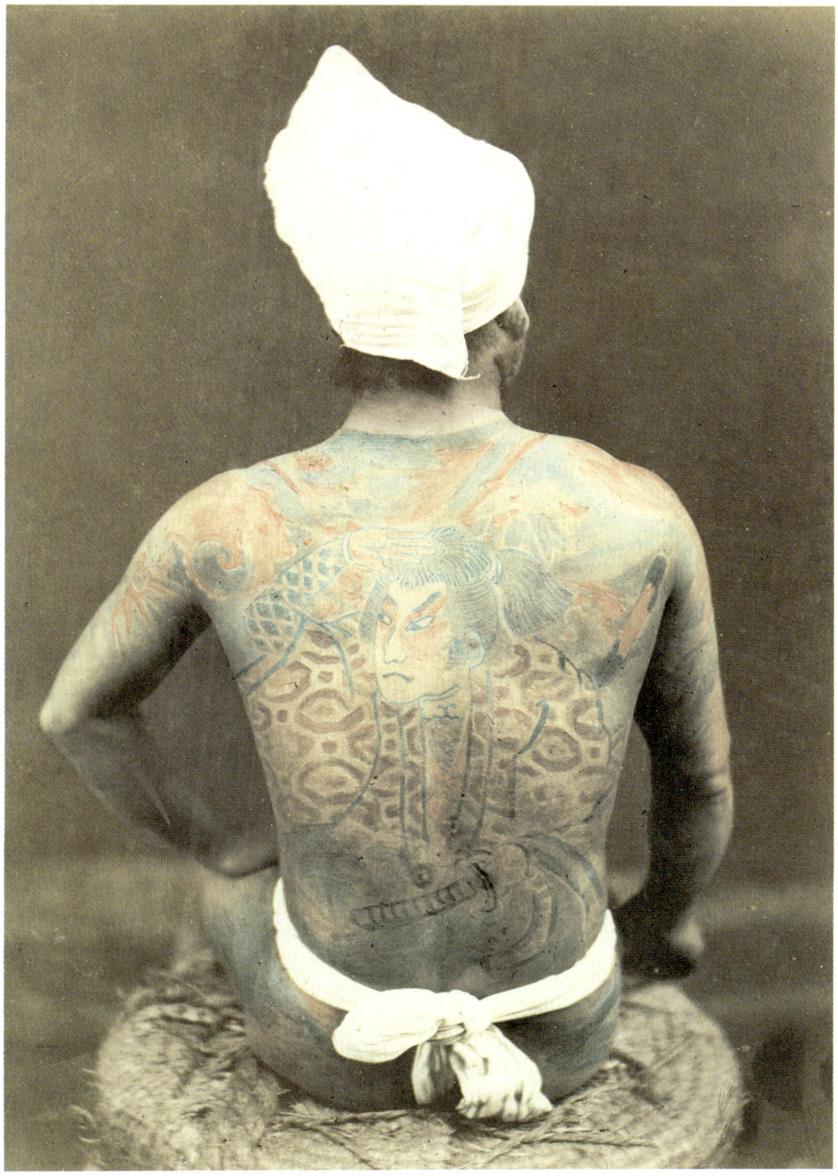

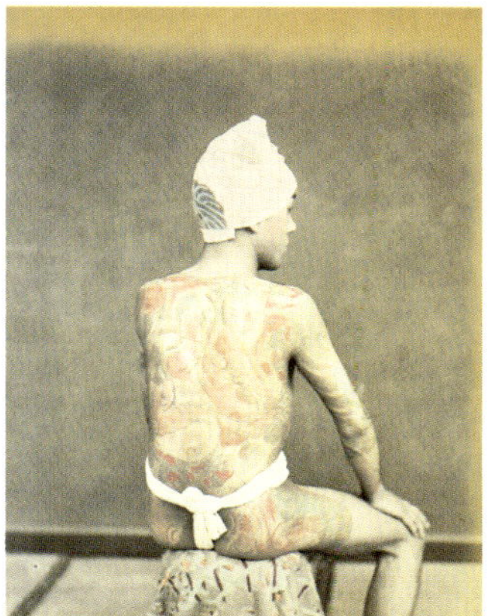

Tätowierungen waren unter Handwerkern wie Zimmerleuten, Kesselflickern und Bauarbeitern sehr verbreitet.
Diese Fotos aus der Zeit der Jahrhundertwende wurden nachträglich koloriert.
Aus der Sammlung von Chris Wroblewski

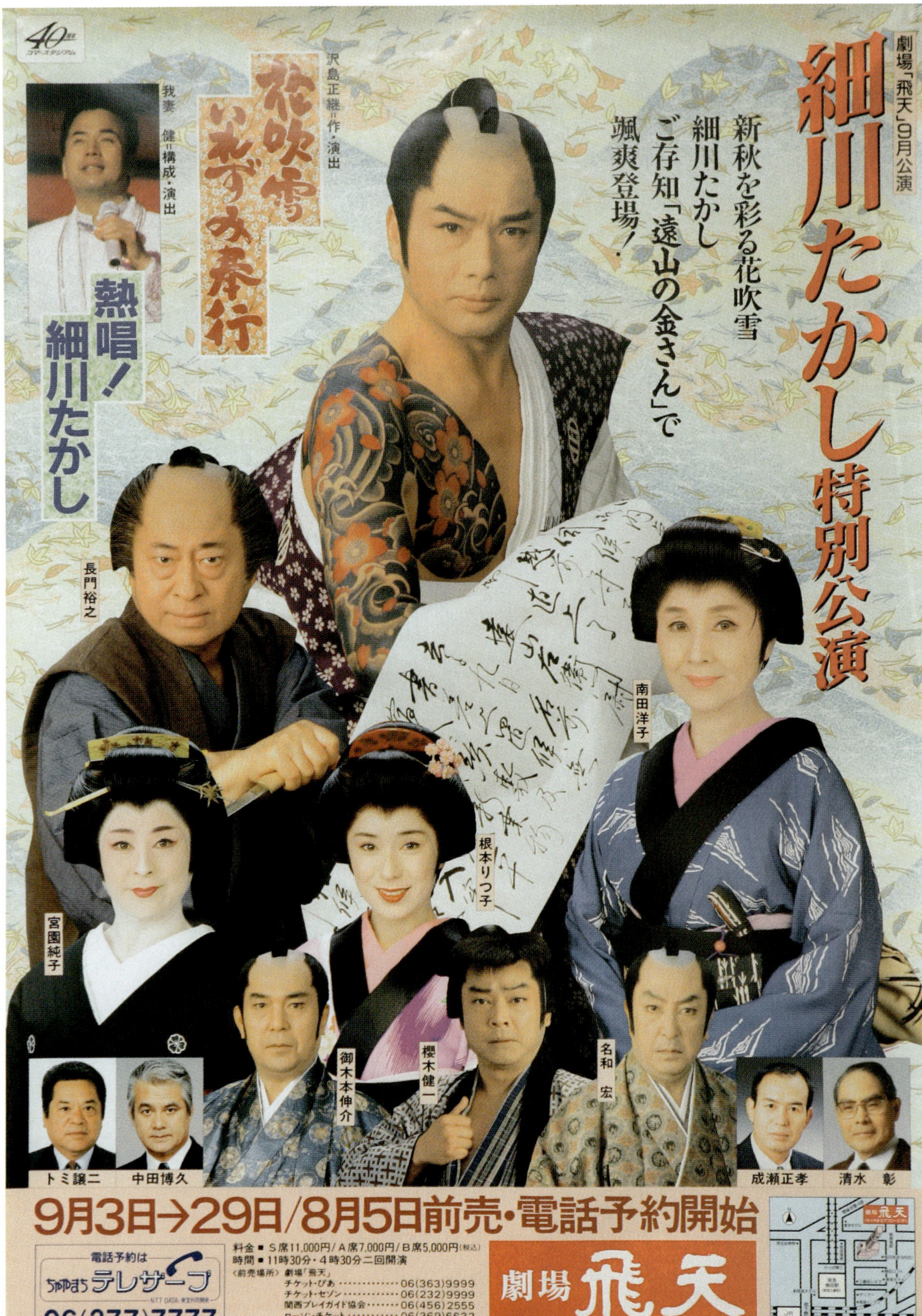
劇場「飛天」9月公演
細川たかし特別公演
新秋を彩る花吹雪
細川たかし
ご存知「遠山の金さん」で
颯爽登場！
沢島正継＝作・演出
花吹雪
いれずみ奉行
我妻　健＝構成・演出
熱唱！
細川たかし
長門裕之
南田洋子
根本りつ子
宮園純子
御木本伸介
櫻木健一
名和　宏
トミ譲二
中田博久
成瀬正孝
清水　彰
9月3日→29日/8月5日前売・電話予約開始
電話予約は
ちゃやまち テレザーブ
06(377)7777
料金■S席11,000円/A席7,000円/B席5,000円(税込)
時間■11時30分・4時30分二回開演
〈前売場所〉劇場「飛天」
チケット･ぴあ……06(363)9999
チケット･セゾン……06(232)9999
関西プレイガイド協会……06(456)2555
ローソンチケット……06(369)6633
グループご観劇…06(377)3800
劇場 飛天
阪急東宝グループ
〒530 大阪市北区茶屋町19－1

fe, die in Arbeitergruppen organisiert waren[20], trugen sehr häufig Tätowierungen[21].

Im allgemeinen waren es also eher Angehörige der unteren Mittelschicht wie Arbeiter, Handwerker, Tagelöhner und dergleichen , die ihre Körper mit lebendigen Bildern schmücken ließen[22]. Die Kosten für eine Ganzkörpertätowierung zur damaligen Zeit abzuschätzen, ist eher schwierig, doch offensichtlich konnten es sich auch einfache Arbeiter leisten, die Dienste der *horishi* in Anspruch zu nehmen, zumal man wahrscheinlich damals, wie auch heute noch üblich, nicht den Preis für die gesamte Arbeit auf einmal bezahlte, sondern den Tätowierer sozusagen in Raten für jede Sitzung einzeln entlohnte[23]. Nach Herbert haben Tätowierer wohl auch teilweise lediglich im Austausch für Verpflegung und Unterkunft gearbeitet[24].

Entgegen dem konfuzianischen Ideal des Respekts den Eltern gegenüber, verbunden mit dem Tabu, den von ihnen empfangenen Körper eigenmächtig zu verändern[25], welches vor allem von der Aristokratie propagiert wurde[26], gab es in seltenen Ausnahmefällen auch unter Samurai und Fürsten Anhänger des dauerhaften Hautschmucks. So soll der *daimyô* Uchida Masataka von Isei mehrere Tätowierungen über dem ganzen Körper verteilt getragen haben. Inzwischen zur Legende geworden ist der Samurai und Stadtmagistrat Tôyama Kagemoto, welcher heute durch zahllose Theaterstücke und Fernsehserien in Japan als Tôyama Kin-san bekannt ist. Auf Armen und Schultern soll er mit Kirschblütenmustern tätowiert gewesen sein[27]. Ironischerweise wurde gerade zu seiner Dienstzeit, im Jahre 12 der Tempô-Ära (1841), das Tätowierverbot der Ära Bunka (1804 - 1818) nochmals bestätigt, allerdings ohne nennenswerte Konsequenzen[28]. Auch bei dem tätowierten Stadtmagistraten soll die Tätowierung eine einschüchternde und respekteinflößende Wirkung gegenüber den von ihm bekämpften Schurken gehabt haben[29], zumindest wird das heute in den entsprechenden Fernsehproduktionen so dargestellt. Vom 11. Shôgun des Tokugawa-Shôgunats, Tokugawa Ienari (Regierungszeit 1787 - 1837), wird berichtet, daß er tätowierte Feuerwehrmänner zu sich riefen ließ, deren Hautschmuck er bewunderte, während sie vor ihm auf- und abgingen[30].

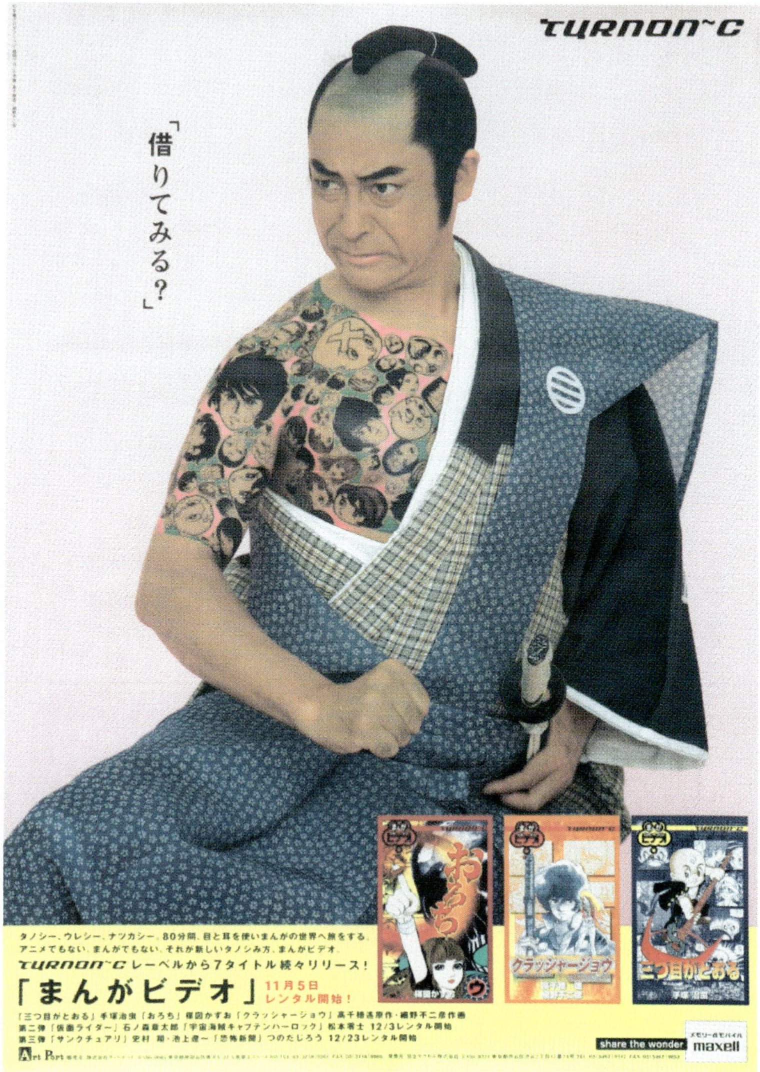

Die Geschichten vom tätowierten Stadtmagistraten Tôyama Kin-san kennt heute in Japan jedes Kind. Sie sind Bestandteil vieler Fernsehserien und Theaterstücke (siehe Theaterplakat Seite 74). Die enorme Bekanntheit dieser Figur läßt sich auch an obigem Werbeplakat eines Vertriebs für Comic-Videos ersehen, bei dem zwar die typische Kirschblüten-Tätowierung von Tôyama Kin-san durch Comic-Figuren ersetzt wurde, der berühmte Samurai aber dennoch eindeutig erkannt wird.
Aus der Sammlung des Autors

Wenn auch weiter oben das Herausstellen der Männlichkeit des Trägers als eine Funktion des Hautschmucks angegeben wurde, was in den meisten Fällen unzweifelhaft richtig ist, waren es doch nicht nur Männer, die sich tätowieren ließen. Nakano Yoshihito berichtet namentlich von einigen Frauen der späten Edo-Zeit sowie der Meiji- (1868 - 1912) und Taishô-Ära (1912 - 1926), die ihrer Tätowierungen wegen berühmt waren(31). Wer diese Frauen waren und warum sie sich tätowieren ließen, ist nicht bekannt(➛ Tätowierungen der Frauen). Möglicherweise wurden sie in derselben Weise, wie Männer sich an Utagawa Kuniyoshis *tsûzoku suikoden gôketsu hyakuhachinin no hitori* orientierten, von Utagawa Kuniyasus *keisei suikoden* inspiriert.

➛ Tätowierungen der Frauen

Heute sind tätowierte Frauen oft die Gattinnen von yakuza-Mitgliedern (nach einer Information vom Verleger für horimono-Bildbände, Herrn Shimada, der mir in einem Gespräch 1996 mitteilte, daß das Fotografieren dieser Damen für Bildbände aufgrund eifersüchtiger Ehemänner oft schwierig sei), Bedienstete in Bars und Nachtclubs (nach einer Information von Nakano Yoshihito/Sandaime Horiyoshi, 1998) oder die Ehefrauen von Tätowierern. Diese Tragen in der Regel Werke ihres Gatten, so ist zum Beispiel die Frau Nidaime Horitsunes mit dem Bild der Bodhisattwa Kannon tätowiert (Herbert, W. 1998. S. 323), die Gattin Nakano Yoshihitos/Sandaime Horiyoshis trägt auf dem Rücken einen Paradiesvogel, Horichôs Gemahlin ist von den Handgelenken bis zu den Knöcheln mit den verschiedensten Motiven verziert (Nakano Hiromi. Irezumishi no tsumatachi. Tôkyô: Keibunsha, 1988) und auch die Frau des Tätowierers Ôwada Mitsuaki/Horikin trägt ein von ihrem Gemahl angefertigtes zenshinbori mit der Bodhisattwa Kannon als zentrales Motiv (Yamada Kazuhiro. S. 137).

Frauen tragen nur in Ausnahmefällen zenshinbori mit dem dunklen mikiri-Hintergrund. In der Regel haben sie ein großes Motiv auf dem Rücken tätowiert, welches nicht in mikiri eingebettet, sondern von untätowierter Haut umgeben ist. So eine Tätowierung wird als nukibori, wörtl. »ausgelassene Tätowierung« bezeichnet (Information von Nidaime Horitsunes Gattin, 1996. Vergl. hierzu auch: Takagi Akimitsu. Irezumi yôka. Tôkyô: Keibunsha, 1991). Nakano Yoshihito/Sandaime Horiyoshi erklärte mir in einem Gespräch 1998, daß er aus ästhetischen Gründen bei Frauen kein mikiri tätowiere, da dies zu kräftig und nicht feminin wirken würde.

Abb links: Eine nukibori-Tätowierungen auf einem Frauenrücken, von Horiyoshi III

Abb. rechts: Diese Kundin von Horitsune II trägt eine für Frauen sehr seltene komplette Ganzkörpertätowierung

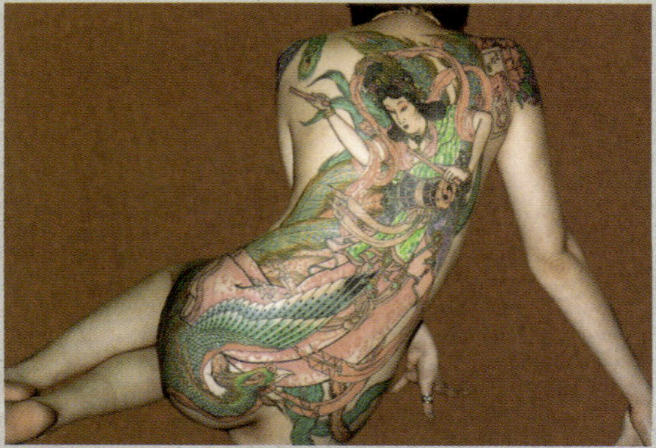

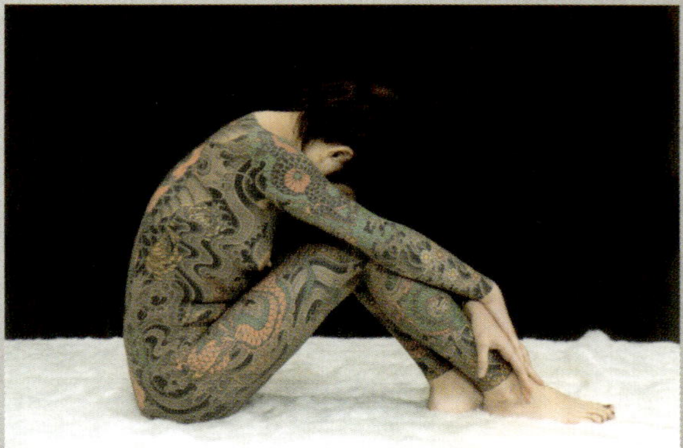

Die Tätowierkunst nach der Edo-Zeit

Die Ären Meiji (1868-1912), Taishô (1912-1926) und Shôwa (1926-1989)

Die an die Edo-Zeit anschließende Ära Meiji war geprägt von einem Wechsel der Regierungsform und einem starken Einfluß des Westens auf Japan in Bezug auf Politik, Wissenschaft, Kultur und Bildung. Auslöser für die *meiji ishin*, die *Meiji*-Restauration von 1867 - 1869, die den Machtwechsel vom Shôgunat der Tokugawa-Familie an den Tennô, den Kaiser, bezeichnete, und in deren Verlauf die Stadt Edo in Tôkyô (östliche Hauptstadt) umbenannt wurde, war die Ankunft des amerikanischen Kommodore Matthew Calbraith Perry in der Bucht von Edo im Jahre 1853. Das Tokugawa-Shôgunat hatte sich mehr als 200 Jahre lang aus Furcht vor regierungsschwächenden Einflüssen bewußt vom westlichen Ausland abgeschottet. Auf Kontakte mit Ausländern (ausgenommen verschiedene asiatische Nachbarn sowie Holländer, denen ein winziger Handelsstützpunkt bei Nagasaki zugestanden wurde) stand die Todesstrafe. Auch 1853 hatte das Shôgunat kein Interesse an Handelsverträgen mit den U.S.A., die über die ostindische Flotte, deren Oberbefehlshaber Perry war, ihren Einfluß in Asien auszudehnen suchten. Angesichts der offensichtlichen militärischen Übermacht und eingedenk des Schicksals Chinas nach dem Opiumkrieg blieb den Machthabern jedoch kaum eine andere Wahl, als eine Reihe von ungleichen Handelsverträgen mit den Vereinigten Staaten zu akzeptieren. Diese offensichtliche Schwäche des Shôgunats, welches sich der »Barbaren«, wie die Ausländer genannt wurden, nicht erwehren konnte, setzte innenpolitische Prozesse in Gang, an deren Ende der Shôgun dem Tennô im Jahre 1867 seinen Rücktritt anbot. Im Laufe der Ära Meiji entwickelte sich Japan zu einer konstitutionellen Monarchie, an deren Spitze der Kaiser stand[1].

Um nicht in Rückständigkeit verhaftet zu bleiben, mühte sich Japan, vom fortschrittlichen und modernen Westen zu lernen und zu profitieren[2]. Zunehmend wurde westliche Kultur importiert, und anstelle der Verachtung der ausländischen »Barbaren« trat ein Unbehagen gegenüber der eigenen Kultur, die der des Westens gegenüber als primitiv empfunden wurde. Um sich vor den nach und nach ins Land kommenden Amerikanern und Europä-

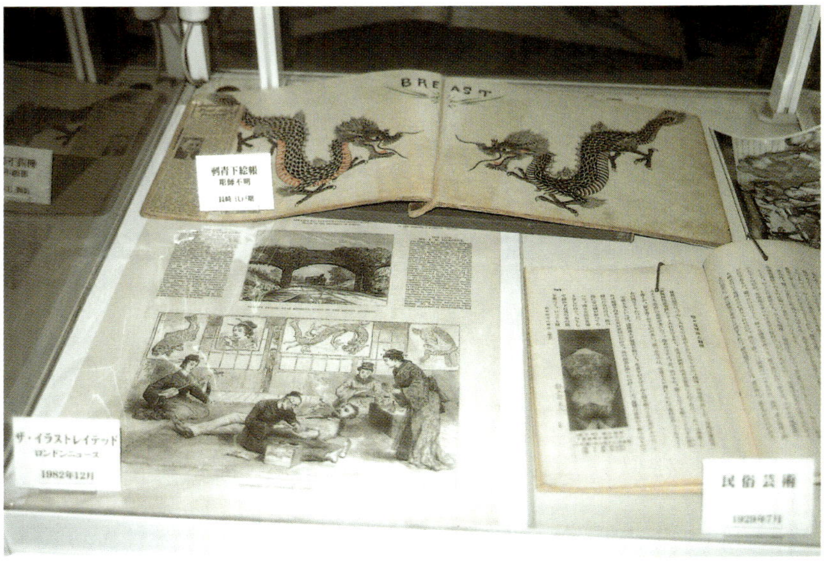

Die Tätowiervorlage mit zwei Drachen war speziell für ausländische Kunden konzipiert, was auch aus der englischen Beschriftung hervorgeht (oben).
Unten eine Illustration, die einen Ausländer während einer Tätowiersitzung zeigt.
Aus dem Tattoo-Museum Yokohama

ern nicht zu blamieren, so die offizielle Begründung, wurde 1872 das Tätowieren erneut verboten[3]. Diesmal war der Regierung wirklich daran gelegen, diese Sitte zu unterbinden. Personen, die sich nicht an das Verbot hielten, hatten Geld-, Haftstrafen oder körperliche Züchtigung durch Auspeitschen zu befürchten[4]. Tätowiervorlagen wurden bei Razzien, unter anderen auch bei Kuniyoshi und Toyokuni, konfisziert und verbrannt[5]. Ganz offensichtlich kümmerte sich aber auch diesmal niemand ernsthaft um das Verbot, denn auch noch um 1878 beschreibt die Amerikanerin Isabella Bird die über Brust und Rücken reichende Fisch- und Drachentätowierung eines Rikscha-Fahrers, dessen Hautbild sie während der Fahrt studieren konnte[6]. Die Tatsache, daß der Rikscha-Fahrer trotz Verbots mit offenbar entblößtem Oberkörper seine Tätowierung für jeden erkennbar zur Schau stellte, mag einen Eindruck davon geben, welche Wichtigkeit diesem Erlaß beigemessen wurde. Der deutsche Arzt Erwin von Bälz, der zum Ende des 19. Jahrhunderts in Japan lebte, schätzte die Anzahl der Tätowierten allein im damaligen Tôkyô auf über 30.000[7]. Aus diesen und anderen Berichten wird klar, daß das erneute Verbot seiner Aufgabe, die Tätowiersitte vor den Ausländern zu verbergen, nicht gerecht wurde. Doch die Konfrontation der Fremden mit der Kunst der *horimono* hatte völlig andere Folgen, als es seitens der Regierung befürchtet wurde: Die Ausländer waren schlichtweg begeistert von der japanischen Hautkunst.

Zwei Voraussetzungen mögen zu der positiven Beurteilung der fernöstlichen Tätowierkunst durch die Fremden beigetragen haben: Zum einen kam im Europa des späten 19. Jahrhunderts mit der »Entdeckung« Japans ein als Japonismus bezeichneter Kunsstil auf, unter dem Künstler wie Monet, van Gogh[8], Gauguin und andere europäische Künstler Stilelemente der *ukiyo e* Farbholzschnitte in ihr Schaffen integrierten, was ein gesteigertes Interesse an japanischer Kunst bewirkte und auch durch den aufkommenden und von Japan beeinflußten Jugendstil den europäischen Blick für diese schulte[9]. Zum zweiten erlebte auch die Tätowierung im Europa des 19. Jahrhunderts eine Renaissance, ausgelöst durch die Entdeckung Tahitis und der Tätowierkultur der dort lebenden Menschen durch Kapitän James Cook im Jahre 1769[10]. Allerdings erreichte die westliche Form des permanenten Körperschmucks zunächst kein nennenswertes künstlerisches Niveau, im Vergleich zur japanischen, die ja aus der Kunstgattung des Farbholzschnitts erwachsen und mit diesem eng verwandt war[11]. Daß Matrosen sich schon bald für *horimono* interessierten, war nur logisch, da Tätowierungen unter Seeleuten seit den ersten Fahrten James Cooks zu den Südseeinseln als Souvenir und Beweis für lange Seereisen beliebt waren. Doch nicht nur einfachen Seeleuten behagten die japanischen Bilder auf der Haut. Im Jahre 1881 ließ sich der spätere englische König Georg V. von einem Tätowiermeister mit dem Künstlernamen Horicho den rechten Unterarm verzieren. Vom selben Künstler wurden auch der Herzog von York, der Herzog von Edinburgh, Königin Olga von Griechenland und der spätere Zar Nikolaus II. von Rußland tätowiert[12].

Diese Tätowierbegeisterung selbst unter dem europäischen Hochadel[13] blieb in Japan nicht unbemerkt: Im Dezember des 14. Jahres Meiji (1882) berichtet die Zeitung Tôkyô Nichinichi Shinbun, daß in Osaka die Tätowierer Horitoku, Horiichi, Horiyasu und Horimasa verstärkten Zulauf an Kundschaft hätten, seit bekannt geworden wäre, daß diese Sitte sich auch in sogenannten zivilisierten Ländern großer Beliebtheit erfreue. Die Kunden hätten bei ihrem Tun kein Unrechtsbewußtsein, da sie ja lediglich die zivilisierte westliche Kultur nachahmten(14). Man darf annehmen, daß sich diese Kunden der Osakaer Tätowierer durchaus bewußt waren, daß ihre Nachahmung »westlicher Kultur« keinesfalls dasselbe Wohlwollen der Regierung hervorrief wie die Übernahmen anderer europäischer und amerikanischer Kulturausprägungen wie westliche Kleidung, Haartracht oder Ernährung(15). Aber natürlich fühlten sich die Anhänger der japanischen Tätowierkunst dadurch bestärkt, daß man den Ausländern – denen man ja schlecht Vorschriften machen konnte – den Erwerb von Tätowierungen gestattete.

Für die den ganzen Körper bedeckenden *zenshinbori* hatten wohl aber nur die wenigsten Ausländer die Zeit, und so beschränkten sich viele auf kleinformatigere Tätowierungen, wie der oben erwähnte König Georg V.. Der deutsche Japanreisende Wilhelm Joest ließ sich zu Beginn der 80er Jahre des 19. Jahrhunderts beide Oberarme mit einem Drachen und einer Frauenfigur tätowieren und verfaßte einen schriftlichen Bericht über den Tätowierungsprozeß. Die Motive habe er zunächst aus einem Musterbuch ausgewählt, die weitere Prozedur beschreibt Joest wie folgt:

»Ich legte mich dann aufs Bett, und in ungefähr einer halben Stunde zeichnete mir der Künstler die Umrisse des Bildes auf den Arm, wobei angefeuchtetes Papier die Stelle unseres Radiergummis vertrat. Dann holte er mehrere, unten mit Papier (um ein Ausgleiten der Hand zu verhindern) umwickelte Holzstäbchen hervor, an deren spitzem Ende 2-20 europäische Nähnadeln (in ein oder zwei Reihen eng aneinander befestigt und so mit Papier umwickelt, daß sie nicht tiefer als einige Milimeter in die Haut eindringen konnten) angebracht waren. Die zweispitzige Punktiernadel nimmt nun der Künstler in die rechte Hand, so wie wir ein Florett anfassen, aber den ausgestreckten Zeigefinger von oben darauf drückend; zwischen dem dritten und vierten Finger der linken Hand steckt er einen reichlich in Tusche getauchten Pinsel (mit der Spitze nach oben), der ihm als Palette dient, spannt mit Daumen und Zeigefinger der Linken ein Stück, taucht die Spitze des Instruments in den Pinsel und sticht dann, das Stäbchen leicht gegen den Daumen der Linken anlehnend und der Zeichnung folgend, mit unglaublicher Schnelligkeit und Sicherheit – denn ein Stich kann das ganze Bild verderben – 15-20 Stiche hintereinander in die Haut. Das herausfließende, mit Tusche vermischte Blut wird in jeder Pause durch ein in der Rechten gehaltenes Knäuel Papier abgewischt. Dies Punktieren der Arme dauerte (pro Arm) drei Stunden (...).

Schmerzhaft war die Prozedur bis dahin gar nicht, nicht schmerzhafter wie etwa der Impfprozeß in Europa. Nach einer Frühstückspause

Auch mehr als einhundert Jahre nach der Japanreise des Wilhelm Joest unterscheidet sich der Tätowierprozeß bei einem japanischen Tätowierer kaum von Joests Schilderungen aus dem späten 19. Jahrhundert. Hier wird der Düsseldorfer Tätowierer Ralf Guttermann von Horiyoshi III auf traditionelle Weise tätowiert.
Foto des Autors

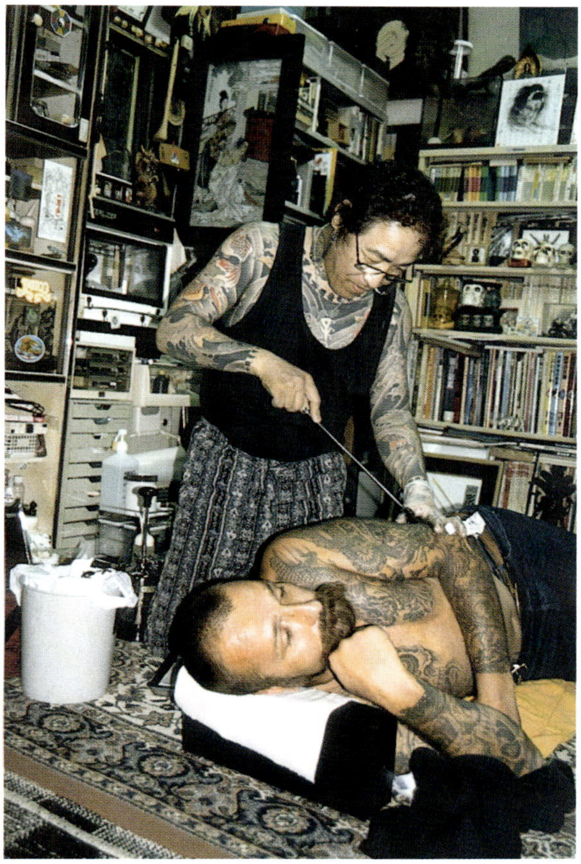

begann die Detailmalerei und das Schattieren. Der Künstler harpunierte mich hierbei mit einem der mit zwei Reihen zu je zehn Nadeln versehenen Stäbchen, und je tiefer und dichter die Stiche fielen, desto dunkler wurde später der Schatten. Wird die Haut vollkommen wund geschunden, so sieht die Tätowierung nachher fast schwarz aus. Zur Herstellung der roten Zeichnung wird der in Japan allgemein zum Stempeln der Unterschrift gebrauchte Zinnober verwandt, während Zinnober mit Tusche vermischt in der Haut nachher violett erscheint. Die ganze Operation, die ohne gerade Schmerzen zu verursachen auf die Dauer doch aufregt, dauerte für jeden Arm sechs Stunden. Das Honorar des Künstler betrug je 20 Mark.« [16]

Allerdings fertigten einige Tätowierer speziell für ihre ausländische Kundschaft Motive an, die für diejenigen gedacht waren, denen original japanische *horimono*-Designs zu exotisch und vielleicht auch unverständlich waren. Auf solchen Motiven wurde entweder dem klischeehaften Fremdbild der Ausländer von Japan entsprochen, indem Samurai und Geisha abgebildet wurden – etwa in der Art, in der sich die Seeleute von Südseeinsulanern Palmen als Tätowierung stechen ließen – oder aber die Motive hatten gar nichts mehr mit der japanischen Kultur zu tun und waren völlig an das Bildgut der europäischen Tätowierung dieser Zeit angepaßt. Dabei handelte es sich dann um Indianerporträts, Bilder von westlichen Soldaten oder auch einen Adler, der die Flaggen der U.S.A., Japans, Großbritanniens und des Deutschen Reiches in den Krallen hält[17]. Solcherlei Motive gelangten wohl entweder durch die Ausländer selbst nach Japan, oder aber durch japanische Tätowierkünstler, die von wohlhabenden Europäern und Amerikanern für entsprechendes Entgelt für einige Zeit mit nach Hause genommen wurden und bei ihrer Rückkehr westliche Tätowiermotive einführten. Fälle, in denen japanische Tätowierer bis zu dreijährige Auslandsaufenthalte von westlichen Mäzenen finanziert bekamen, sind aus den Jahren Meiji 19 (1886), Meiji 31 (1898) und Meiji 34 (1901) in verschiedenen japanischen Zeitungen jener Zeit dokumentiert[18]. Insofern ist es auch möglich, daß die Rückentätowierungen des bei Barnum & Bailey angestellten Schaustellerehepaares Frank und Emma de Burgh, die bei ihm eine Kreuzigungsszene und bei ihr das Abendmahl nach Leonardo da Vinci zeigen, tatsächlich vom Tätowierer Horicho gestochen wurde, wie das Ehepaar es zeitlebens behauptete[19].

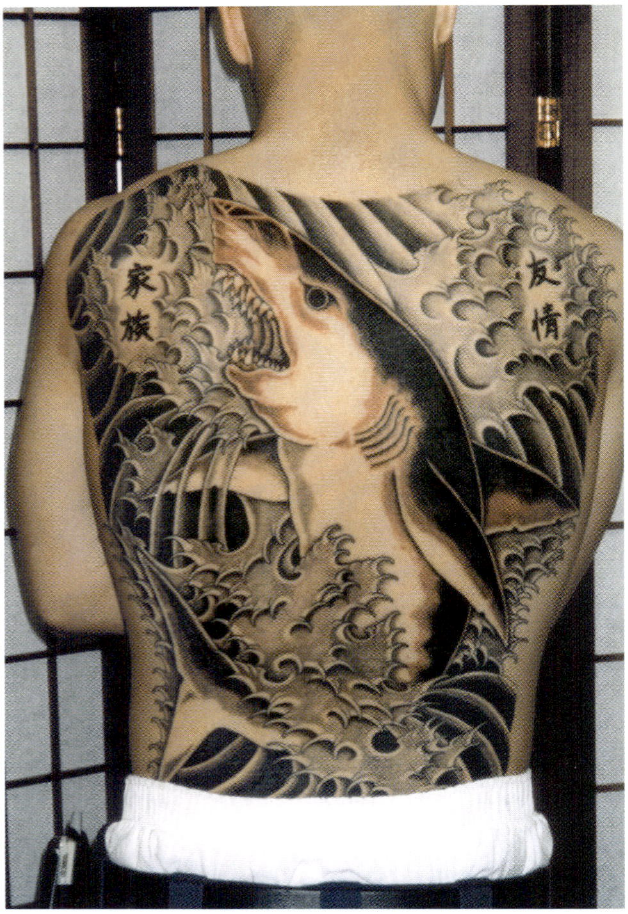

In geringem Maße sind auch heute noch innerhalb der japanischen Tätowierkunst Abweichungen vom traditionellen Bildgut möglich; so integrierte hier Horitaka (Schüler von Horiyoshi III) einen Hai, ein für traditionelle horimono eher ungebräuchliches Motiv, in eine Rückentätowierung
Foto und Tätowierung von Horitaka, San José, USA

Aber auch an den Japanern, die sich nach wie vor tätowieren ließen, ging der Kulturkontakt nicht spurlos vorbei; so findet sich beispielsweise auf einem Farbholzschnitt Toyokunis ein tätowierte Japaner mit klassischem *zenshinbori*, innerhalb dessen auf dem linken Arm des Tätowierten ein ausländischer Soldat in das tätowierte Bild integriert ist[20]. Es scheint also zur Meiji-Zeit auch in der japanischen Tätowierkunst noch – bis zu einem bestimmten Grad – eine Offenheit neuen und auch fremden Motiven gegenüber vorhanden gewesen zu sein, wobei allerdings solche für Japaner exotischen Motive anscheinend eher die Ausnahme darstellten und sich auch langfristig nicht behaupteten.

Die Photographie, die in der zweiten Hälfte des letzten Jahrhunderts entwickelt wurde, kann heute bedingt Eindrücke vermitteln, wie die Ganzkörpertätowierungen der Meiji-Zeit ausgesehen haben, denn Tätowierungen diesen Umfanges waren ein exotisches und damit auch beliebtes Motiv, weshalb zahlreiche Photographien von Japanern mit *horimono* existieren. Allerdings taugen sie – wie bereits unter 3. 5. erwähnt – nur eingeschränkt als verläßliches Quellenmaterial, da die schwarzweiß-Bilder in der Regel nachbearbeitet und koloriert wurden. Welche Ausmaße diese Art von nachträglicher Bildmanipulation annehmen kann, zeigen zwei unterschiedlich nachkolorierte Versionen des selben Bildes von Felice Beato, welches einen tätowierten japanischen Pferdeknecht zeigt und um 1867 aufgenommen wurde[21]: In beiden Versionen ist zwar das Rückenmotiv das gleiche, es stellt eine weibliche Figur im oberen Rückenbereich und eine weitere Person über der linken Hüfte dar, jedoch ist bereits bei diesem Motiv zu sehen, daß das in der bei Wroblewski abgedruckten Photographie die Bekleidung der beiden Figuren viel detaillierter abgebildet ist. Weiterhin stimmen Nebenmotive nicht miteinander überein: Bei Heye weist der Tätowierte auf der rechten Schulter deutlich ein Blumenmotiv auf, bei Wroblewski finden sich dort Wolkenornamente.

Am eklatantesten ist der Unterschied in der Ausdehnung der Tätowierung. Während bei Heye die Tätowierung offensichtlich nur bis zum Gesäß reicht, ist derselbe Japaner bei Wroblewski mit bis zu den Knöcheln reichenden Hautbildern dargestellt[22]. Es hat den Anschein, als ob die Kolorateure solcher Photographien zwar bis zu einem gewissen Grad um eine Wiedergabe der Originaltätowierung auf dem Bild bemüht waren, bei undeutlichen Stellen innerhalb der Tätowiermuster jedoch ihrer eigenen Kreativität freien Lauf ließen und nach eigenem Gutdünken Motive in die Bilder hineinmalten. Auch wurden bei der Koloration Farben zur Hervorhebung der Tätowierungen eingesetzt, die in den tatsächlichen Hautbildern nie zum Einsatz kamen. In einem weiteren Photo bei Wroblewski ist beispielsweise das *mikiri* eines Täto-

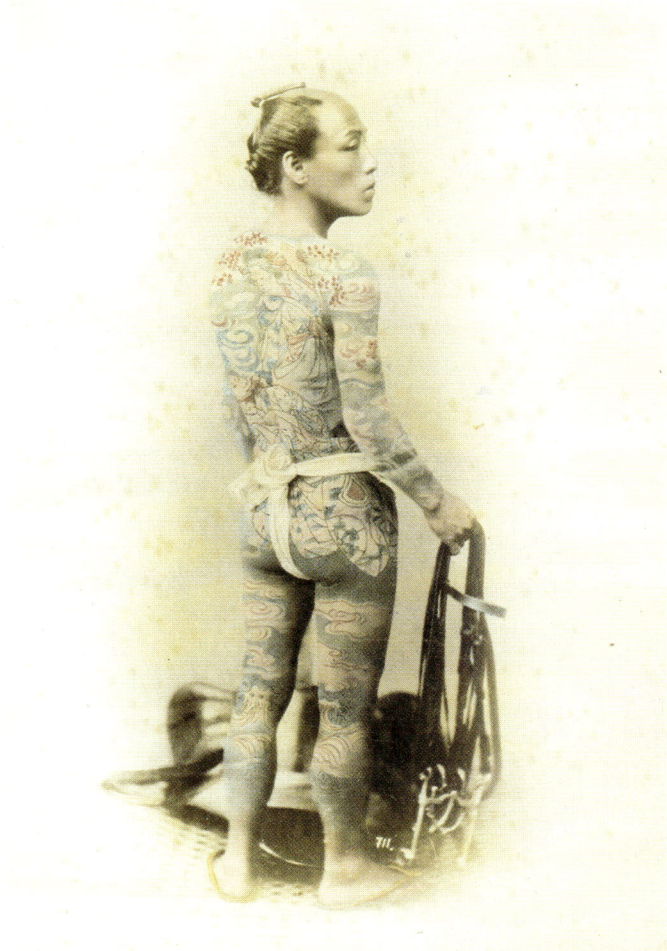

Nachträglich kolorierte Photographien von Tätowierten aus der Mitte des 19. Jahrhunderts sind sehr unverläßliche Quellen. Von diesem Foto von 1867 existiert eine zweite nachkolorierte Version, bei der die Tätowierung lediglich bis zum Gesäß reicht; auch die Tätowiermotive weichen bei den zwei unterschiedlich kolorierten Versionen leicht voneinander ab, weswegen man davon ausgehen muß, daß die ursprüngliche Tätowierung durch die Koloration verfälscht wurde.
Aus der Sammlung von Chris Wroblewski

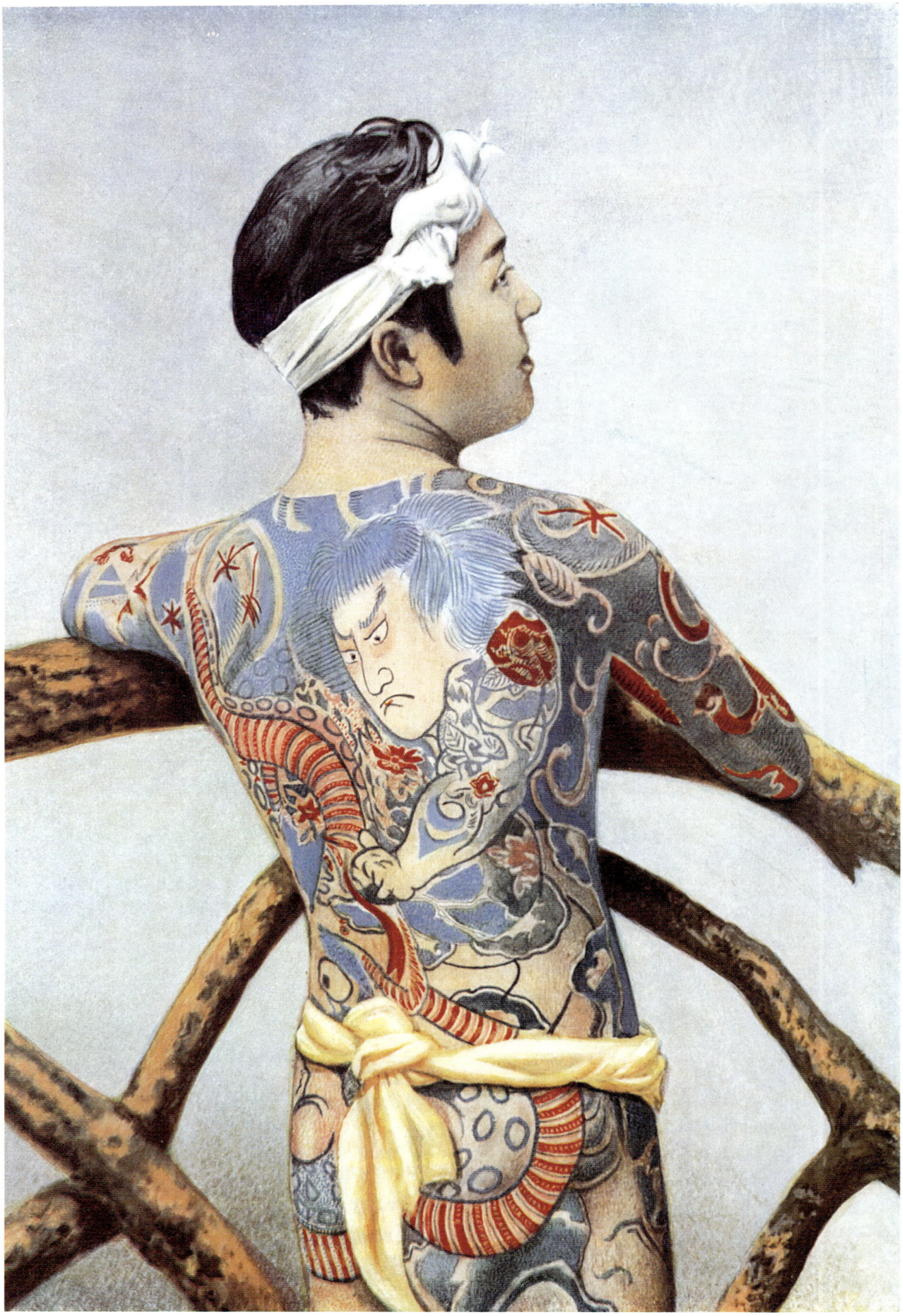

wierten in strahlendem Blau wiedergegeben(23), obgleich dieser dunkle Hintergrund nie in Farbe sondern stets in Schwarz und Grau tätowiert wird – abgesehen davon, daß es zu dieser Zeit noch keine blaue Tätowierfarbe gab.

Doch auch die positive Beurteilung der Tätowierkunst seitens der Fremden und deren Interesse daran bewirkten keine Aufhebung des Verbotes. Im Jahre Meiji 13 (1880) wurde es nochmals bestätigt, und Tätowierern wie auch deren Kunden wurde bei Verstoß eine eintägige Haftstrafe oder eine Geldbuße von bis zu einem yen in Aussicht gestellt. In Meiji 41 (1908) wurde die Strafe auf bis zu 30 Tage Haft oder bis zu 20 yen verschärft(24). Iizawa geht jedoch davon aus, daß solche Verbote – wohl auch im Wissen, daß sie kaum durchsetzbar waren – eher die Funktion von Ermahnungen hatten und vermutet, daß Erlasse dieser Art von Tätowierten umgangen wurden, indem diese beispielsweise behaupteten, ihre Tätowierung bereits vor dem Verbot erhalten zu haben(25). Andererseits stellten unachtsame Kunden wiederum ein Risiko für den Tätowierer dar. So wurde im Jahre 1924 (Taishô 12) dem Tätowierer Horiuno ein Kunde zum Verhängnis, der prahlerisch seine neue Tätowierung zur Schau gestellt hatte, worauf in einer darauffolgenden Razzia die gesamten Werkzeuge des ***horishi*** beschlagnahmt wurden(26).

Völlig unterbunden werden konnte das Tätowieren aber nie, und gerade um die Zeit nach dem großen Kantô-Erdbeben von 1923, welches große Teile Tôkyôs zerstörte, soll das Interesse an Tätowierungen wieder zugenommen haben(27).

Legal wurde die Arbeit der Tätowiermeister erst im Jahre Shôwa 23 (1948) nach der Niederlage Japans im zweiten Weltkrieg, als unter der amerikanischen Besatzung verschiedene repressive Gesetze und Verbote, zu denen auch das Tätowierverbot zählte, aufgehoben wurden(28). McCallum schreibt, daß mit dieser Legalisierung kein Boom ausgelöst wurde, da seiner Meinung zufolge nach dem Krieg nur noch wenige Tätowiermeister in Japan dieses Kunsthandwerk ausübten(29). Nakano Yoshihito/Sandaime Horiyoshi hingegen erklärte mir in einem Gespräch, daß die Anzahl der Kunden in der zweiten Hälfte der Shôwa-Zeit anstieg, bedingt durch Photo-Bildbände über die Tätowierkunst, die nach der Aufhebung des Verbots erschienen und die das Interesse an ***horimono*** wieder weckten.

Auch nach dem zweiten Weltkrieg bemühten sich japanische Tätowierer um Kontakte mit westlichen Tätowierern, um mit diesen in einen Erfahrungsaustausch zu treten. Ein Beispiel für solch eine west-östliche Symbiose ist die Kooperation zwischen dem 1973 verstorbenen amerikanischen Tätowierer Norman Keith Collins und dem

Abbildung Seite 82:

Ein besonders deutliches Beispiel für die Verfälschung von Tätowierungen auf alten Photographien durch nachträgliche Koloration: Tätowierungen in derart strahlenden Blau- und Rottönen waren mangels entsprechender Tätowierfarben zur Mitte des 19. Jahrhunderts noch gar nicht möglich. Hier hat offensichtlich der Kolorateur von künstlerischer Freiheit Gebrauch gemacht.
Aus der Sammlung von Chris Wroblewski

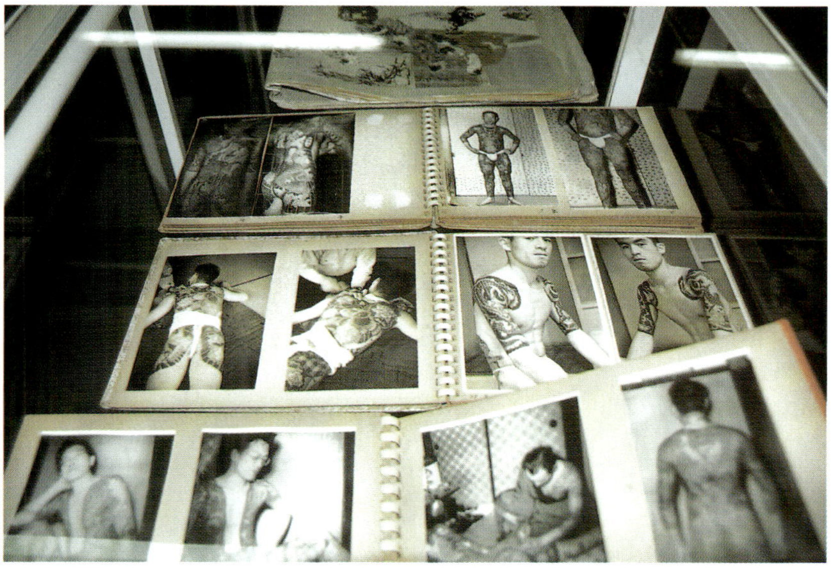

Fotos von Tätowierten, Mitte des 20. Jahrhunderts. Erst ab dem Jahr 1948 wurde das Tätowieren in Japan offiziell legal.
Tattoo-Museum Yokohama

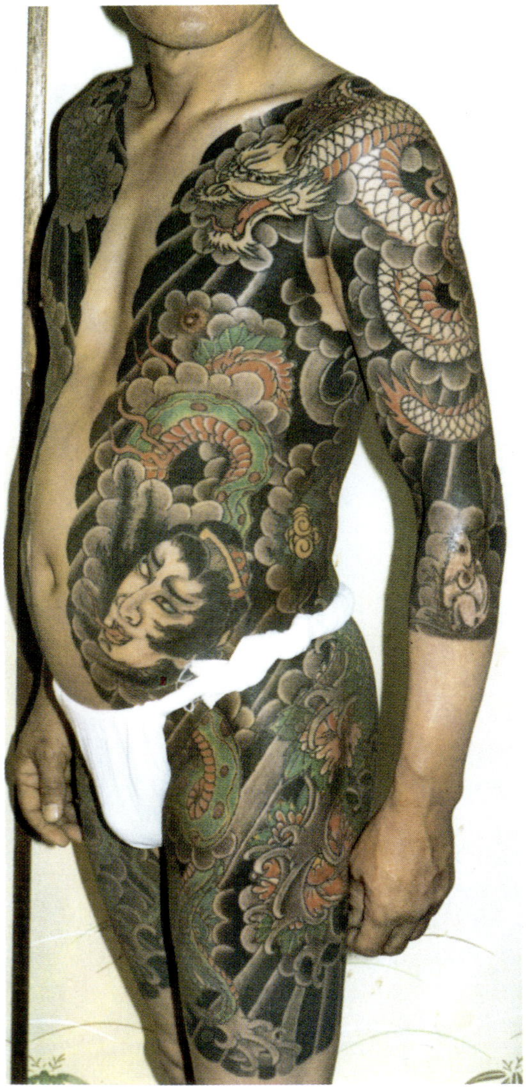

Die Tätowierungen Horihides beeinflußten maßgeblich den Stil des amerikanischen Tätowierers Jerry Collins, der japanische Stilelemente auch in das Tätowieren westlichen Stils integrierte.
Tätowierung und Foto: Horihide

heute noch lebenden Horihide/Oguri Kazuo aus Gifu. Collins alias Sailor Jerry Collins gilt heute als derjenige Tätowierer, der nicht nur japanische Designs als Einzelmotive tätowierte sondern erstmals den Bildaufbau japanischer *horimono* in die westliche Tätowierung übertrug. Er war amerikanischer Nationalist und hegte eine tiefe Abneigung gegenüber den Japanern, nicht zuletzt wegen ihres Angriffs auf Pearl Harbor, dennoch konnte er sich der Faszination des japanischen Hautschmucks nicht erwehren und bemühte sich auch, die Symbolik verschiedener Bildkomponenten zu ergründen. Besonders begeisterte ihn jedoch das Konzept des *mikiri*, und so schrieb er 1971 an einen Kollegen:

»Well, I feel like a little kid that just had his ass booted - Have been corresponding with a Nip tattooist from Gifu and some of the pics he sent me convince me of one thing - I've been concentrating too much on the principle and neglecting the background which is truly the real principal - there is dam little ›art‹ in some of the old Edo style of anatomy but the background is the real music that makes the symphony - any kind of old shit design will do if the background brings it to living color.«[30]

Der Einfluß der japanischen Motive und der Bildgestaltung der Ganzkörpertätowierung auf das Erscheinungsbild der heutigen westlichen Tätowierkultur kann m. E. gar nicht hoch genug eingeschätzt werden. Im Gegenzug profitierte aber auch die japanische Tätowierkunst von dem Austausch. Bereits in den 50er Jahren begann der erste japanische Tätowierer mit der elektrischen Tätowiermaschine zu arbeiten[31]. Auch Tätowierfarben aus Amerika und Europa, die inzwischen von den meisten japanischen Tätowierern benutzt werden, gelangten in dieser Zeit nach Japan[32]. Vereinfacht und beschleunigt wurde der Informationsaustausch, nicht nur zwischen westlichen und japanischen Hautkünstlern sondern unter Tätowierern weltweit, durch Tätowierer-Messen, sogenannte Tattoo-Conventions[33]. Die erste Convention wurde 1982 in San Francisco abgehalten, drei Jahre später fand ein solches Treffen, zu dem auch Sandaime Horiyoshi eingeladen wurde, in Rom statt[34].

Die traditionelle Tätowierkunst im heutigen Japan. Eine Bestandsaufnahme.

Richie schrieb in seinem Buch »The Japanese Tattoo« 1980 in Bezug auf die Legalisierung des Tätowierens in Japan nach dem zweiten Weltkrieg:

»The freedom, however, came too late. The art of tattooing is now becoming extinct, and what all the proscriptions put together could not achieve is now transpiring. The reason is that masters knowing the old techniques are now very few-possibly restricted to just several older men still working in Tokyo. They have no disciples, and so it seems that the art of the tattoo is doomed to extinction. (...)

The traditional Japanese tattooing techniques are also disappearing. Though there are some new, young tattooers, particularly in Osaka, they use electric needles, chemical inks, and their line and shading techniques owe more to Western comic strips than they do to the traditional Edo designs. When the few masters left in Tokyo die, the craft of irezumi will become extinct.«[1]

In dieses Lamento stimmt auch van Gulik ein, der 1982 in Bezug auf obiges Zitat von Richie feststellte:

»Indeed (...) yet a few elderly tattoo masters remain today who are conversant in the traditional style and technique of Japanese tattooing.«[2]

Und schließlich konstatierte Martischnig 1987 in seiner Arbeit, daß

»(...) irezumi als traditionelle(s) Kunst(handwerk) in Form der Ganzkörpertätowierung angesichts des Fehlens von entsprechendem Nachwuchs – außer in Ôsaka mit mehr kommerziellen Interessen – im Ursprungsland im Erlöschen begriffen ist (...).[3]

Auf welche Weise die Autoren zu ihren Ansichten gelangt sind, bleibt unklar. Ich komme jedoch nicht umhin, festzustellen, daß die allen drei Autoren gemeine Ansicht, die japanische Tätowierkunst sei im Aussterben begriffen, meinen eigenen Beobachtungen und Recherchen diametral entgegenläuft.

Im Jahre 1991 schätzte der Tätowierer Nakano Yoshihito/Sandaime Horiyoshi (Yokohama) auf meine Anfrage hin, die Anzahl der heute in Japan aktiven *horishi* auf circa 300, der Tätowierer Horitoshi (Ikebukuro, Tôkyô) teilte mir 1996 mit, in Tôkyô seien circa 20 im traditionellen Stil arbeitende Tätowierer tätig, und Horiyano, der in der Stadt Hirakata nahe Osaka tätig ist, erklärte mir 1994, daß außer ihm noch zwei weitere Tätowierer in derselben Stadt arbeiteten. Obgleich dies freilich keine demographisch gesicherten Angaben sind, kann man doch angesichts solcher Zahlen kaum davon sprechen, daß die japanische Tätowierkunst in ihrer Existenz bedroht sei, zumal bis auf eine Ausnahme (Horiyano) alle mir bekannten Tätowierer einen oder mehrere Lehrlinge ausbilden.[4]

Auch Einflüsse aus dem Westen in Form technischer Neuerungen wie der Gebrauch der elektrischen Tätowiermaschine oder der Erweiterung der Palette von Tätowierfarben, die Richie als Symptome des Niedergangs bewertet, stellen m. E. keinen Bruch in einer jahrzehnte- oder gar jahrhundertealten Tradition dar, sondern scheinen mir lediglich die

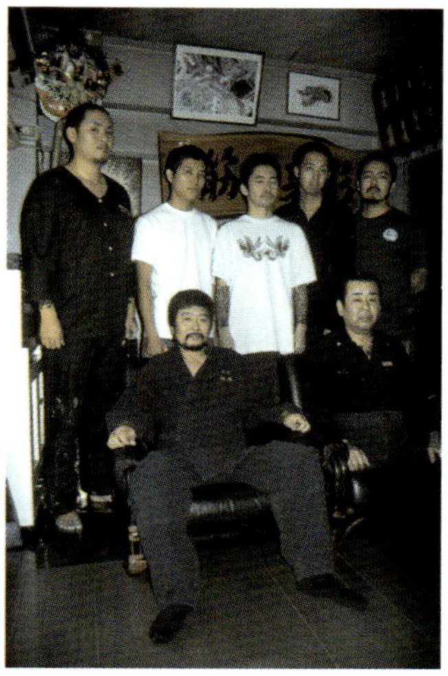

Horitoshi I im Kreise seiner Schüler. Der Tätowiermeister aus Ikebukuro bildet mehrere Lehrlinge aus, die im selben Gebäude wie ihr Lehrherr tätig sind. An der Außenreklame wird deutlich: Horitoshi I wendet sich eher an traditionelle Kundschaft, (oberes Schild, in japanischer Schrift) während das Studio »Tattoo Soul« seiner Lehrlinge auf jüngere Kundschaft ausgerichtet ist.
Fotos vom Autor

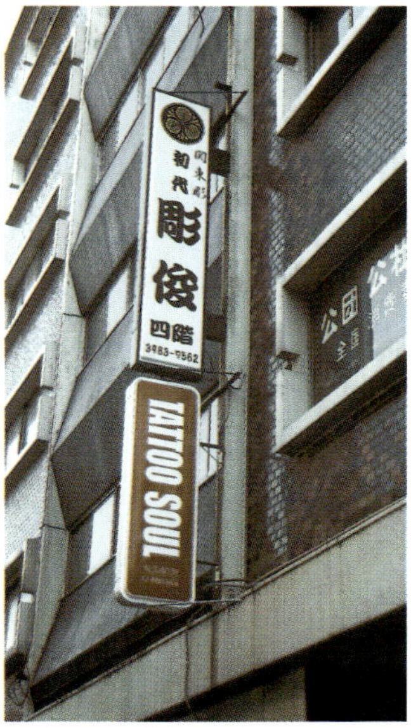

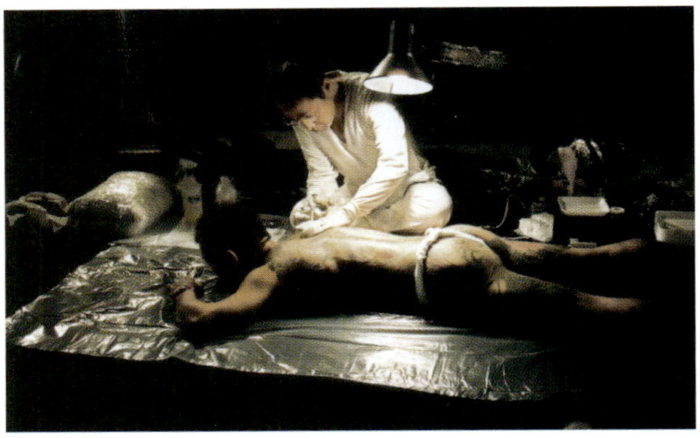

Asakusa no Horiyasu arbeitet ausschließlich mit der elektrischen Tätowiermaschine. Auch die Farbpalette japanischer Tätowierer hat sich aufgrund westlichen Einflusses in den letzten Jahrzehnten erweitert (Bild unten).
Fotos von Horiyasu

zeitgemäße Fortführung der Entwicklung der japanischen Tätowierkunst zu sein, die, wie unter 4. 1. gezeigt, auch in der Meiji-Zeit schon in der Lage war, »fremde« Elemente aufzunehmen, sei es daß japanische *horishi* dazu bereit waren, Ausländer auf Wunsch mit Bildern zu tätowieren, die nicht dem Repertoire entstammten, aus dem sie üblicherweise Vorlagen zur Dekoration ihrer Landsleute bezogen, oder daß sie sogar ausländische Motive in *zenshinbori* integrierten. Ein indirekter westlicher Einfluß auf die japanische Tätowierkunst läßt sich sogar noch weiter zurückverfolgen, nämlich bis zu den Farbholzschnitten Utagawa Kuniyoshis aus seiner Serie *tsûzoku suikoden gôketsu hyakuhachnin no hitori*. Klompmakers schreibt dazu:

»The influence of Western art is furthermore evinced in several prints in which ground shadows and western-style clouds appear in the background. Another aspect of Kuniyoshi's design which probably developed as a result of his acquaintance with Western art is the use of symetrical composition.«[5]

Hier trifft man also auf »fremde« Einflüsse in den Fundamenten der traditionellen japanischen Tätowierkunst und in genau den Vorlagen, die in Japan auch heute noch zu den beliebtesten Tätowiermotiven zählen. Besonders die von Klompmakers beschriebenen Wolken westlichen Stils findet man heute im *mikiri* nahezu jeder großflächigen japanischen Tätowierung. Insofern ist es müßig, das Bild einer originär urjapanischen Tätowierkunst zu konstruieren, welche, kaum daß sie dem westlichen Einfluß ausgesetzt wurde, dem Verfall preisgegeben war, und es ist wohl unter oben beschriebenen Gesichtspunkten auch kaum nachvollziehbar, warum eine bloße Modernisierung der Tätowiertechnik auf einen Niedergang dieses Kunsthandwerks hinweisen sollte. Es scheint mir, als täten sich westliche Beobachter mit solchen Entwicklungen schwerer als die japanischen *horishi* selbst, denen Tätowiermaschinen und neue Farben einfach ganz pragmatisch detailgetreuere und ansprechender kolorierte Umsetzungen der Farbholzschnitte der *ukiyo e*-Meister erlauben.

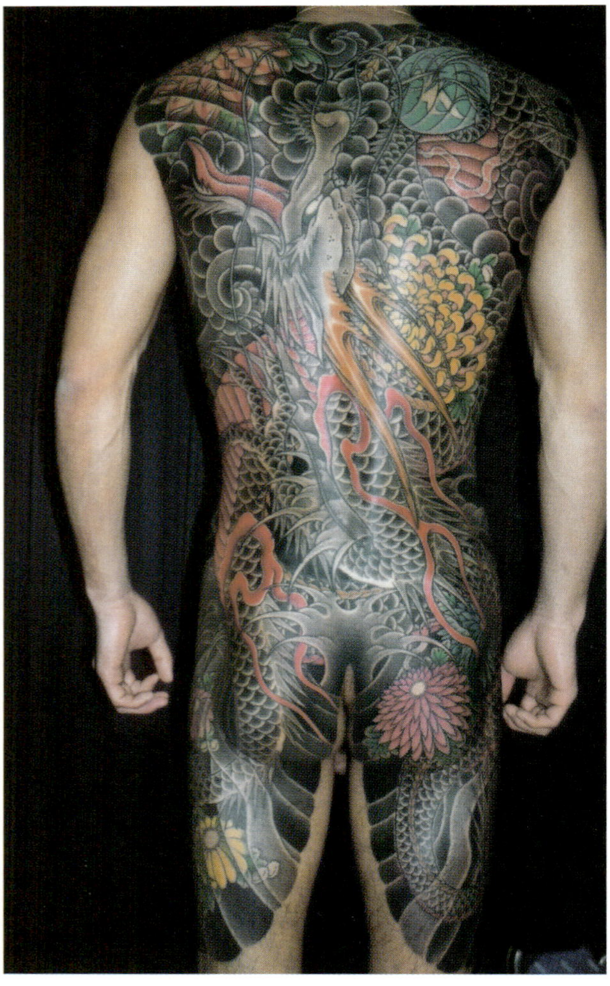

Der beständige Wandel in der japanischen Tätowierkunst wird heute vorangetrieben von mehreren Motoren, wovon einer – der Kontakt und Informationsaustausch japanischer Tätowierer mit westlichen Kollegen – bereits unter 4. 1. beschrieben wurde. Weiteren Antrieb erfährt dieser Wandel durch den Tätowierungs-Boom, der Anfang der 90er Jahre in den U.S.A. und Europa ausbrach[6] und in den letzten Jahren als Modeerscheinung auch Japan erreichte[7], und schließlich blieben auch strukturelle Veränderungen innerhalb der *yakuza*-Organisationen, die bislang den Hauptkundenkreis der Tätowierer darstellten[8], nicht ohne Auswirkungen auf die Arbeit der *horishi*.

Diese Entwicklungen innerhalb der *yakuza*-Organisationen nach dem zweiten Weltkrieg werden bei Herbert[9] in drei Phasen beschrieben. Während die *yakuza* der ersten Phase von 1945 bis 1960 noch stark an die Tradition und Organisationsformen der *tekiya* und *bakuto* gebunden waren und ihr Einkommen hauptsächlich aus Glücksspiel, Prostitution und Erpressung bestritten, wurden die Einkommensquellen in der zweiten Phase von 1960 - 1985 ausgeweitet auf Bereiche wie Versicherungsbetrug, Schuldeneintreiben und Geldverleih, desweiteren faßten die großen Syndikate, die damit begannen, kleinere *yakuza*-Clans in die eigene Organisation zu integrieren, auch zunehmend Fuß in legalen Bereichen wie in der Vergnügungsindustrie oder dem Baugewerbe. Die letzte Phase, ab 1985, bezeichnet Herbert als die Zeit der »Verbrecheraktiengesellschaft«, in welcher *yakuza*-Unternehmen Manager, Geschäftsführer, Finanz- und Rechtsberater beschäftigen, die selbst keine *yakuza* sind. Profitmaximierung ersetzt als oberstes Prinzip traditionelle Werte. Herbert schreibt dazu:

»Die alte Yakuza-Herrlichkeit und Ideologie verliert an Verbindlichkeit. Elemente der Yakuza-Lebenswelt wie oyabun-kobun-(Boss-Untergebener; Anm. des Autors)Verhältnis, Rituale und Sanktionen, Emphase auf konservative Werte, Habitus und Selbststilisierung durch Sprache, Kleidungsstil oder Tätowierungen, harte Schulung, Initiationsriten und Symbolik – allesamt Elemente, die bislang auch in westlichen Publikationen vornehmlich ins (anthropologische) Visier genommen und monoman fixiert wurden, sind in ihrer rigiden Gestalt nicht mehr gültig.«[10]

Desweiteren sei den Syndikaten daran gelegen,

»ihre ›Visibilität‹ zu verringern und in der legalen Wirtschaft salonfähig zu werden."[11]

Im Zuge dieser Entwicklung werden entsprechend Attribute, mit denen sich *yakuza* bislang nach außen hin kenntlich machten, zunehmend gescheut. Zu diesen Attributen gehören neben abgeschnittenen Fingergliedern, die dem Boß als Buße für Verfehlungen zu überreichen sind[12], auch Tätowierungen. Die 1992 in Kraft getretenen Sondergesetze zur Mafiabekämpfung (bôryokudan taisakuhô) werden zwar von den *yakuza* selbst als wirkungslos in Bezug auf die effektive Beschränkung ihrer Aktivitäten eingeschätzt[13], sie scheinen jedoch die von den Syn-

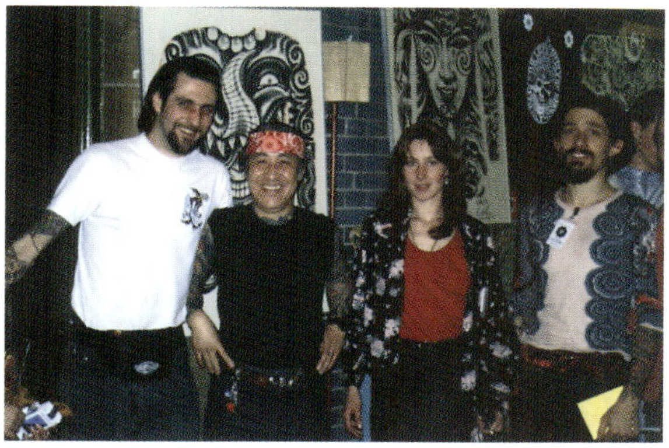

Auf der Tattoo-Convention Amsterdam (1995) traf Horiyoshi III unter anderem die Tätowierer Luke Atkinson, Morbella und Filip Leu

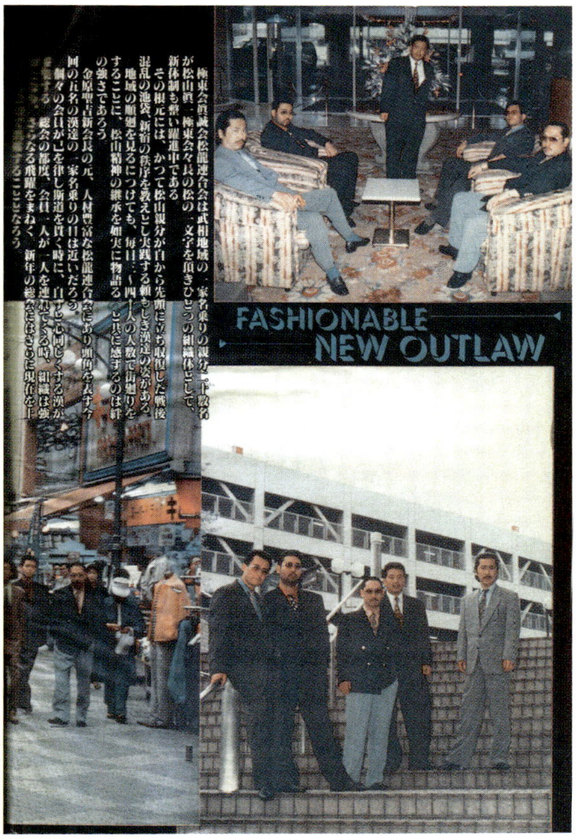

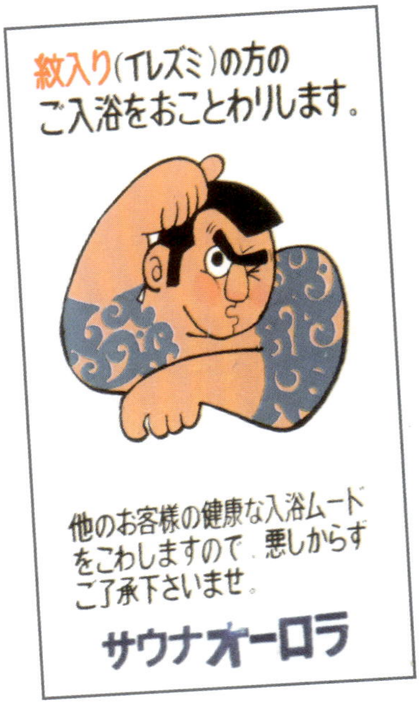

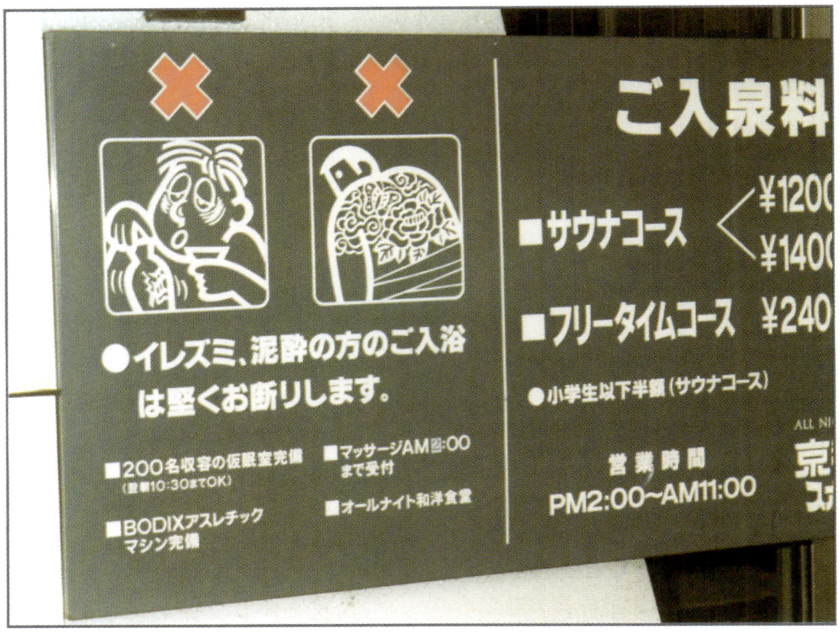

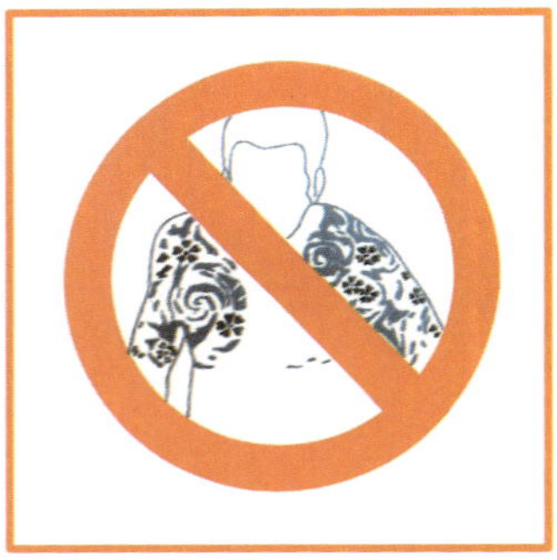

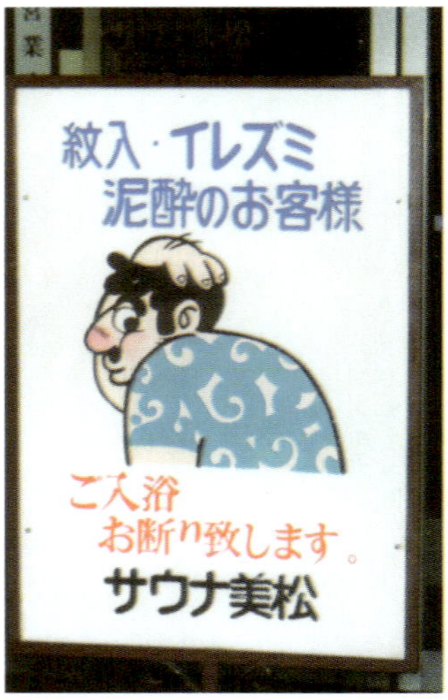

»Wir müssen leider draußen bleiben!«: Verbotsschilder, die Tätowierten den Zutritt verwehren, findet man in Japan vor nahezu jeder Sauna
Fotos vom Autor

dikaten selbst in Gang gesetzten Bemühungen um Assimilation ins Wirtschaftsleben zusätzlich voranzutreiben.

Für Tätowierer ist diese Entwicklung deutlich spürbar, und auch wenn es immer noch relativ viele *yakuza* gibt, die eine Ganzkörpertätowierung wünschen, ist doch ein starker Rückgang des traditionellen Klientels zu verzeichnen. Die japanische Tätowierkunst verdankt ihre Ablehnung in der Gesellschaft heutzutage nach wie vor der Assoziation derselben zur *yakuza*. Die Diskriminierung Tätowierter geht soweit, daß vor Bädern und Saunen oftmals Schilder angebracht sind, die solcherart Hautdekorierten, die grundsätzlich mit Gangstern gleichgesetzt werden, den Zutritt verwehren(14).

Bei Nidaime Horitsune ging der Prozentsatz der einschlägigen Kundschaft in den letzten acht Jahren von 90% auf ca. 50% zurück(15), auch Horiyano gab 1994 an, daß nur noch die Hälfte seiner Kunden *yakuza* seien, die traditionelle japanische Tätowierungen wünschten. Horiyano wie auch Nidaime Horitsune(16) geben übereinstimmend an, daß heute ein großer Teil ihrer Kundschaft aus westlich orientierten Jugendlichen wie Rock-Musikern, Surfern, Snowboardern oder Motorradrockern besteht.

Bei diesen jungen Leuten, die sich stark an westlichen Modetrends orientieren, wurde zu Beginn der 90er Jahre, so meine Einschätzung, durch Informationen über den Tattoo-Boom in Europa und Amerika eine Nachfrage nach Tätowierungen ausgelöst, wie sie verschiedene westliche Rock-, Pop- und Filmstars tragen. Als Übermittler dieses neuen Trends dürften beispielsweise Musikvideos des Jugend- und Musiksenders MTV fungiert haben. Allerdings gab es in den frühen 90ern in Japan noch kaum Tätowierer, die den westlichen Stil bedienten, so daß die Nachfrage an Tätowierungen dieser Art in Japan kaum befriedigt werden konnte(17). Als Resultat dieses Engpaßes suchten junge Leute mitunter traditonell arbeitende *horishi* auf, die sie dann um Anfertigung westlicher Tattoos ersuchten. Inwieweit die Tätowiermeister diesen Wünschen nachkommen, ist individuell verschieden. Horiyano, den ich besuchte(18), als er einem Studenten mittels traditioneller Handwerkzeuge ein Ornament aus einem Buch über aztekische Kunst im Stile eines Armbandes um den Oberarm tätowierte, bestreitet sein Einkommen inzwischen zu 50% durch die »neue« Kundschaft und hat für dieses Klientel aus Amerika importierte Tattoo-Vorlagen oder auch Walt-Disney-Comics wie Micky Maus, die ebenfalls als potentielle Tätowiermotive dienen, an seinem Arbeitsplatz[19] zur Ansicht ausliegen.

Horitoshi gab 1996 an, er würde zwar auf Wunsch auch »one point tattoos«[20] anfertigen, diese aber nicht photographisch festhalten[21]. Sandaime Horiyoshi lehnt für sich selbst das Tätowieren westlicher Motive strikt ab. Kunden mit solchen Motivwünschen werden an die Schüler eines direkten Lehrlings Horiyoshis weiterverwiesen, die, nach dessen Meinung, Tätowierungen westlichen Stils als Übung betreiben sollen, um später die (seiner Meinung nach) anspruchsvolleren japanischen *horimono* anfertigen zu können. Die Tatsache, daß aber Sandaime Horiyoshi trotz seines Beharrens auf der traditionell japanischen Tätowierkunst in seiner »Familie«[22] von Tätowierern inzwischen auch solche beschäftigen, die im westlichen Stil tätowieren (und auch selbst Tätowierungen dieser Art tragen), verdeutlicht, daß »one point tattoos« zunehmend als Einkommensquelle bedeutsam werden[23].

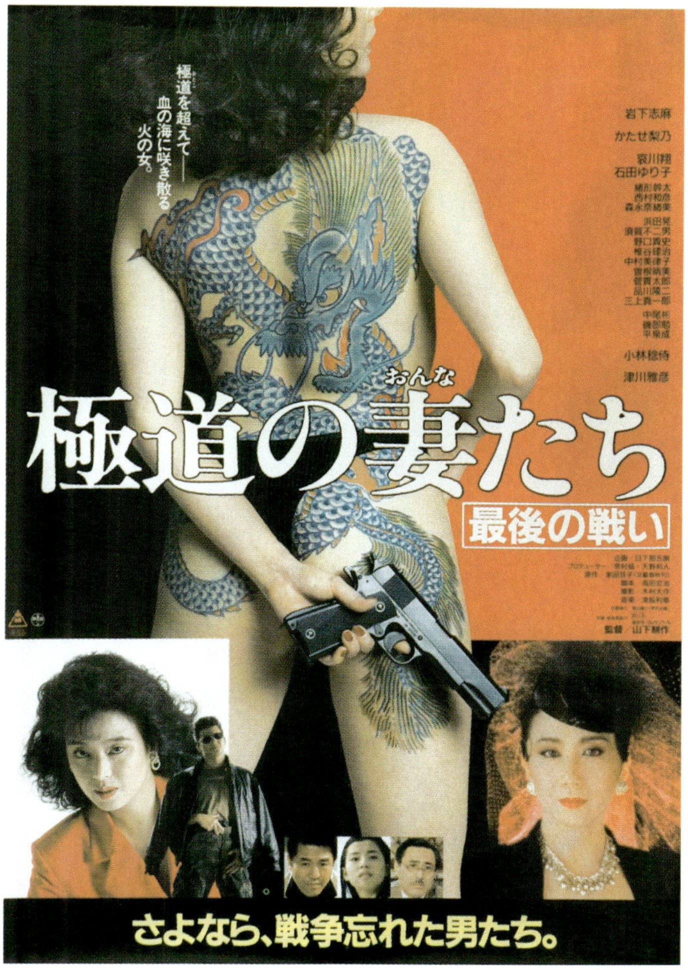

In Produktionen wie »gokudô no onnatachi (Die Frauen der Mafia)« greifen Filmemacher gern auf das – zutreffende – Klischee von tätowierten Mafiosi zurück.
Filmplakat aus der Sammlung des Autors

Der Trend des Rückgangs traditionell orientierter Kundschaft japanischer *horishi* sowie die zunehmende Verbreitung der »one point tattoos« scheinen auf den ersten Blick Richie, Gulik und Martischnig in ihrer Befürchtung zu bestätigen, es ginge bergab mit der Kunst der *horimono* (wenn auch die Ursachen für diese Entwicklungen – die Sondergesetze zur Mafiabekämpfung und der Einfluß westlicher Mode-Tätowierungen – erst einige Jahre nach den Prophezeiungen obengenannter Autoren auftauchten).

Doch ist m. E. die Lebendigkeit eines Kunsthandwerks nicht nur nach quantitativen Gesichtspunkten zu beurteilen, zumal der Rückgang der Kunden mit Wunsch nach *zenshinbori* m. E. keineswegs so dramatisch zu sein scheint, daß ein Aussterben dieser Form des Hautschmucks zu erwarten wäre. Und wie bereits gezeigt, stellte auch in der Meiji-Zeit die Aufnahme »nicht-japanischer« Motive in das Schaffen der *horishi* keine existentielle Bedrohung für dieses Kunsthandwerk dar, zumal damals wie heute die Kundenkreise für die unterschiedlichen Arten von Tätowierungen deutlich voneinander getrennt sind, weswegen eine Verdrängung der *horimono* durch »one point tattoos« nicht zu befürchten ist.

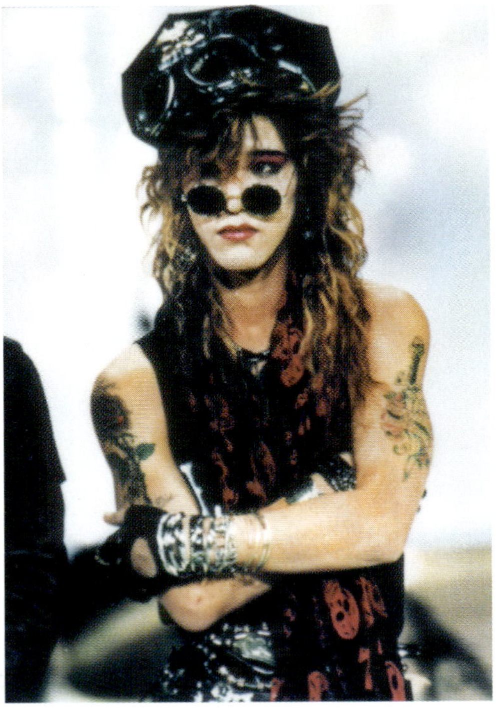

Während ein großer Teil der heute aktiven Tätowiermeister ihre Tätowiervorlagen aus den tradierten Farbholzschnitten Hokusais, Kuniyoshis, Yoshitoshis und anderer Größen dieser Kunstgattung beziehen, nahm der Tätowierer Sandaime Horiyoshi/Nakano Yoshihito erst unlängst ein Projekt in Angriff, welches eine Erweiterung des Repertoires an Mustern für die japanische Tätowierkunst zum Ziel hat. Das Buch, das 1998 aus diesen Bemühungen heraus fertiggestellt wurde, trägt den Titel *hyakkizu* (Hundert Dämonenbilder)(24), und ist angelehnt an Katsushika Hokusais *ukiyo e*-Serie *hyaku monogatari* (Einhundert (Gespenster)-geschichten)(25), die vielen Tätowierern als Quelle für Tätowiervorlagen dient. So wie auch Hokusai in seiner Serie eine große Zahl von Teufeln, Monstren und Geistergestalten darstellte, bietet Nakano Yoshihito dem Betrachter eine Fülle von Dämonen aus japanischen Mythen, Legenden oder buddhistischen und taoistischen Überlieferungen als prêt à porter-Tätowiervorlagen an. Obwohl Hokusai und Nakano die Inspiration zu ihren Bildern zum großen Teil aus den selben Überlieferungen beziehen, ist die Absicht Nakanos, heute »neue« Motive in die traditionelle Tätowierkunst zu integrieren, nahezu revolutionär. Auch das *mikiri*, das Nakano in seinen Motiven vorschlägt, weicht deutlich von der traditionellen Art der Hintergrundgestaltung ab: Es ist nicht mehr schwarz und intensiv sondern eher leicht, schwungvoll und in hellen Grautönen gehal-

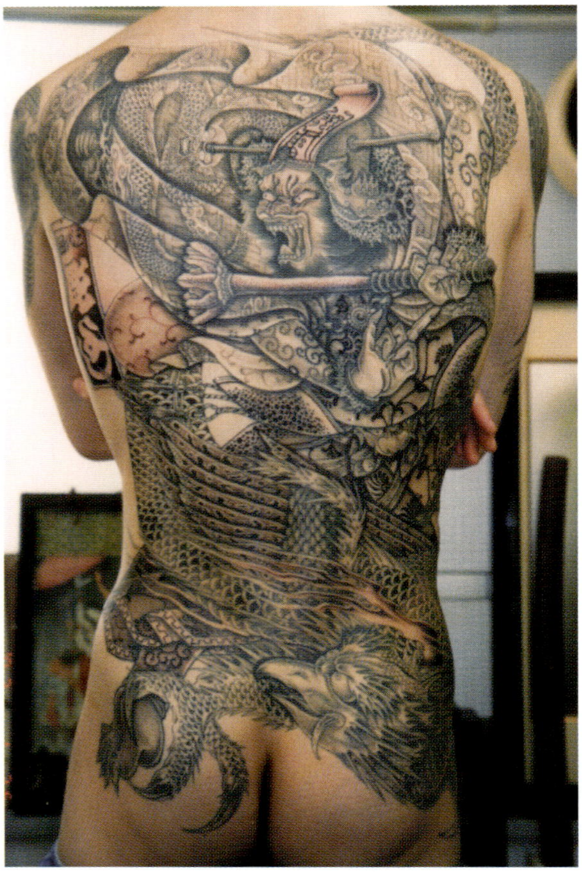

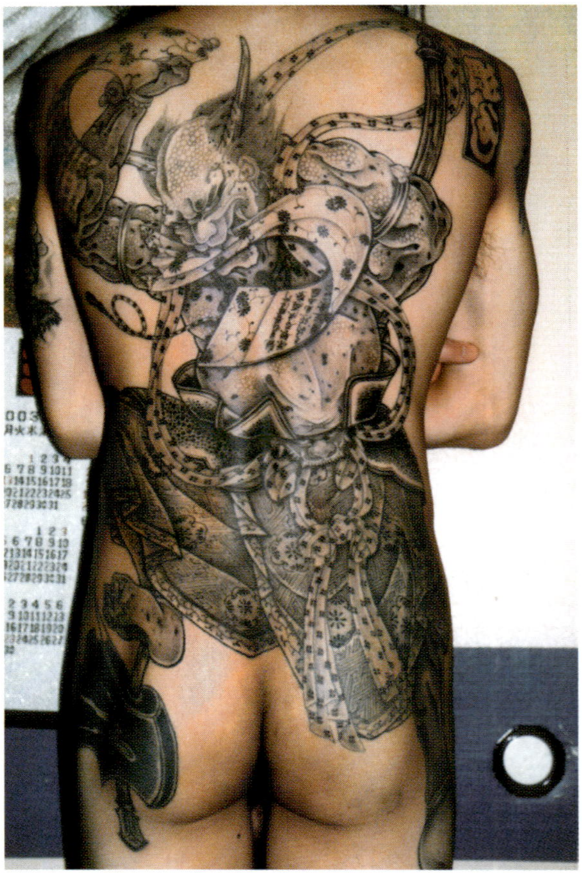

ten. In die lockeren Nebel- und Wolkenstrukturen, die hier als *mikiri* dienen, sind teilweise schemenhaft Teufel- und Dämonenfratzen integriert(26), eine Art von Motivgestaltung, wie sie bei Rockertätowierungen in Europa und Amerika Ende der 80er/Anfang der 90er Jahre sehr populär war. Die Schattierungen in den Zeichnungen entsprechen unübersehbar westlicher Tätowiertechnik. Nakano selbst bezeichnet diese Neuerungen als Traditionsbruch, den er aber für notwendig erachtet, um, wie er meint, neue Türen zu öffnen(27).

Natürlich darf hier nicht vergessen werden, daß ***hyakkizu*** das Werk lediglich eines von hunderten heute in Japan aktiver Tätowiermeister ist, welcher darüberhinaus überdurchschnittlich regen Kontakt mit westlichen Tätowierern pflegt und dessen Ansichten nicht notwendigerweise als repräsentativ für seinen Berufsstand gelten müßen. Dennoch sollte man das diesem Bildband innewohnende Potential zur Belebung der Tätowierkunst nicht zu gering einschätzen. Bei meinem letzten Japanbesuch im September 1998 lag ***hyakkizu*** in sämtlichen von mir aufgesuchten großen Buchhandlungen in Tôkyô wie Kinokuniya, Yaesu Bookstore oder Maruzen aus, was eine rasche Verbreitung der neuen Motive und Konzepte begünstigt. Die Meinungen zu diesem Werk gehen unter den ***horishi*** auseinander: So bezeichnete Horitoshi auf meine Frage nach seiner Meinung zu ***hyakkizu*** die Einführung neuer Motive als unnötig, während Horitomo (als Schüler Sandaime Horiyoshis) die neuen Vorlagen seines Lehrmeisters bereits als Tätowierungen umsetzt. Ich möchte behaupten, daß jedoch selbst bei den Tätowierern, die nicht Sandaime Horiyoshis Ideen folgen, der Vorlagenband nicht ohne Einfluß bleibt. Daß ein Großteil der in Japan aktiven Tätowierer Kenntnis von dieser Publikation hat, halte ich für sicher, und auch wenn verschiedene ***horishi*** die neuen Konzepte des Tätowierers aus Yokohama verwerfen und auf den tradierten Motiven und Hintergrundgestaltungen beharren (was m. E. nach in diesem eher konservativen Milieu die Mehrheit sein wird), so findet doch trotz der Ablehnung eine Auseinandersetzung mit diesen neuen Ideen statt, die im Falle der konservativen Tätowierer zu einer bewußten Entscheidung für und möglicher-

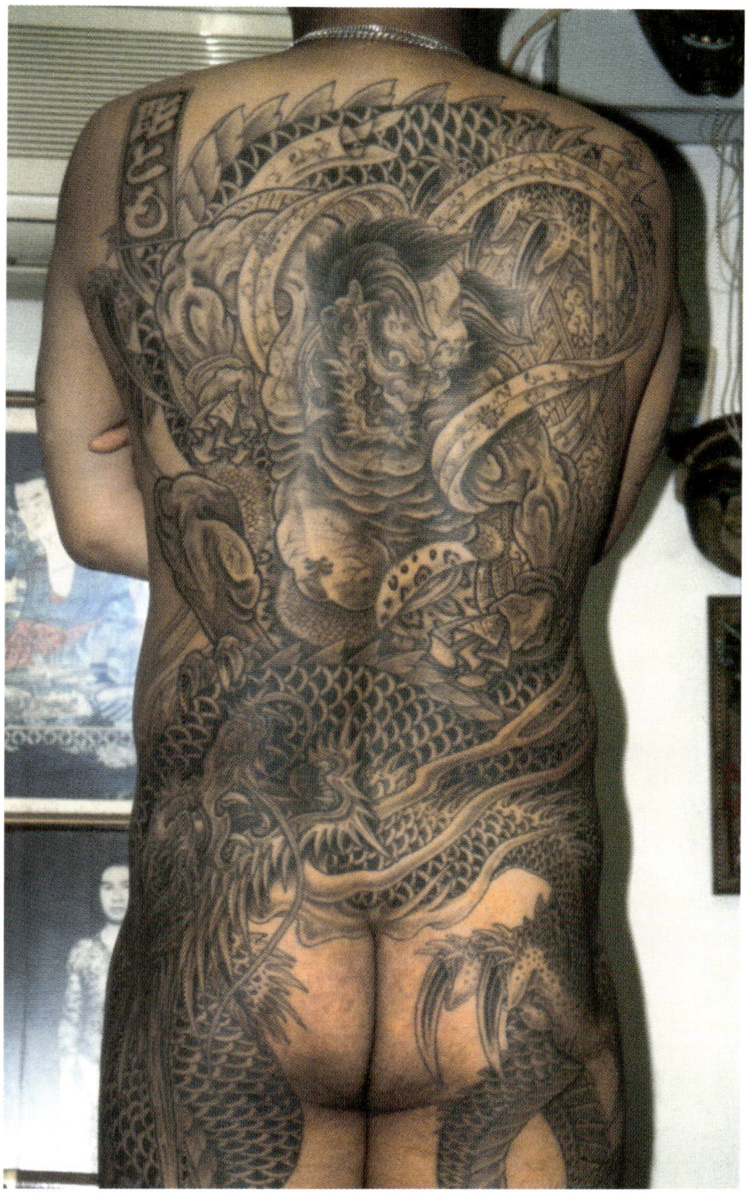

Abbildung Seite 53 unten:

Zwei Tätowierungen von Horiyoshi III nach Motiven aus dem Buch »hyakkizu – Hundred Demons of Horiyoshi III«.
Die Tätowierung links zeigt Rai-Tei, den obersten taoistischen Donnergott, links ein Bild von Tenma-Hajun, dem König der Teufel.
Diese Seite: Eine Tätowierung von Horiyoshis Schüler Horitomo mit dem Windgott Fujin als Motiv, ebenfalls inspiriert von »hyakkizu«

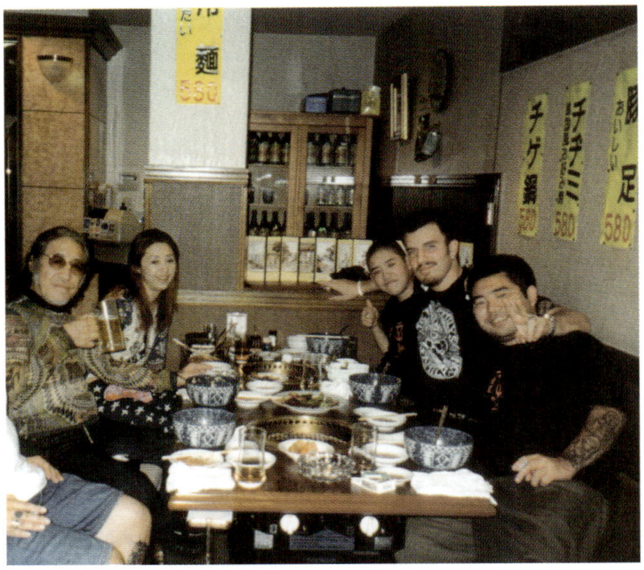

Horiyoshi III (links) mit seiner Familie und zwei seiner ausländischen Lehrlinge, Horitaka aus San José (rechts) und Alex Reinke a.k.a. Horikitsune aus Plettenberg (2. v. rechts): Mit diesen beiden Tätowierern wird die traditionelle japanische Tätowierkunst auch nach Übersee »exportiert«.

weise intensiveren Beschäftigung mit traditionellen Motiven führen könnte. In dieser Weise könnte ***hyakkizu*** eine Art Selbstreflexion unter japanischen Tätowierern bewirken, die bislang in Ermangelung jeglicher Alternative in ihrer Arbeit auf die ständige Reproduktion derselben Motive beschränkt waren. Denkbar wäre auch, daß andere ***horishi*** den Bildband als Anregung verstehen, sich selbst durch japanische Legenden und Überlieferungen zu neuen Motiven inspirieren zu lassen.

Solche Überlegungen sind jedoch ebenso spekulativ wie subjektiv, für eine Einschätzung der Auswirkungen des Buches (dessen Fortsetzungsband bereits in Arbeit ist) ist es noch zu früh.

Auch kann unter all den hier beschriebenen Einflüssen und Entwicklungen kaum ein verläßlicher Ausblick auf das Fortbestehen oder die weitere Entwicklung dieses Kunsthandwerks getroffen werden. Sollte sich der Trend unter *yakuza* zum Verzicht auf Tätowierungen verstärken und die Tätowier-Mode unter westlich orientierten Jugendlichen nachlassen, so hätte diese schrumpfende Nachfrage wohl gewiß einen Rückgang von Tätowierern zur Folge. Andererseits wäre es aber auch theoretisch denkbar, daß über den Tattoo-Trend aus dem Westen bei jungen Japanern ein Interesse an der eigenen Tätowierkultur geweckt wird – ein Beispiel dafür wäre der junge Tätowierer Horitomo – wodurch eine neue Kundengruppe für ***horishi*** erwachsen würde.

In jedem Fall halte ich persönlich einen völligen Niedergang der japanischen Tätowierkunst innerhalb der nächsten Jahrzehnte für äußerst unwahrscheinlich, vielmehr scheint mir diese nun bald zweihundertjährige Kunst momentan in einer Phase der Neuorientierung begriffen zu sein, die zu verfolgen eine lohnende Aufgabe für zukünftige japanologische Studien sein sollte.

Die westliche Adaption: Künstlerporträts

Einzelne japanische Tattoo-Motive gehören schon lange zum Repertoire europäischer Tätowierkünstler. Bilder von Drachen, Karpfen, japanischen Kriegern oder auch Kirschblüten zählen auch bei uns zu den Klassikern unter den Tattoo-Vorlagen. Aber im selben Maße wie Informationen über Bedeutung und Hintergründe der japanischen Tätowierkunst immer besser zugänglich werden und tiefere Einblicke in dieses gut zweihundert Jahre alte Kunsthandwerk erlauben, nimmt auch die Zahl der Tattoo-Interessierten zu, die nicht nur an Einzelmotiven japanischen Ursprungs, sondern an großflächigen Tätowierungen mit japanischem Gesamtkonzept interessiert sind. Doch während die allermeisten Tattoo-Studios in Deutschland und Europa in der Lage sind, ihren Kunden Einzelbilder von Drachen oder Samurai aus dem Vorlagenkatalog anzubieten, gibt es nur relativ wenige Tätowierkünstler außerhalb Japans, die konzeptionell stimmige Tätowierungen entwerfen können, die auch einem japanischen Anspruch an ein »*horimono*« gerecht werden können. Um nun denjenigen, die sich für eine Tätowierung japanischen Stils interessieren, von einer Reise nach Japan aus finanziellen und zeitlichen Gründen jedoch Abstand nehmen müssen, Informationen über Tätowierer außerhalb Japans an die Hand zu geben, die sich auf den japanischen Tätowierstil spezialisiert haben, habe ich das vorliegende Buch noch um einen Abschnitt erweitert, in dem ich einige der herausragenden Experten dieses Stils aus Deutschland und dem benachbarten Ausland (mit Ausnahme des amerikanischen Tätowierers Jack Mosher) vorstellen möchte. Jeder der in diesem Kapitel vorgestellten Tätowierer hat sich in besonderem Maße mit der Ikonographie, Geschichte und Bedeutung der japanischen Tätowierkunst auseinandergesetzt, einige dieser Tattoo-Künstler sind selbst mehrfach nach Japan gereist, um dort aus erster Hand von den japanischen Vertretern dieses alten Kunsthandwerks zu lernen. Zwei dieser Japan-Spezialisten, Alex Reinke und Jack Mosher, sind sogar imstande, *horimono* nach der traditionellen japanischen Technik von Hand zu stechen.

Die Auflistung erhebt keinen Anspruch auf Vollständigkeit.

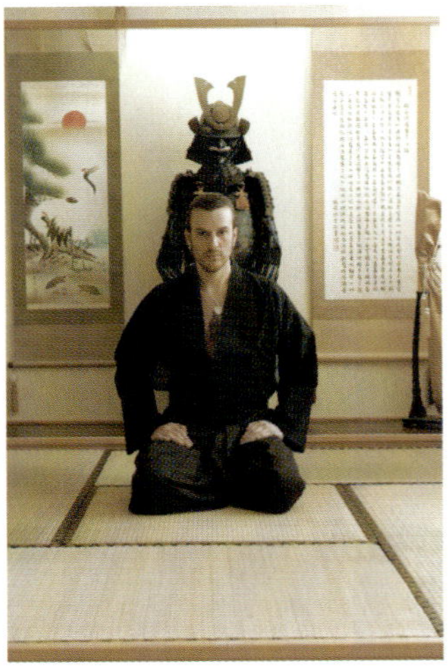

ALEX REINKE
HOLY FOX TATTOO

Grafweg 7
Im Ärztehaus, 4. Stock
58840 Plettenberg
Deutschland
Tel.: +49 (0)171 471 74 87
holy-fox-tattoos@t-online.de
www.holyfoxtattoos.com

Alex Reinke / Horikitsune

Unter den europäischen Spezialisten für japanische Tätowierkunst nimmt Alex Reinke eine Sonderstellung ein. Er ist der einzige nicht-japanische Schüler des japanischen Tätowiermeisters Horiyoshi III und steht somit in direkter Linie einer japanischen Tätowierer-Tradition. Was ihn neben der technischen Seite des Tätowierens für diese herausgehobene Stellung prädestiniert, ist Alex' intuitives Verständnis für japanische Normen und Werte, ohne deren Einhaltung eine Lehre bei einem traditionell arbeitenden japanischen Tätowierer nicht möglich ist. Respekt gegenüber seinem Lehrmeister, die Akzeptanz von Hierarchien und vor allem diszipliniertes Lernen und Arbeiten sind Dinge, die Alex' Wesen sehr entgegenkommen. So war es Alex möglich, von Horiyoshi III nicht nur die ohnehin großzügige Unterstützung zu erfahren, die der Meister aus Yokohama jedem interessierten Besucher zuteil werden läßt, sondern eine richtige Lehre zu absolvieren. Aufgrund der großen räumlichen Distanz zwischen Japan und Deutschland mußte diese Lehre natürlich den Verhältnissen angepaßt werden, und Alex ist darauf angewiesen, sich selbst soviel Wissen als möglich anzueignen. Aber regelmäßige Besuche in Japan – mindestens zwei pro Jahr – und moderne Kommunikationstechnologie lassen die Verbindung zum Meister nie abreißen und gewährleisten, daß Horiyoshi III mit Alex Reinke einen Schüler vorweisen kann, der auch den strengsten Ansprüchen an japanische Tätowierkunst gerecht wird.

Das Studium japanischer Kunst, ohne die ein tieferes Verständnis vieler japanischer Tätowiermotive gar nicht möglich ist, ist für Alex keine Arbeit oder lästiges Pflichtprogramm, sondern beinahe so etwas wie Lebensinhalt; auch im privaten Bereich umgibt sich der junge Tätowierer mit japanischen Wandbildern, Statuen und buddhistischen Gebetstexten, die oft wieder auf die eine oder andere Weise in Bezug zur Tätowierkunst stehen. Es ist fast logisch, daß sich Alex auch im sportlichen Bereich an Japan orientiert: Er betreibt Iai-Do, eine Form der japanischen Schwertkunst, und auch hier sind, wie beim Tätowieren, Konzentration und Disziplin gefragt.

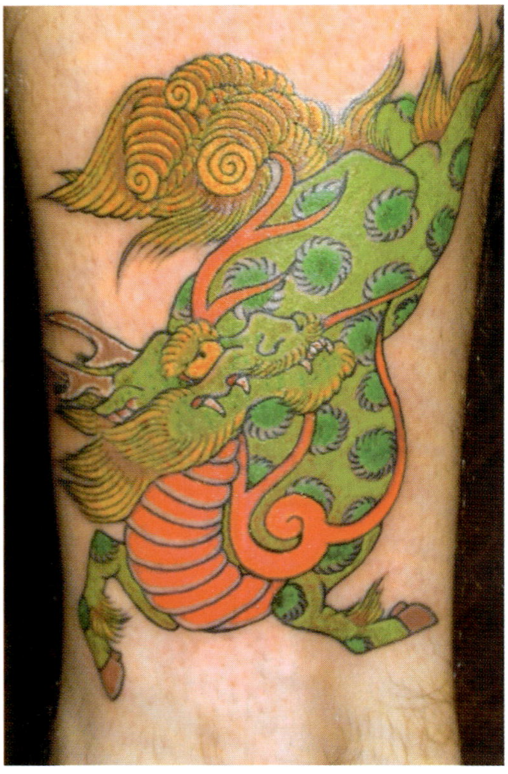

Was Alex neben seiner qualifizierten und in Europa einzigartigen Lehre für Freunde japanischer Tätowierkunst besonders interessant machen dürfte, ist seine Fähigkeit, neben dem Maschinentätowieren auch Handtätowierungen nach traditioneller japanischer Art anzubieten. Die satte Farbe und das samtige Schimmern, das Kenner so besonders an japanischen Ganzkörpertätowierungen schätzen, werden erst durch diese technisch sehr anspruchsvolle Technik möglich.

So wie auch bei traditionellen japanischen Tätowier-Ateliers üblich, ist Alex »Holy Fox Tattoo« kein Walk-in Studio sondern nur nach Terminabsprache und Voranmeldung für Kundschaft zugänglich, um ungestörte Arbeit zu ermöglichen und für jeden Kunden die notwendige Aufmerksamkeit und Konzentration gewährleisten zu können.

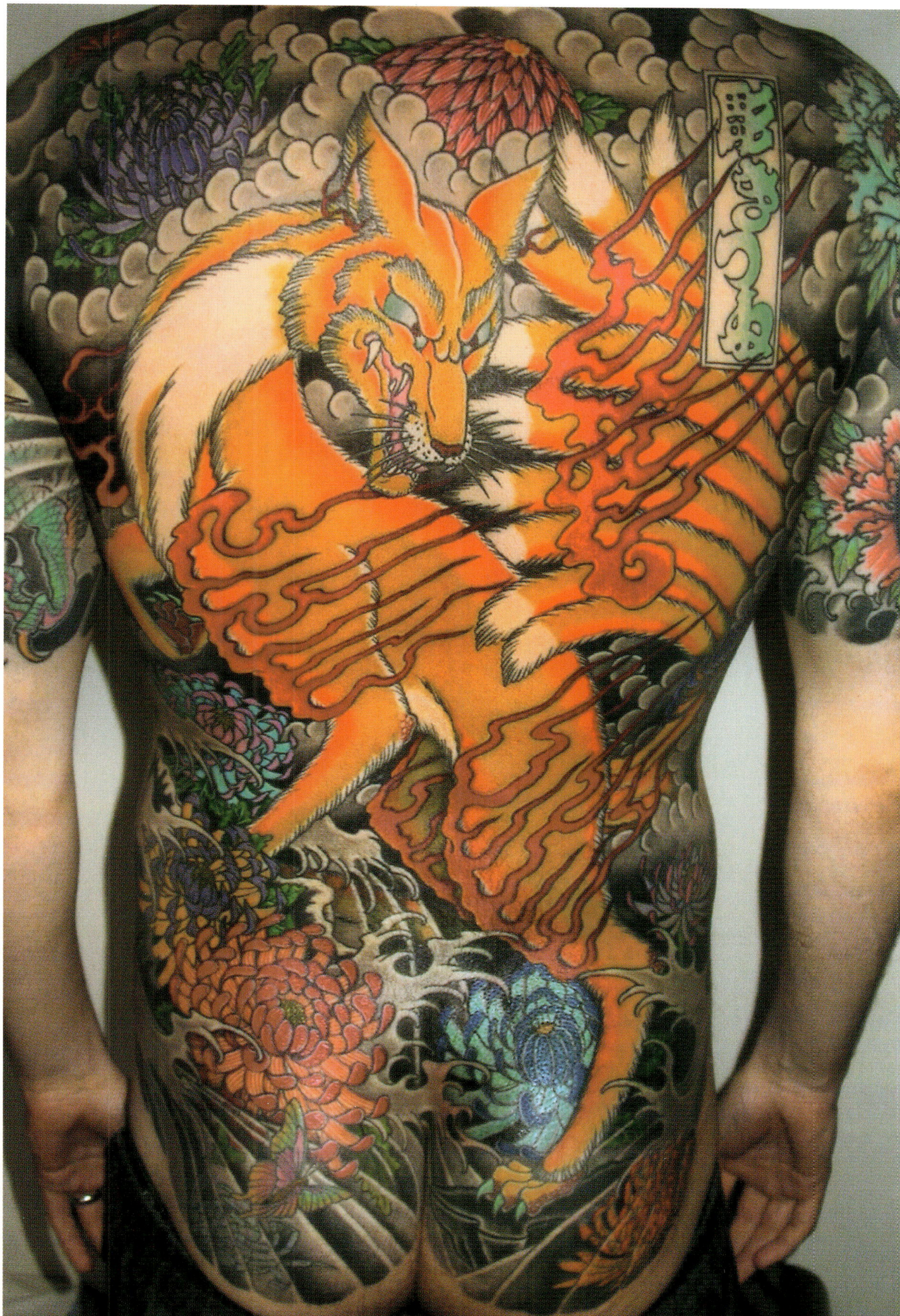

Alex Reinke

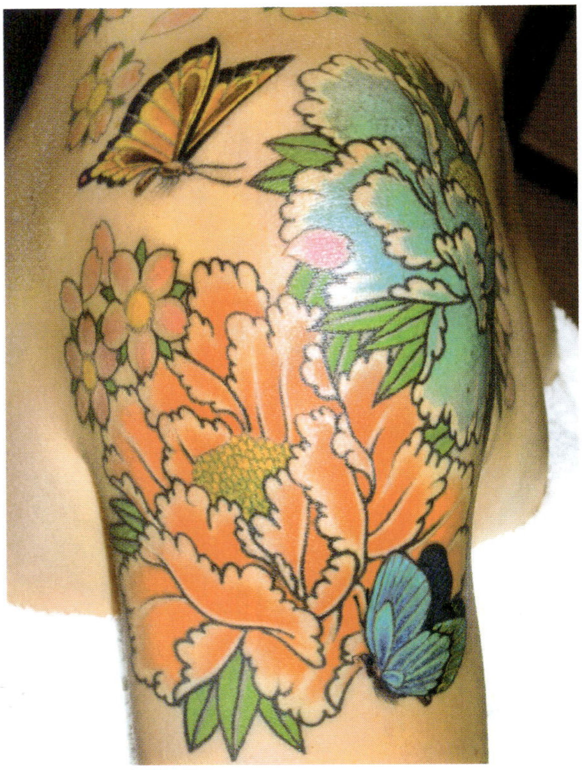

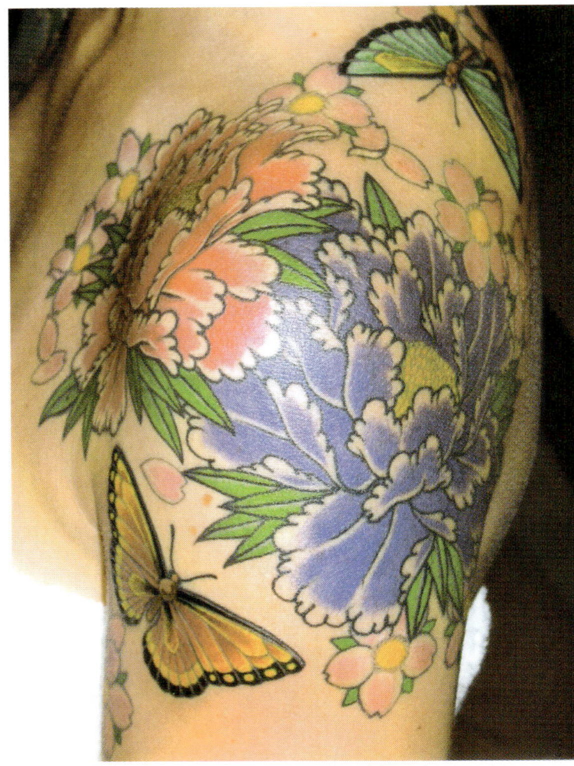

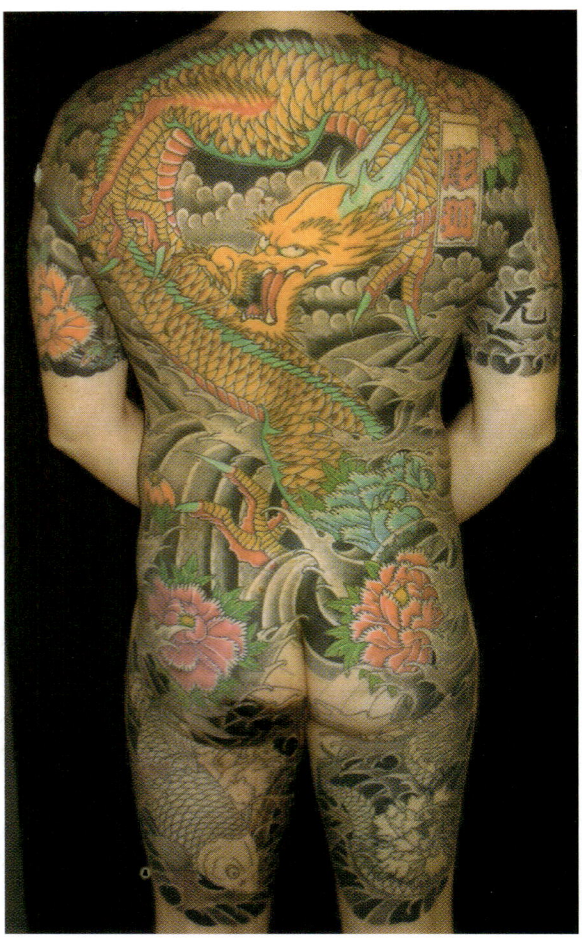

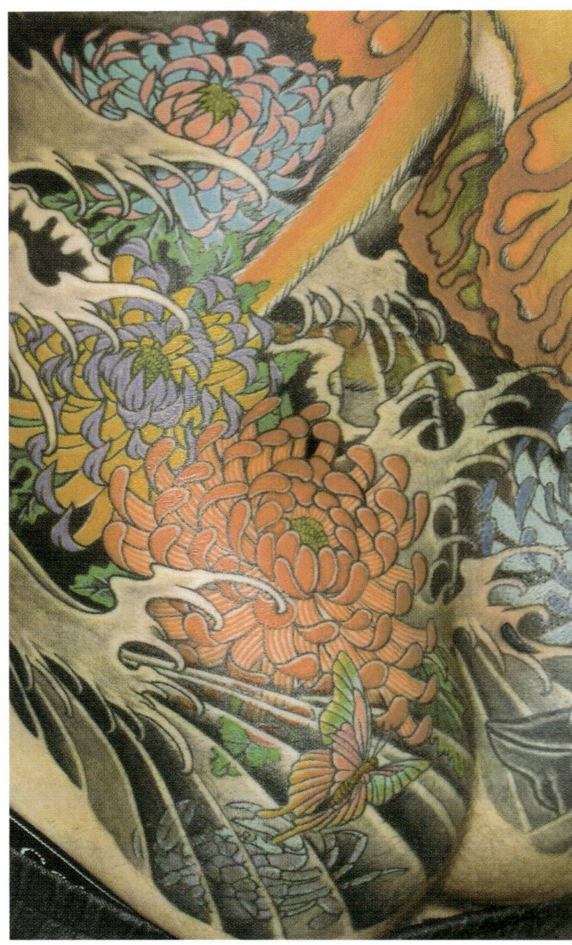

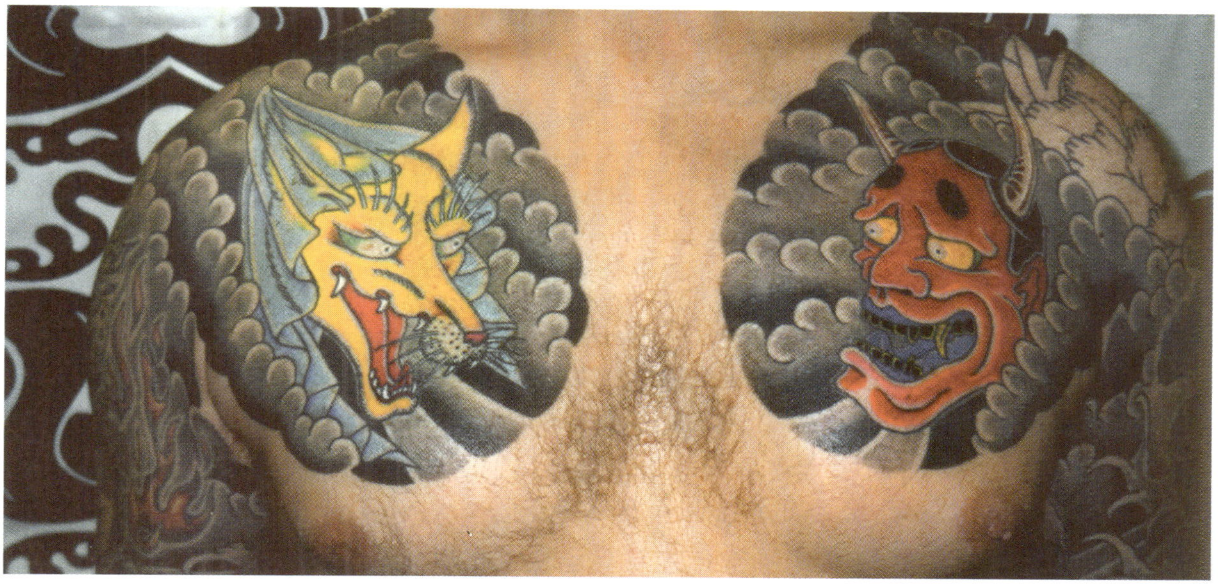

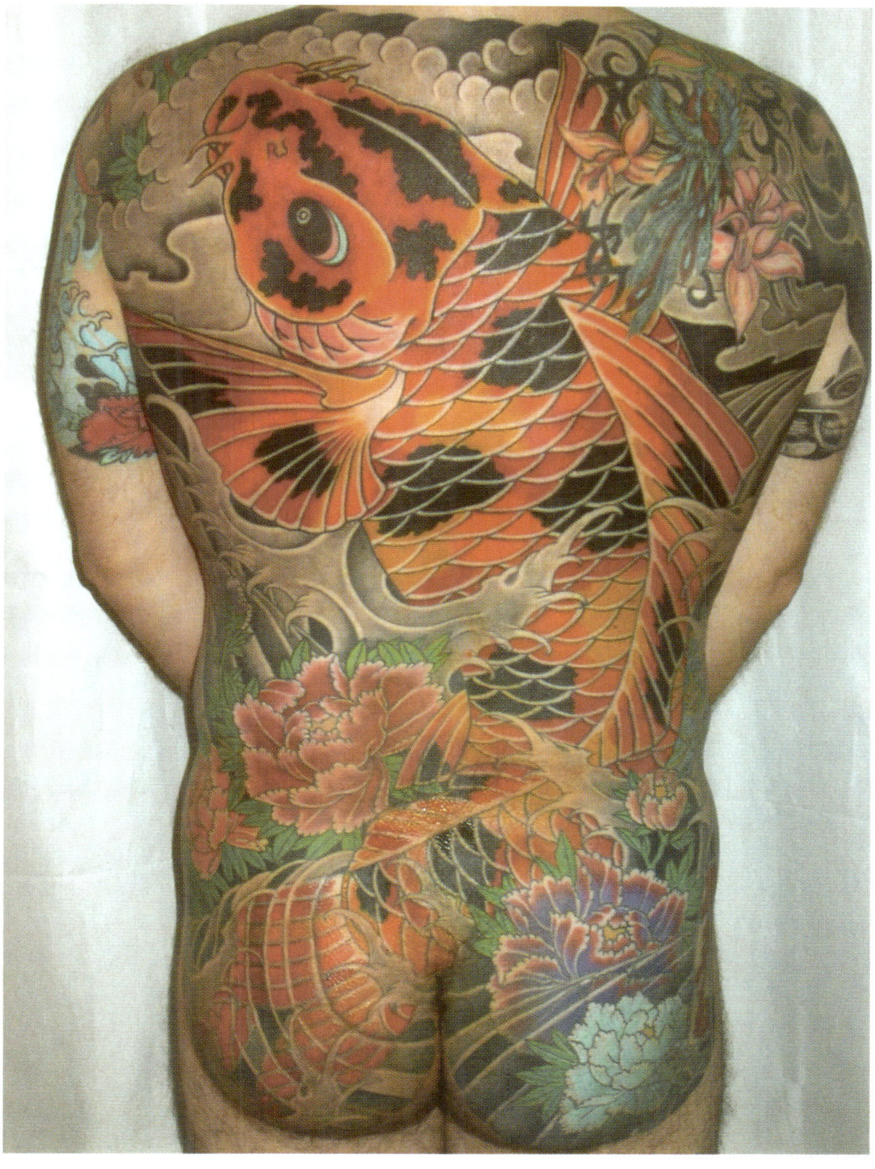

Henning Jørgensen

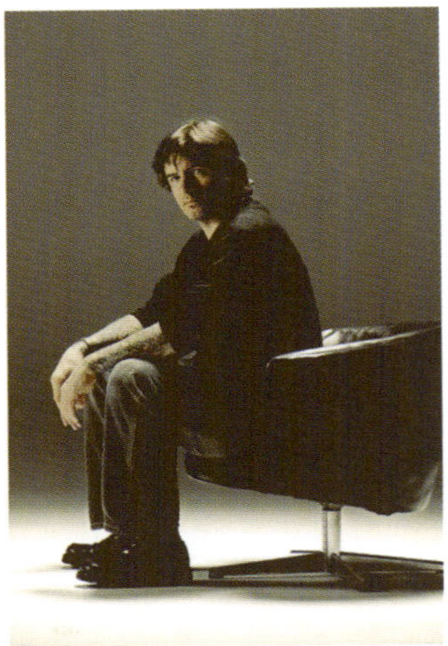

HENNING JØRGENSEN
ROYAL TATTOO

I.L. Tvedesvej 3A
3000 Helsingør
Dänemark
Tel.: +45 4920 2770
Fax: +45 4920 2779
info@royaltattoo.com
www.royaltattoo.com

»Es war schon immer mein Traum, einmal nach Japan zu reisen.« erzählt Henning Jørgensen aus dem dänischen Helsingør. »1999 war es endlich soweit. Ich war einer der 35 westlichen Tätowierer, die zur ersten Tokioter Tattoo Convention eingeladen waren und die dazu noch die Gelegenheit hatten, der Eröffnung des Tattoo Museums von Horiyoshi III in Yokohama beizuwohnen.« Besonders den Besuch des Tattoo-Museums empfindet Henning als das Highlight seines ersten Japan-Trips. »Während meiner ersten Japan-Reise besuchte ich auch Horiyoshi III in seinem Studio in Yokohama, ließ mich von ihm tätowieren und hatte darüber hinaus die Möglichkeit, ihm bei der Arbeit zuschauen zu können und seine Technik zu studieren.«

Schon im nächsten Jahr reiste Henning anläßlich der zweiten Tokioter Tattoo Convention erneut nach Japan. »Es war kein bißchen weniger aufregend als der erste Trip. Ich bekam massenweise Inspiration durch Besuch von Museen, Ausstellungen und anderen Einflüssen, die in Japan ständig auf einen einströmen.«

Das dritte Mal reiste Henning schließlich in Begleitung seines Freundes und Kollegen Mike Rubendall aus New York nach Japan, wo sie in Osaka und Yokohama als Gasttätowierer arbeiteten. »Ich stellte während dieses Aufenthalts fest, daß viele Japaner ein großes Interesse an westlichen Interpretationen japanischer Tätowierkunst interessiert waren. Ich empfand das als Ehre und Auszeichnung, und es bestärkte mich noch weiter im Wunsch, tiefer in das Verständnis japanischer Kunst vorzudringen.«

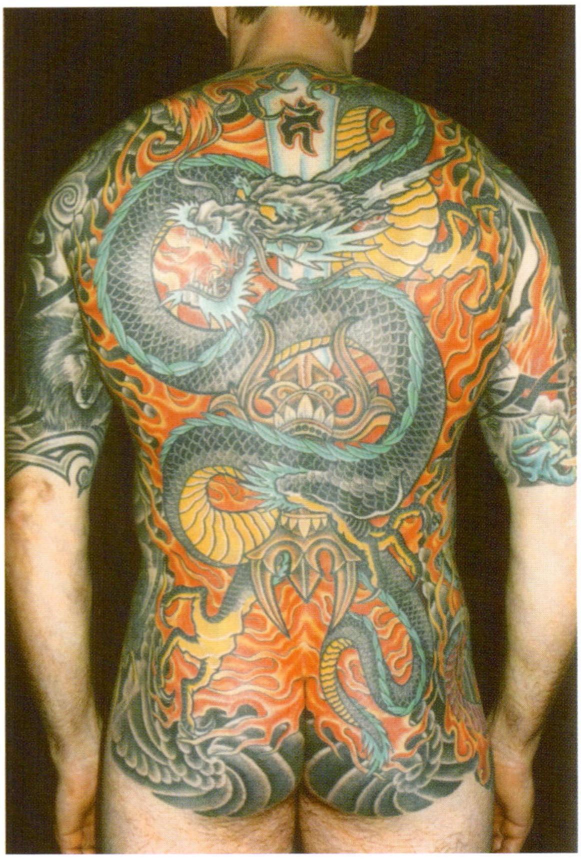

Hennings Interesse für japanische Tätowierkunst erwachte bereits Ende der 70er Jahre, als er Bilder des japanischen Tätowiermeisters Kazuo Oguri (Horihide) sah, die dieser an westliche Kollegen geschickt hatte. »Die Designs waren umwerfend. Ich war völlig begeistert.« Später fiel ihm dann ein Buch des Tokioter Tätowiermeisters Horiyoshi II in die Hände, in dem dutzende von Ganzkörpertätowierungen zu sehen waren: »Ab diesem Zeitpunkt war ich der japanischen Tätowierkunst völlig verfallen.« Das »schwarze Buch« von Horiyoshi II bezeichnet Henning immer noch als große Quelle der Inspiration.

Den größten Einfluß übte wohl Horiyoshi III aus Yokohama (nicht verwandt mit Horiyoshi II aus Tokio) auf Henning aus. »Horiyoshi III ist sehr offen dem Westen gegenüber. Ihn beim Arbeiten zu beobachten und seine Bücher zu studieren hat mir einen enormen Schub gegeben. Es ist erstaunlich, wie er nach so vielen Jahren ständig neue Ideen hat und sich immer noch weiter entwickelt. Auch Horiyoshis Schüler Horitomo bringt atemberaubende Tätowierungen hervor und ich bin mir sicher, daß er in Zukunft ein große Inspiration für andere Tätowierer darstellen wird.«

Was Henning besonders an der japanischen Tätowierkunst fasziniert, ist der »maßgeschneiderte« Look. »Japanische Ganzkörpertätowierungen sind im wahrsten Sinne des Wortes auf den Leib geschneidert, auf den Körper abgestimmt. Sie sehen sauber aus, sind klar, deutlich und dauerhaft. Wenn du das Tattoo aus einiger Entfernung anschaust, siehst du zunächst deutlich das Hauptmotiv. Je näher du rangehst, um so mehr Details erkennst du – das macht diese Art von Tattoos so spannend. In der japanischen Kunst gibt es so viele Geschichten, Legenden, Mythen – dramatische Höllen-Szenen, furchteinflößende Drachen und Dämonen, aber auch wieder friedvolle und beinahe schon romantische Szenen mit Wasserfällen und Blumen – es ist einfach für jeden Geschmack etwas dabei.

Japanische Tätowierungen sind nie eine »Modeerscheinung« – sie sind ihrem Stil stets treu geblieben, klassisch, zeitlos.«

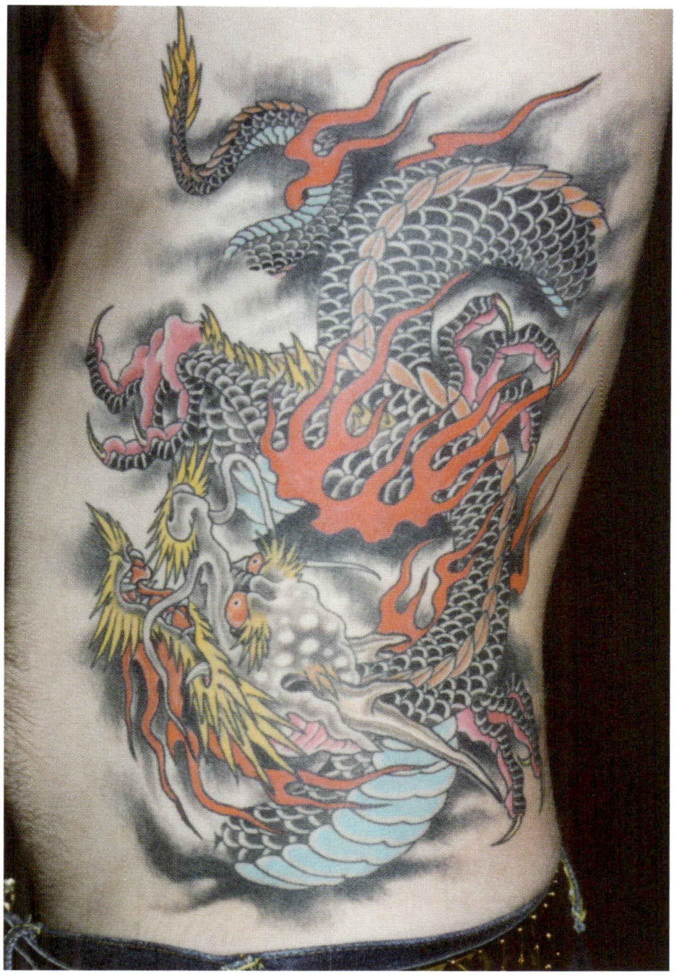

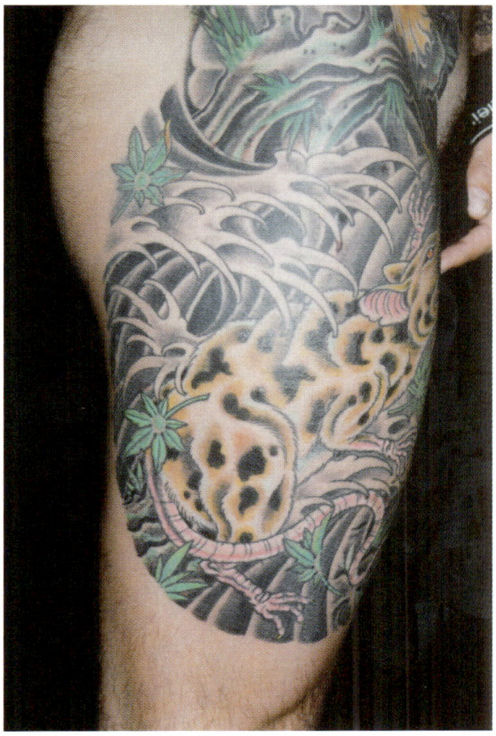

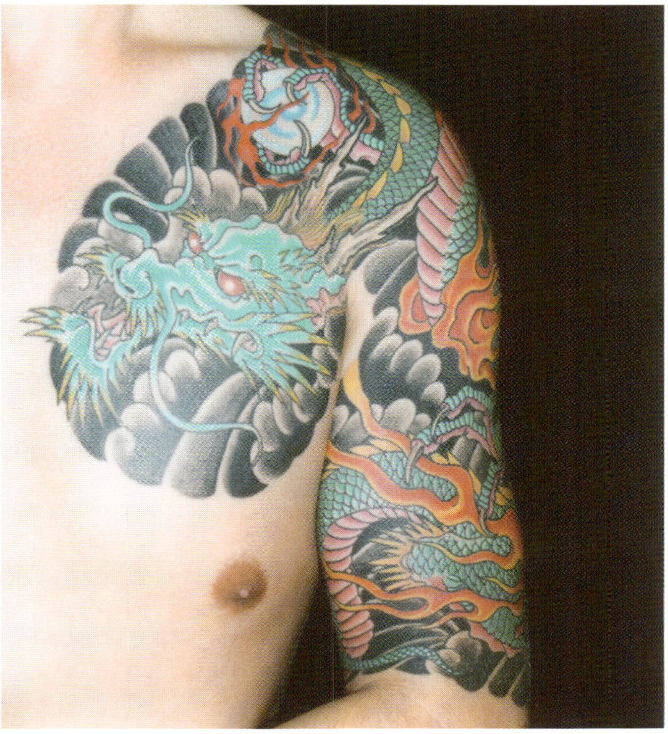

Henning Jørgensen

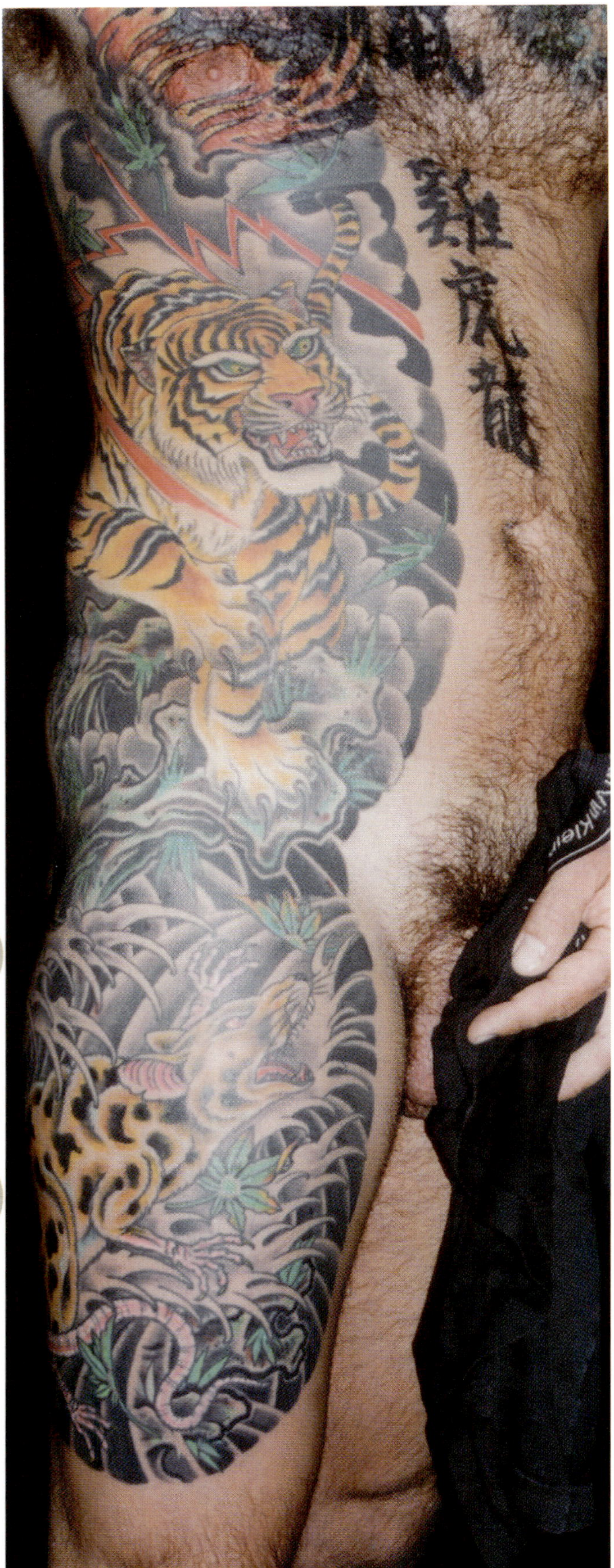

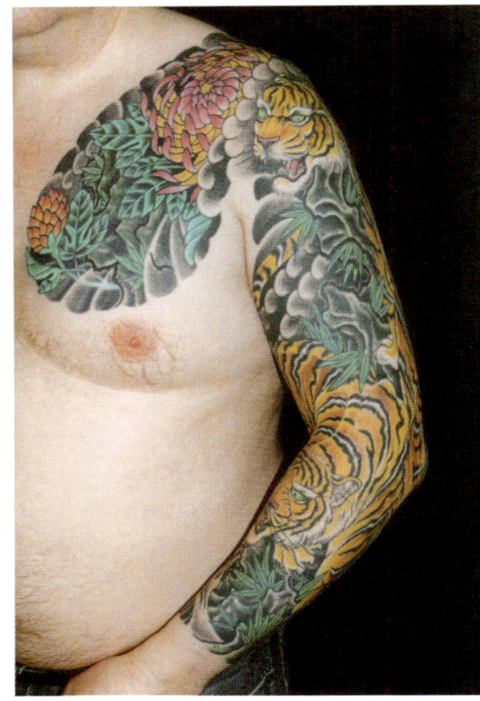

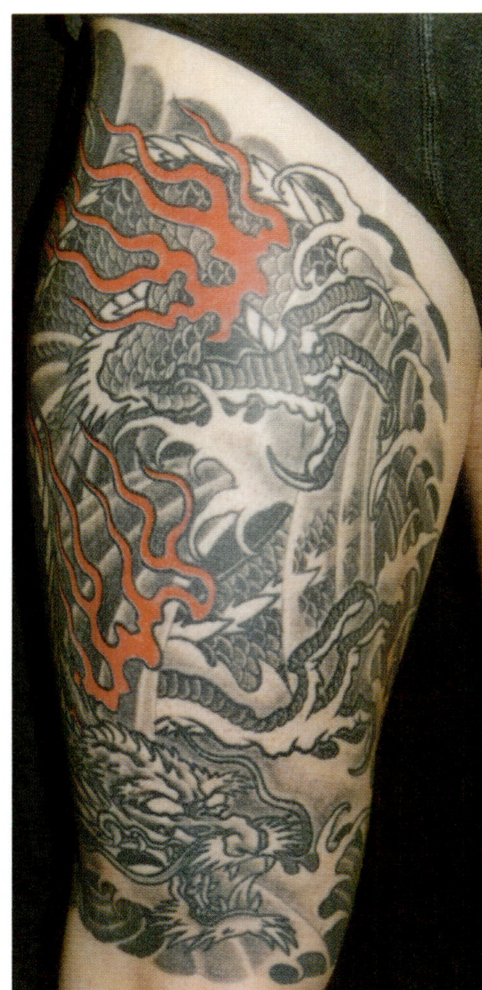

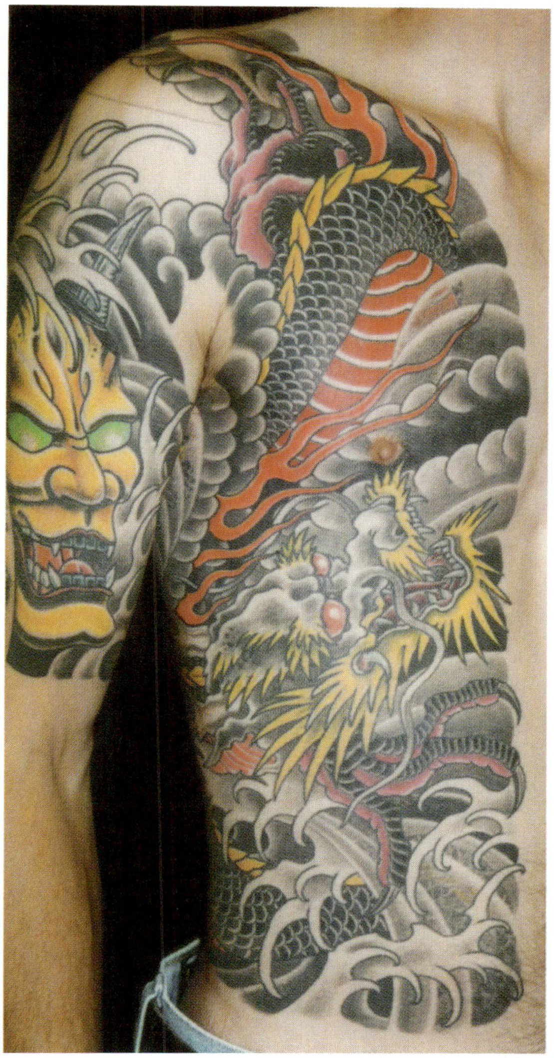

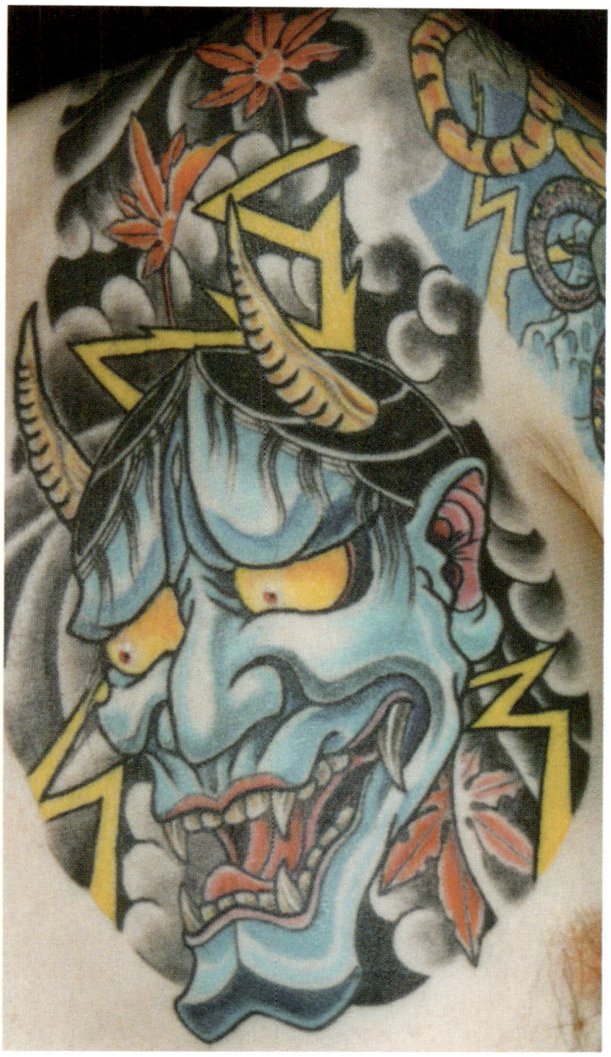

Henning Jørgensen

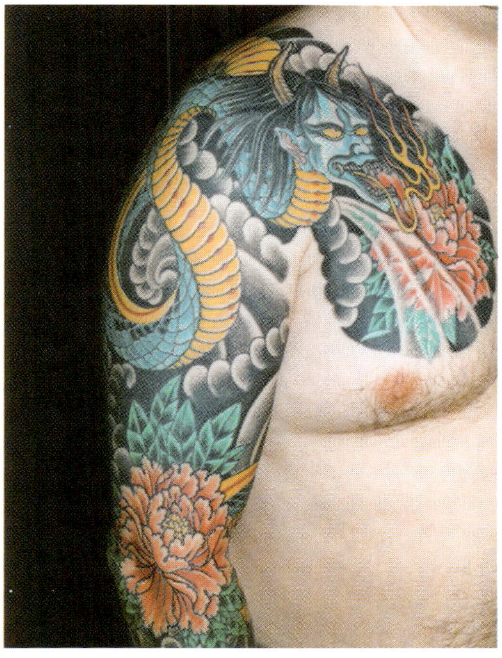

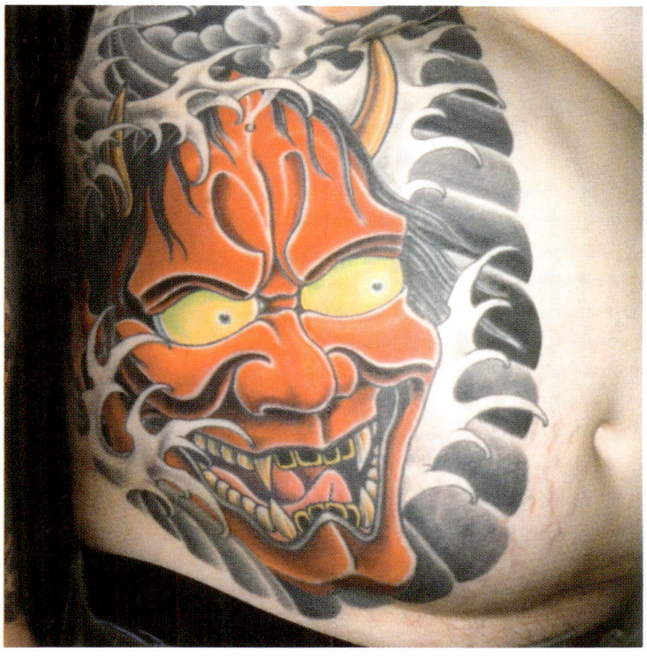

Jack Mosher / Horimouja

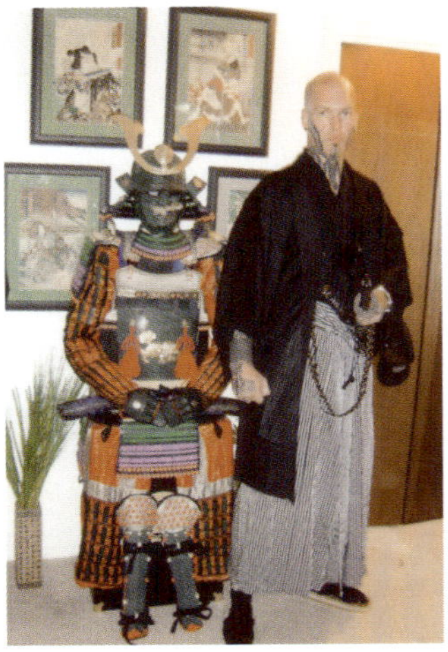

JACK MOSHER
BODY ARMOR TATTOO

3101 S. Westnedge Ave.
Kalamazoo, Mi 49008
USA
Tel.: +1 616 552 91 00

Jack Mosher, Jahrgang 1969, begann 1995 mit dem Tätowieren. Zunächst galt sein Interesse großflächigen Tribal-Arbeiten die er mit besonderer Präzision und einem ausgeprägten Gefühl für Ästhetik und Anpassung an die Formen des menschlichen Körpers tätowierte. Die Vorliebe für schwarze Ornamente brachte ihm bald den Künstlernamen »Black Jack« ein, obwohl er auch gern bunte Comic-Style-Designs tätowierte – früher war Jack als Comic-Zeichner tätig.

Seit Anfang des Jahres 2002 vollzog Jack einen drastischen Stilwechsel in seinen Arbeiten. Während eines Japan-Aufenthaltes lernte er durch einen glücklichen Zufall den japanischen Tätowiermeister Horimitsu aus Yokohama kennen, der Jacks Interesse für die traditionelle japanische Tätowierkunst weckte und ihm viel darüber beibringen konnte. Vom japanischen Tätowierer Horihiro aus Fukushima erlernte Jack die Kunst des Tätowierens von Hand, des sogenannten »Tebori«. Er ist somit einer der ganz wenigen Nicht-Japaner, die diese Technik beherrschen.

»Je mehr ich über die japanische Tätowierkunst lerne, um so mehr bin ich davon fasziniert. Ich glaube, der Hauptgrund für die Faszination, die japanische Tätowierungen auf mich ausüben, liegt in ihrer Ähnlichkeit zu traditionellen Tribals. Ein japanisches Ganzkörper-Tattoo umfließt den Körper, also gehöre es zu ihm, als sei es schon immer da gewesen – genau wie ein traditionelles Tribal.« Den japanischen Tätowierstil zu erlernen ist nach Jacks Ansicht eine lebenslange Verpflichtung, die er einzugehen bereit ist. Täglich verbringt er drei Stunden damit, die unterschiedlichen Charaktere und Motive aus dem Repertoire japanischer Tätowierkunst zu zeichnen und ihre Bedeutung zu studieren. Der genauen Kenntnis der einzelnen Geschichten zu den verschiedenen Tattoo-Designs mißt Jack größte Bedeutung zu; jede Vorlage ist mit einer bestimmten Legende oder historischen Ereignissen verbunden, die ein Tätowierer des japanischen Stils auswendig kennen muß. »Ich tätowiere nach wie vor gern Tribals, aber ich denke für einen Künstler ist es wichtig zu wachsen und neue Dinge auszuprobieren. Das Schwierigste für einen Künstler ist, etwas in Angriff zu nehmen, worin er nicht gut ist – das macht bescheiden. Es ist einfach, immer das zu machen, was man gut kann und was einem vertraut ist. Das Ego vieler Künstler wird ihnen nicht erlauben, sich zu verändern und so verharren sie in dem Bereich, in dem sie sich auskennen und sicher fühlen,« erklärt Jack seinen abrupten Wandel. »Und die Tage, an denen du keine Lust hast zu zeichnen, das sind die wichtigsten – an diesen Tagen lernst du wirklich was, wenn du dich doch dazu durchringst. Wenn du keine Motivation mehr verspürst, dich weiter zu entwickeln, stirbt der Künstler in dir. Deshalb habe ich mich so radikal verändert; jetzt fühle ich mich wie ein absoluter Anfänger, aber ich sehe alles mit völlig neuen Augen!«

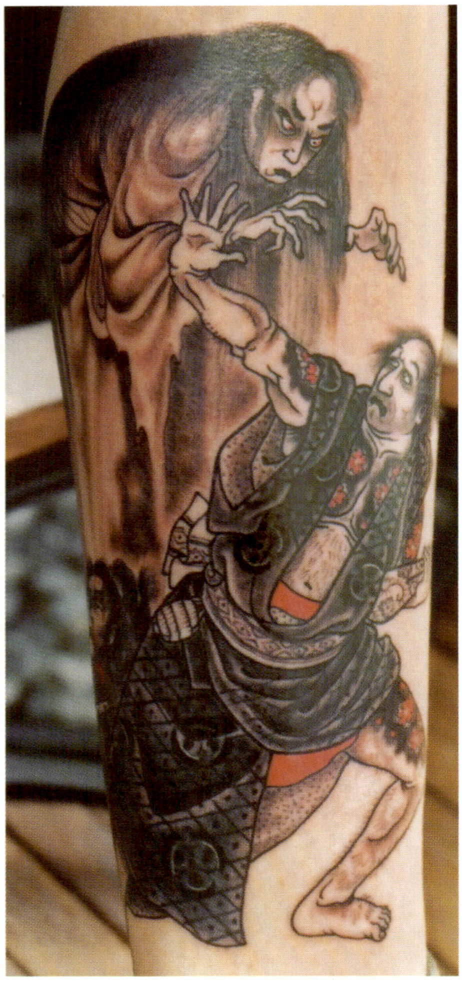

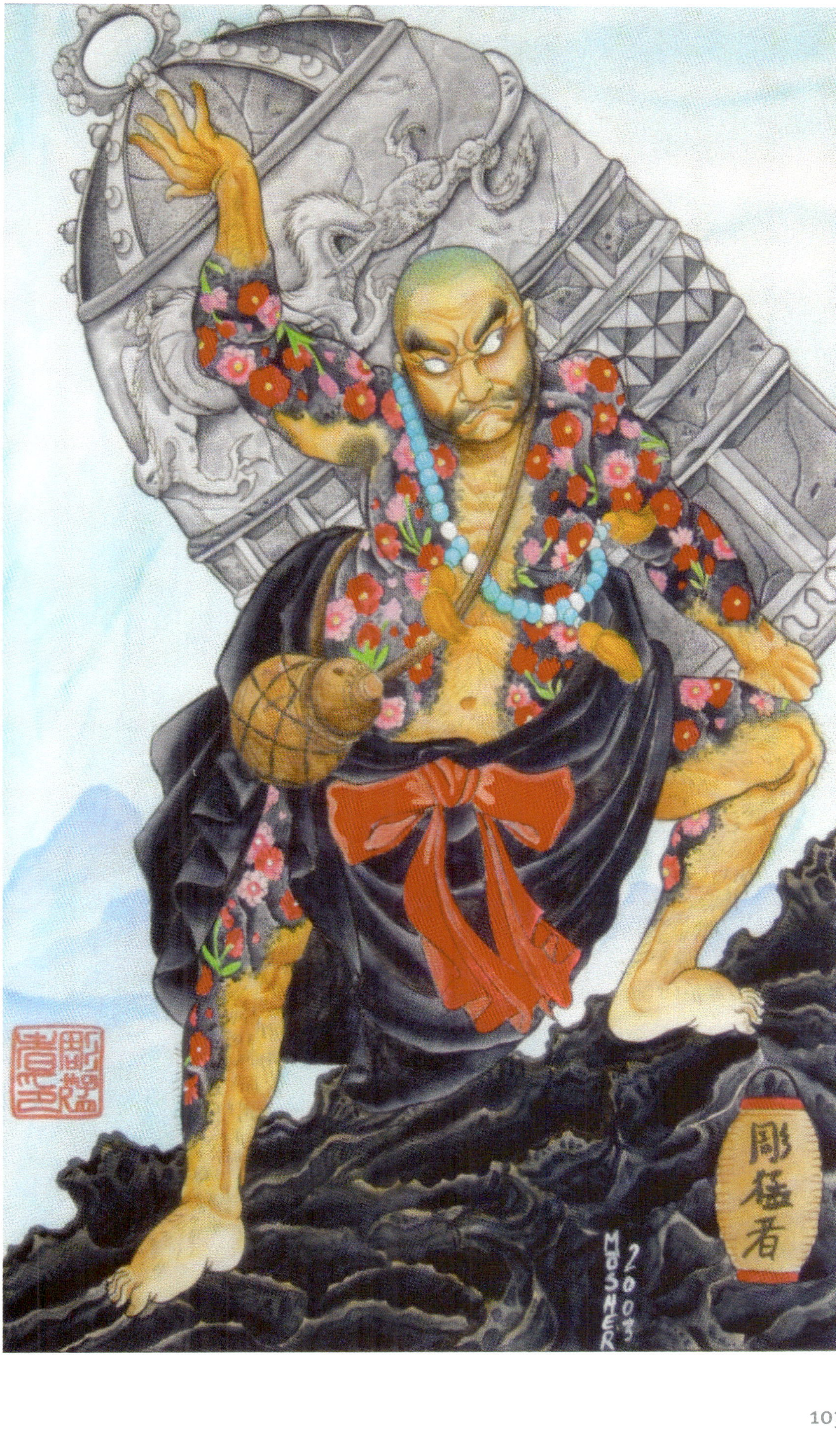
剛猛者
MOSHER
2003

Jack Mosher

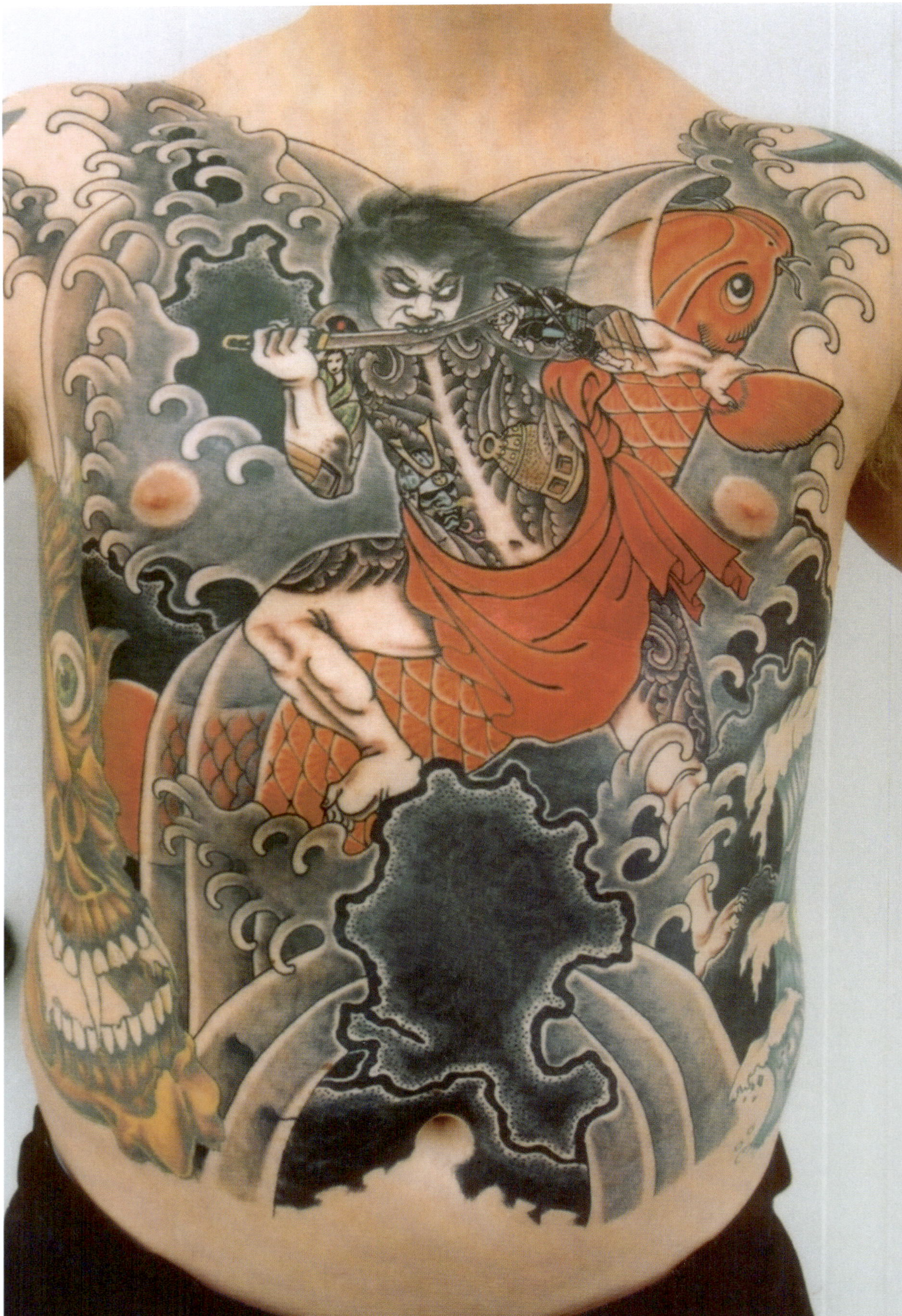

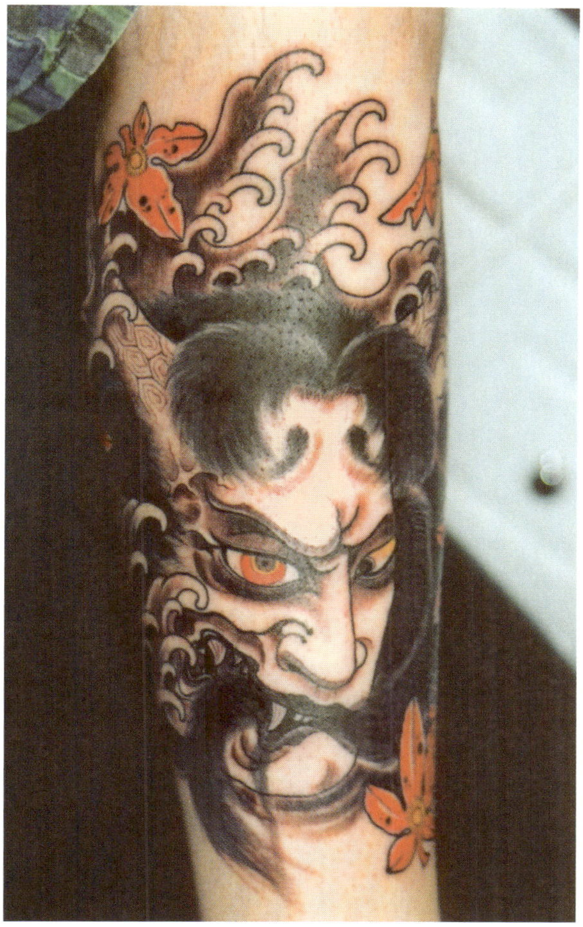

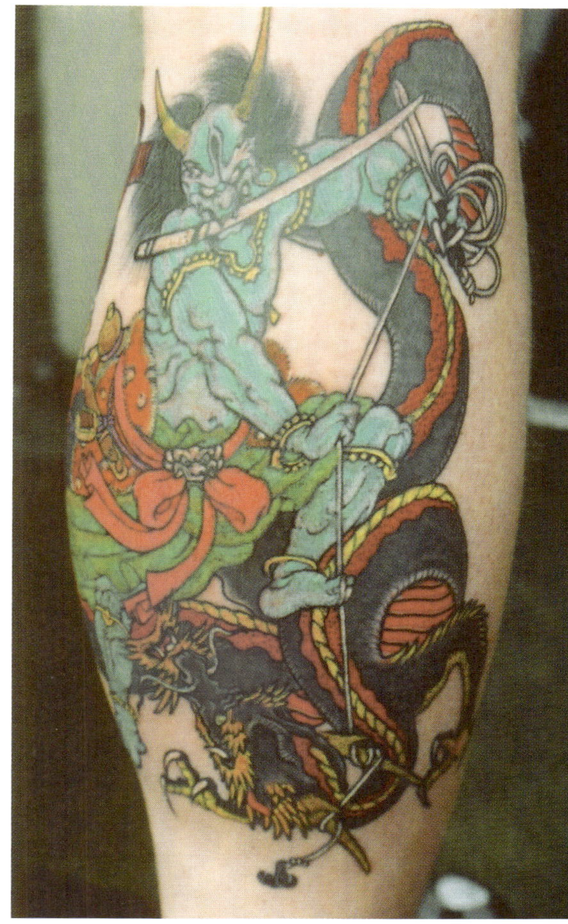

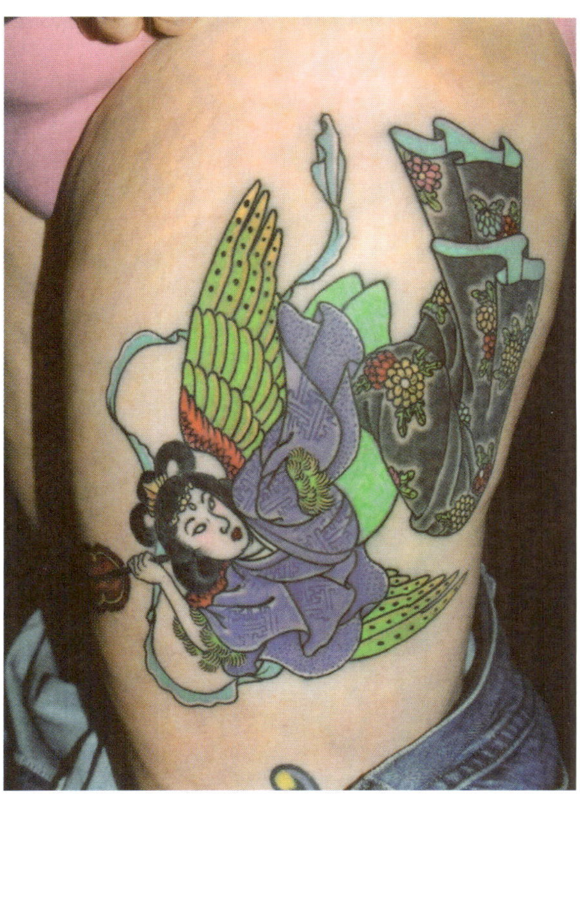

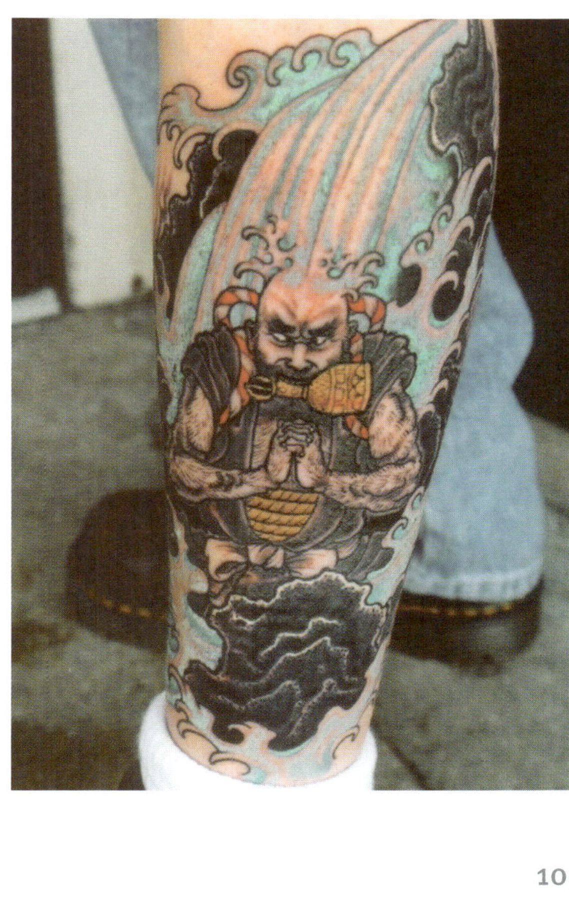

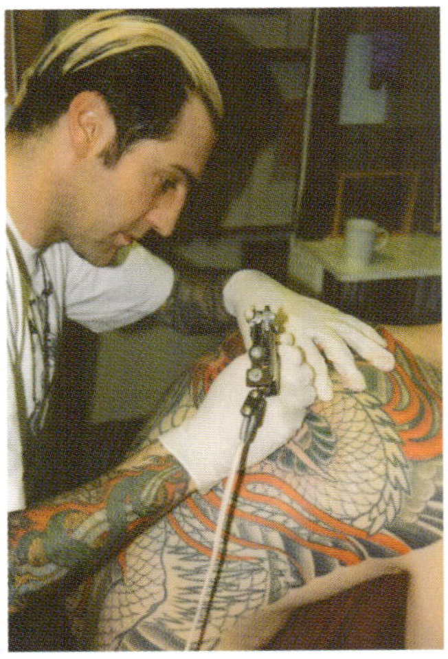

Luke Atkinson

Luke Atkinson entdeckte schon ungewöhnlich früh seine Liebe zur japanischen Tätowierkunst. Im Alter von 15 Jahren las er das Buch »The Japanese Tattoo« von Donald Richie. Seit dieser Zeit stand für ihn fest, daß er eines Tages nach Japan gehen wollte. »Japanische Tattoo-Designs wie Drachen, der Phönix, Chrysanthemen und Kirschblüten, Karpfen oder auch Samurai-Figuren und mächtige buddhistische Gottheiten zählten von jeher auch im Westen zu den beliebtesten Tätowiermotiven. Ich sah sie in allen Ländern, die ich bereist habe, in Europa wie in Amerika. Daher war es immer mein Ziel, schließlich selbst nach Japan zu reisen, um dort mehr über diese populären und zugleich kraftvollen Bilder zu lernen.«

LUKE ATKINSON IS
RATATTOO
Checker Demon Tattoos

Alarichstr. 21
70469 Stuttgart
Deutschland
Tel.: +49 (0)711 81 62 86
Fax: +49 (0)711 85 21 92

Im Alter von 21 Jahren erfüllte sich der Traum schließlich, und schon bei seinem ersten Japan-Besuch hatte Luke das große Glück, zahlreiche traditionell arbeitende Tätowiermeister kennenlernen zu können. »Mein eigentlicher Mentor war aber Horiyoshi III (Yoshihito Nakano). Er spielte eine wichtige Rolle in meinem Leben, brachte mir japanische Etikette bei und erklärte mir die Bedeutungen vieler der sehr komplexen japanischen Motive. Alles scheint mit allem verbunden zu sein, und Disziplin und Geduld ist ein wichtiger Schlüssel zum Verständnis der japanischen Tätowierkunst.«

Luke verbrachte viel Zeit damit, Horiyoshi III genau und aufmerksam zu beobachten, während dieser großflächige Ganzkörpertätowierungen stach. Er fragte dem Tätowiermeister aus Yokohama Löcher in den Bauch und erhielt auf jede Frage detaillierte und fundierte Antworten über die Bedeutungen und Hintergründe von sowohl Horiyoshis Tätowierungen wie auch seiner Kunstwerke. »Ich hatte außergewöhnlich viel Glück, diese Erfahrung in meinem Leben machen zu können«, meint Luke heute.

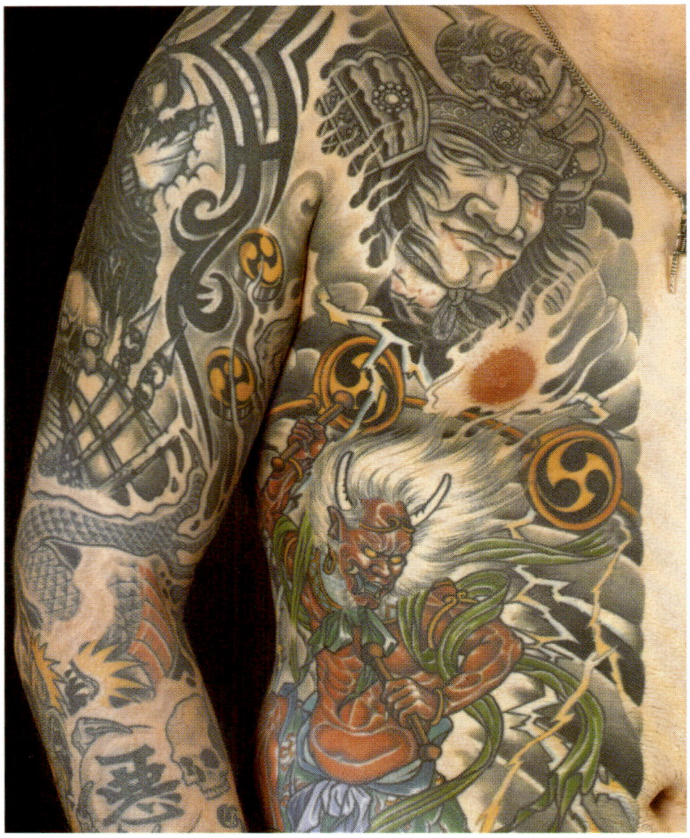

»Ich bin immer wieder aufs neue verzaubert und fasziniert von der Bildvielfalt japanischer Kunst und kann nicht damit aufhören, sie zu sammeln und zu studieren.« schwärmt er. Als Haupteinflüsse auf seine Arbeit zählt er die japanischen Künstler Kyosai, Kuniyoshi, Yoshitoshi und Hokusai auf, doch er ist ständig bestrebt, neue Künstler zu entdecken und von ihnen zu lernen.

»Ich bin davon überzeugt, daß meine Reise noch lange nicht zu Ende ist – und sie ist noch genau so spannend wie am ersten Tag, als ich das erste Mal davon geträumt habe, dieses magische Land zu besuchen – Japan!«

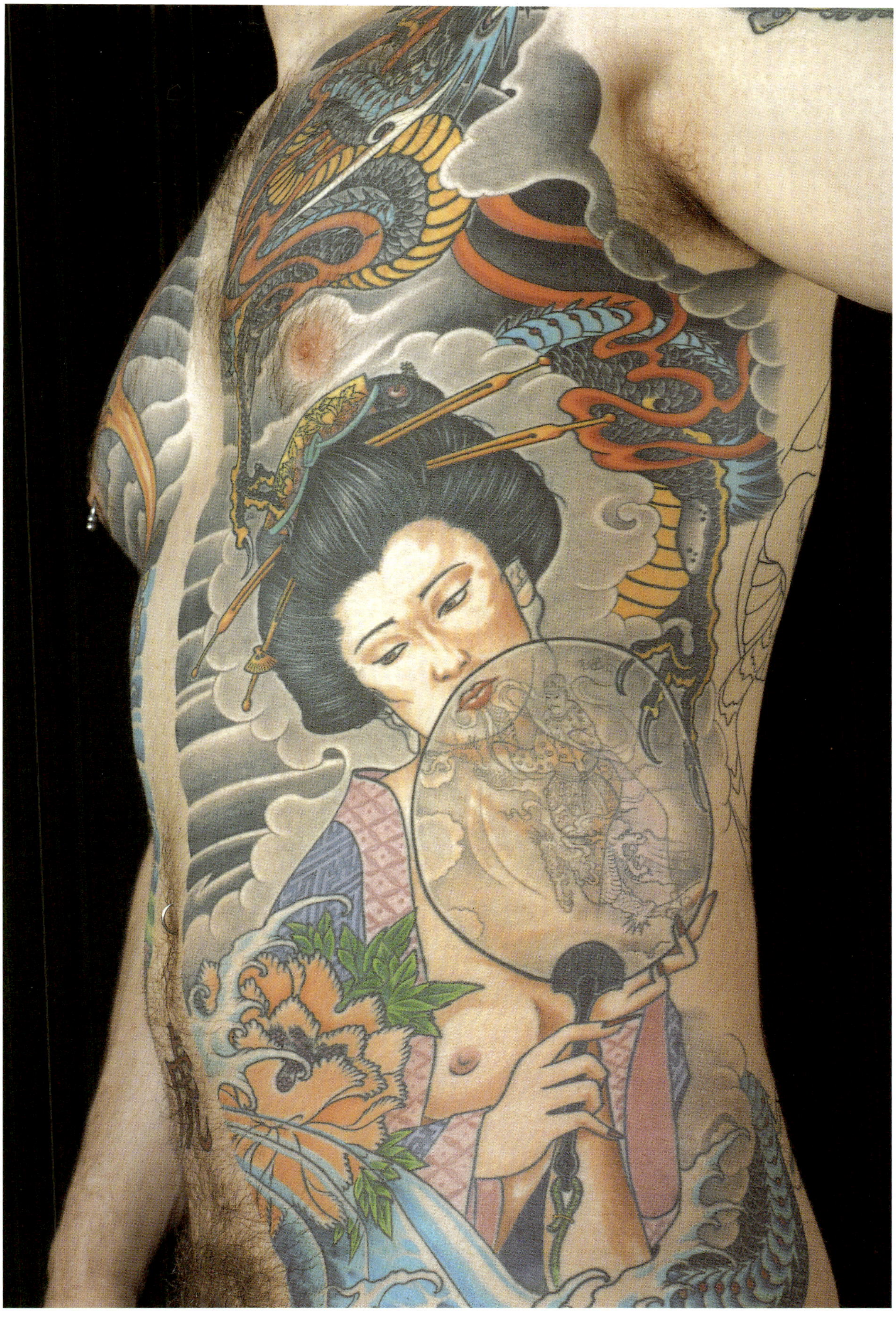

Luke Atkinson

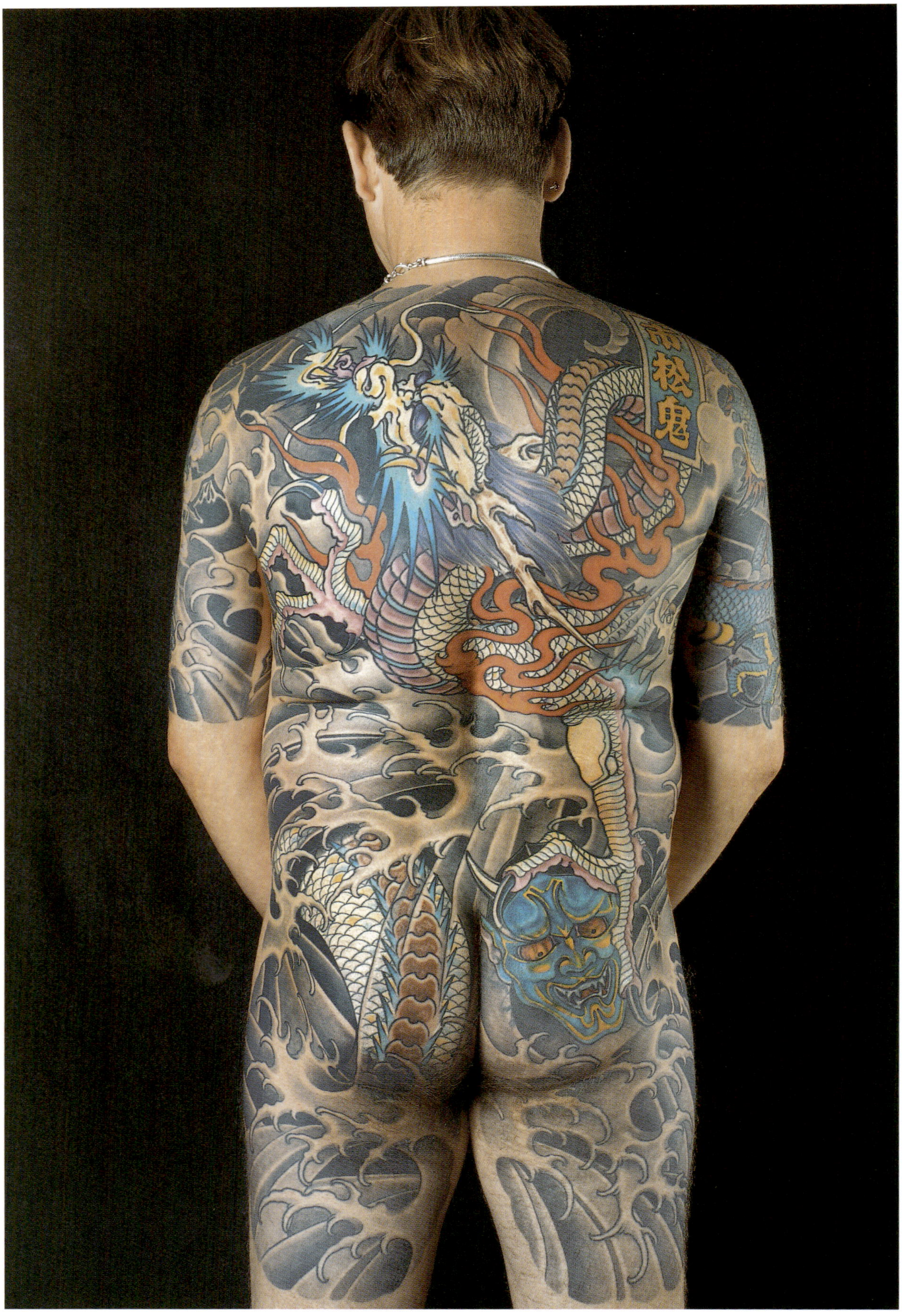

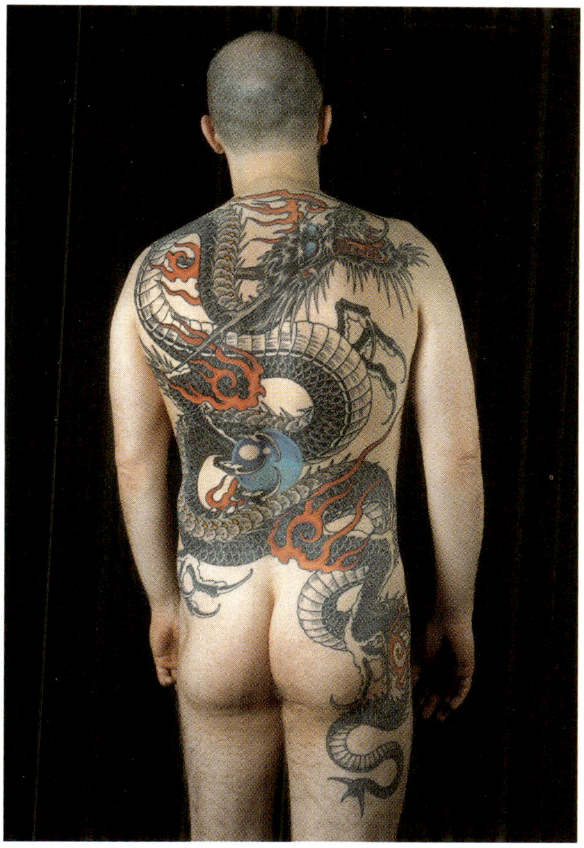

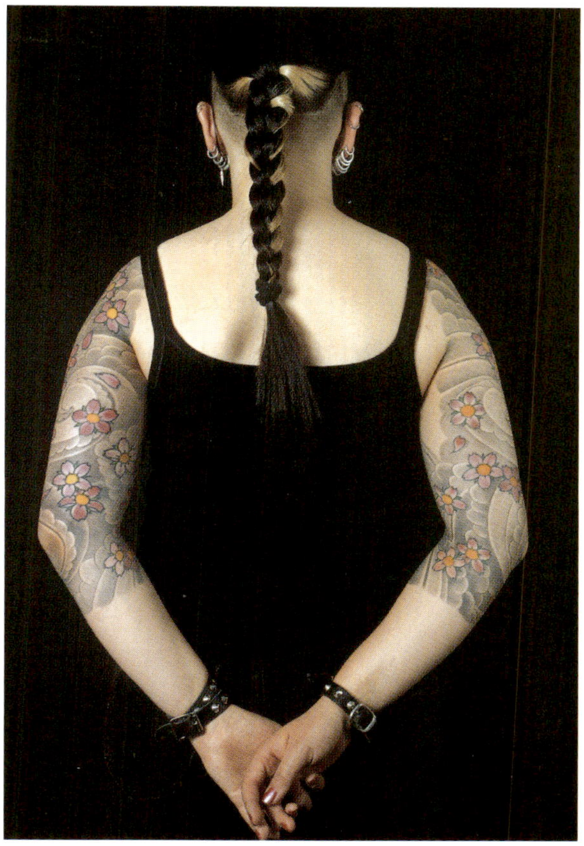

Luke Atkinson

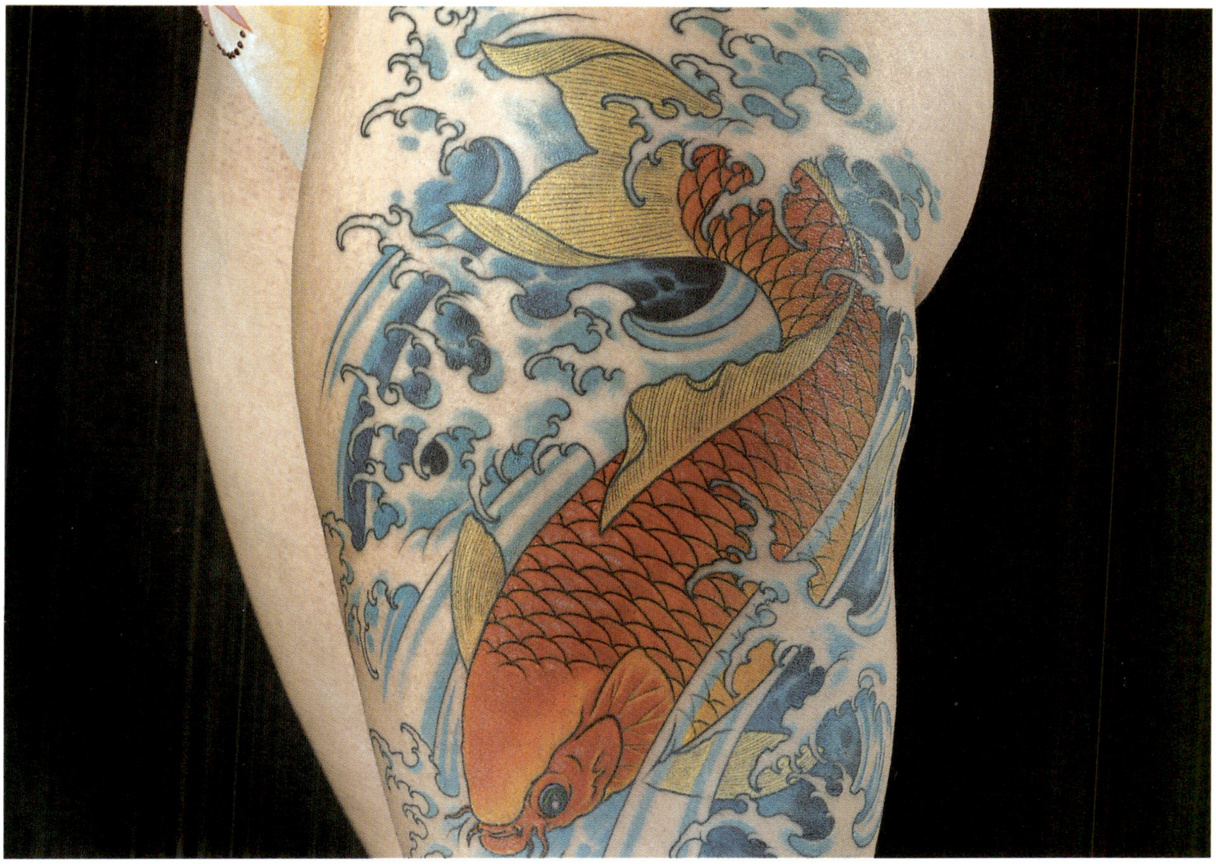

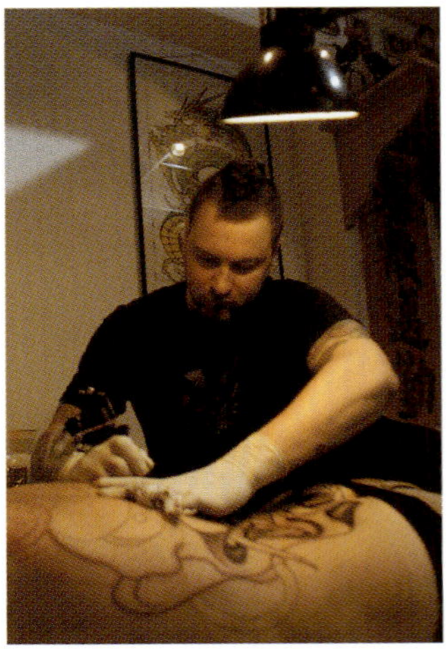

MICHAEL LORBER

Schlierseer Str. 2
83714 Miesbach
Deutschland
Tel.: +49 (0)8025 99 55 84

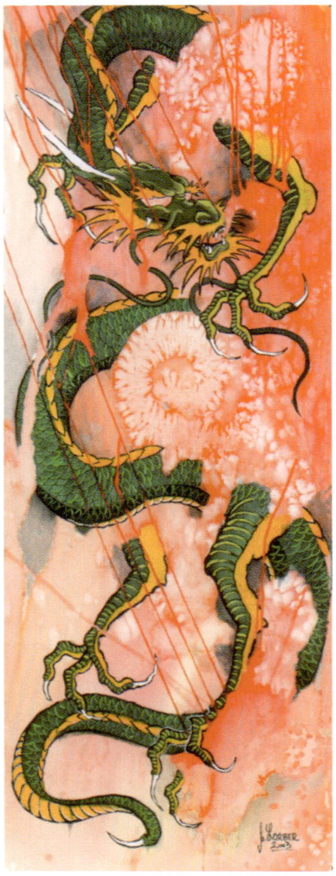

MICHAEL LORBER

Michael Lorber aus dem bayerischen Miesbach entwickelte erst über Umwege ein Interesse für asiatische Motive und japanische Tätowierkunst. Ursprünglich war er als Tätowierer in der Skate- und Surf-Szene tätig und stach vorwiegend die in diesen Szenen gängigen Motive. Erst eine Asien-Reise erweckte seine Begeisterung für die Bildsprache asiatischer Kunst. Während eines längeren Aufenthalts in Thailand setzt sich Michael Lorber erstmals konkret mit dieser ihm bis dahin völlig fremden Welt orientalischer Kunst auseinander. Seine Mitbewohner, Studenten asiatischer Kunst, gaben ihr Wissen über Motive und Themen verschiedenster asiatischer Kunstrichtungen an ihren deutschen Gast weiter und Michael Lorber lernte viel über die Bedeutung und die Hintergründe von Kunstwerken aus China, Thailand, Indien, Tibet und nicht zuletzt Japan.

Was ihn besonders an der japanischen Kunst fasziniert, ist die Klarheit und die einfache Lesbarkeit der Bilder; das Hauptmotiv ist klar und aussagekräftig, einfach, zugleich aber oft auch sehr detailliert. Dabei verwirren die Details jedoch nicht, sondern erschließen sich oft erst auf den zweiten Blick; beim ersten Hinschauen erschließt sich durch die Klarheit der Linien das eigentliche Motiv und Thema des Bildes, und je näher man sich das Kunstwerk betrachtet, um so tiefer steigt man in Feinheiten und verborgene Details ein – stilistische Mittel, die praktisch eins zu eins in der Tätowierkunst Japans übernommen wurden. Ebenso wie die weichen, fein auslaufenden Schattierungen und die klaren, gleichmäßig kolorierten Flächen, die den Bildern zum einen Ausdruck und Dynamik verleihen, sie aber gleichzeitig schnell erfassbar machen.

Neben der künstlerisch-technischen Seite ist Michael aber besonders vom Zusammenspiel von Körper und japanischer Ganzkörpertätowierung fasziniert: »Bei westlichen Tätowierungen werden Motive oft auf die Haut gesetzt, ohne überhaupt auf Form und Größe des jeweiligen Körperteils zu achten«, erklärt er. In der japanischen Tätowierkunst bilden Tattoo und Körper jedoch eine harmonische Einheit, die sich auch auf die Persönlichkeit des Trägers erstreckt. Die Vielfalt der Tattoo-Motive, von Drachen und Tigern über florale Motive bis zu Darstellungen von legendären Helden ist nahezu unerschöpflich. Kunde und Tätowierer wählen daraus ein Motiv, das für den Kunden von besonderer Bedeutung ist – sei es, um besondere Eigenschaften des Trägers hervorzuheben oder andere, unliebsame Eigenschaften zu unterdrücken. Es ist besonders dieser persönliche Bezug zwischen Tätowierung und Tätowiertem, den Michael in der westlichen Tattoo-Kultur vergebens sucht.

»Westliche Tätowierungen im japanischen Stil sind eigentlich immer eine Imitation – es fehlt das Gespür für Japan und das japanische Lebensgefühl«, bedauert Michael. »Einem Europäer wird es immer schwer fallen, ein Bild zu schaffen, das es an Aussagekraft mit einem japanischen Kunstwerk aufnehmen kann,« meint der bayerische Tätowierer, »und so haben wir nur die Möglichkeit uns von der japanischen Kunst beeinflussen und inspirieren zu lassen, und dabei einen eigenen Stil zu schaffen.«

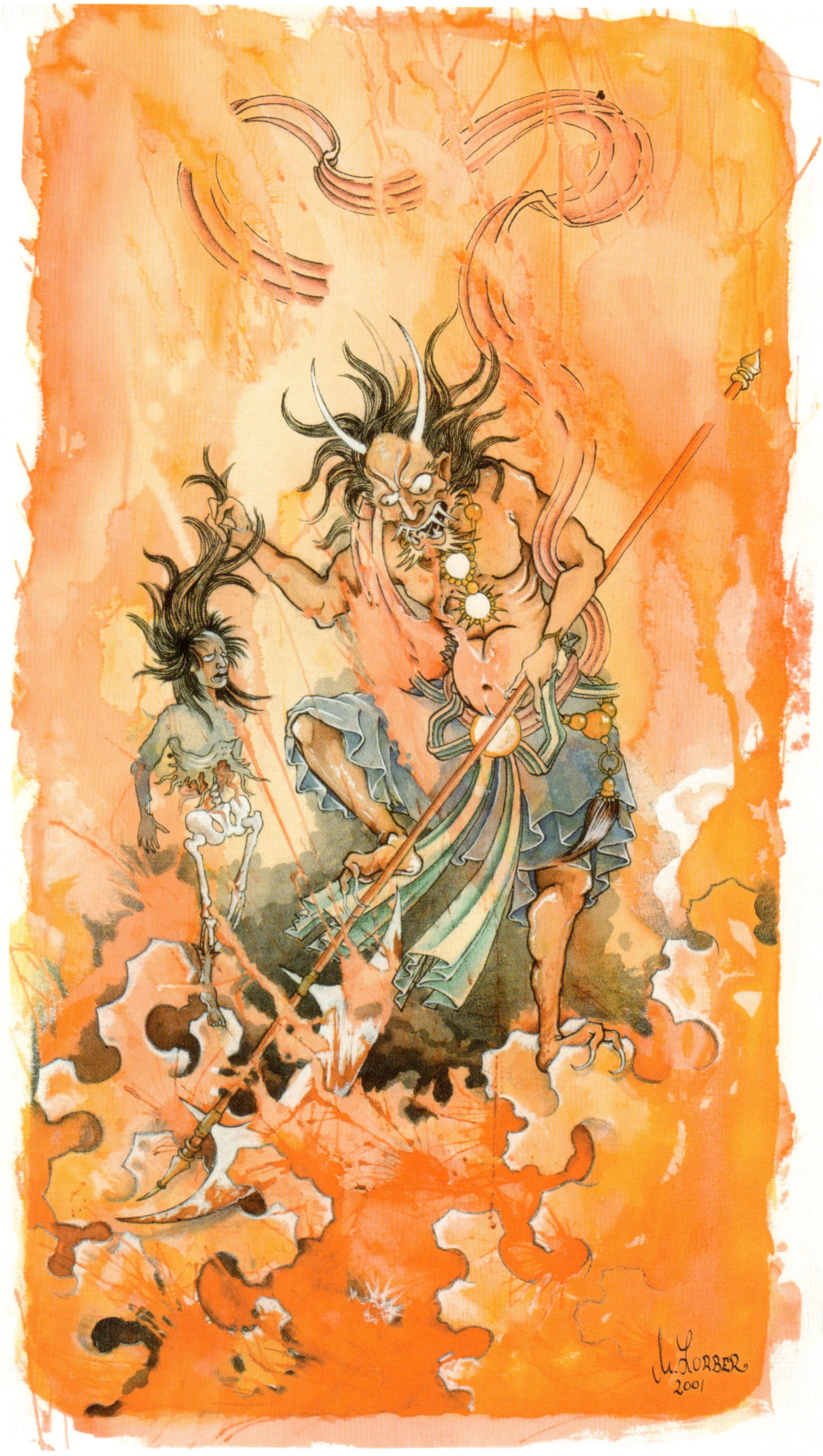
M. LORBER
2001

Michael Lorber

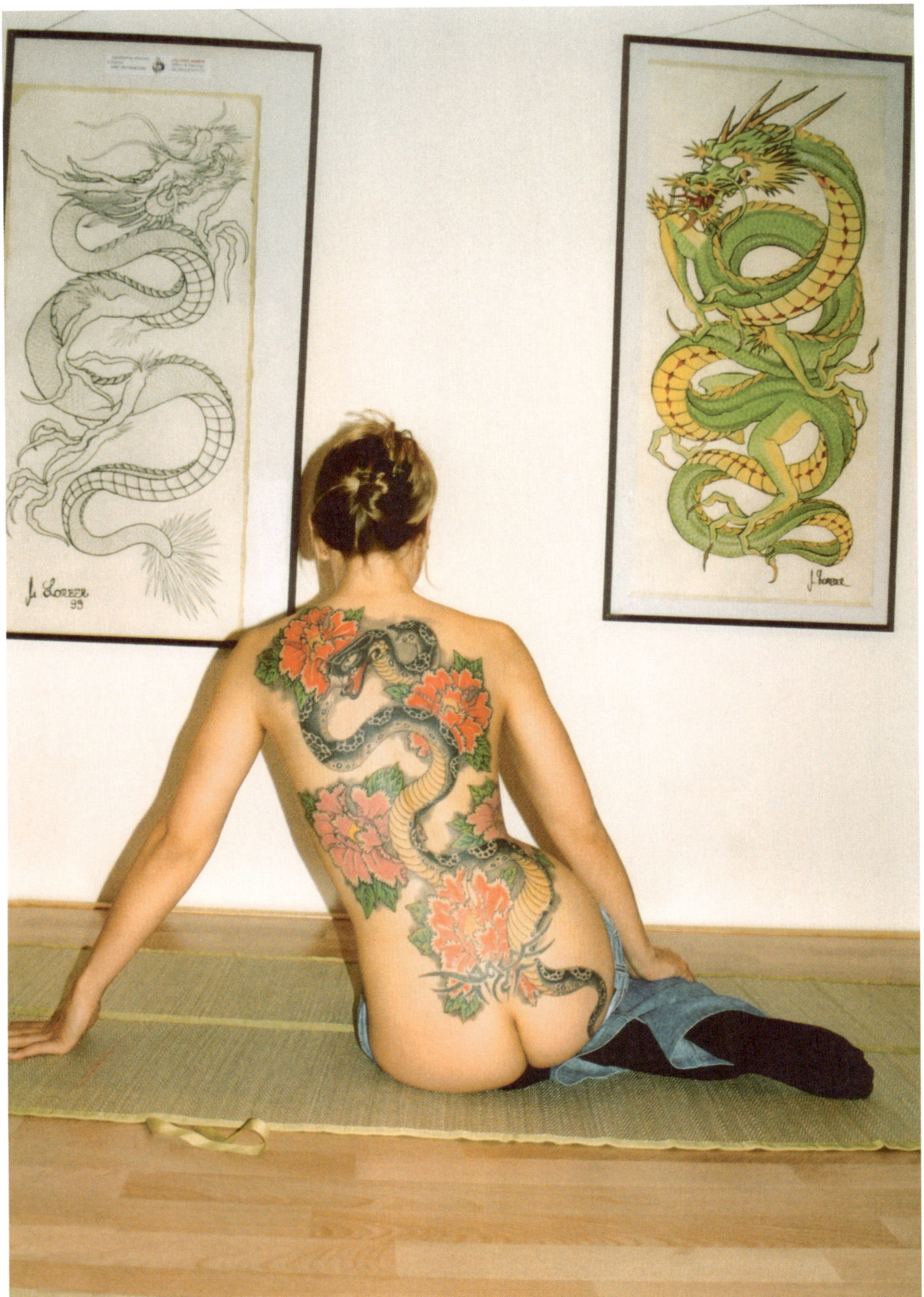

Michael Lorber

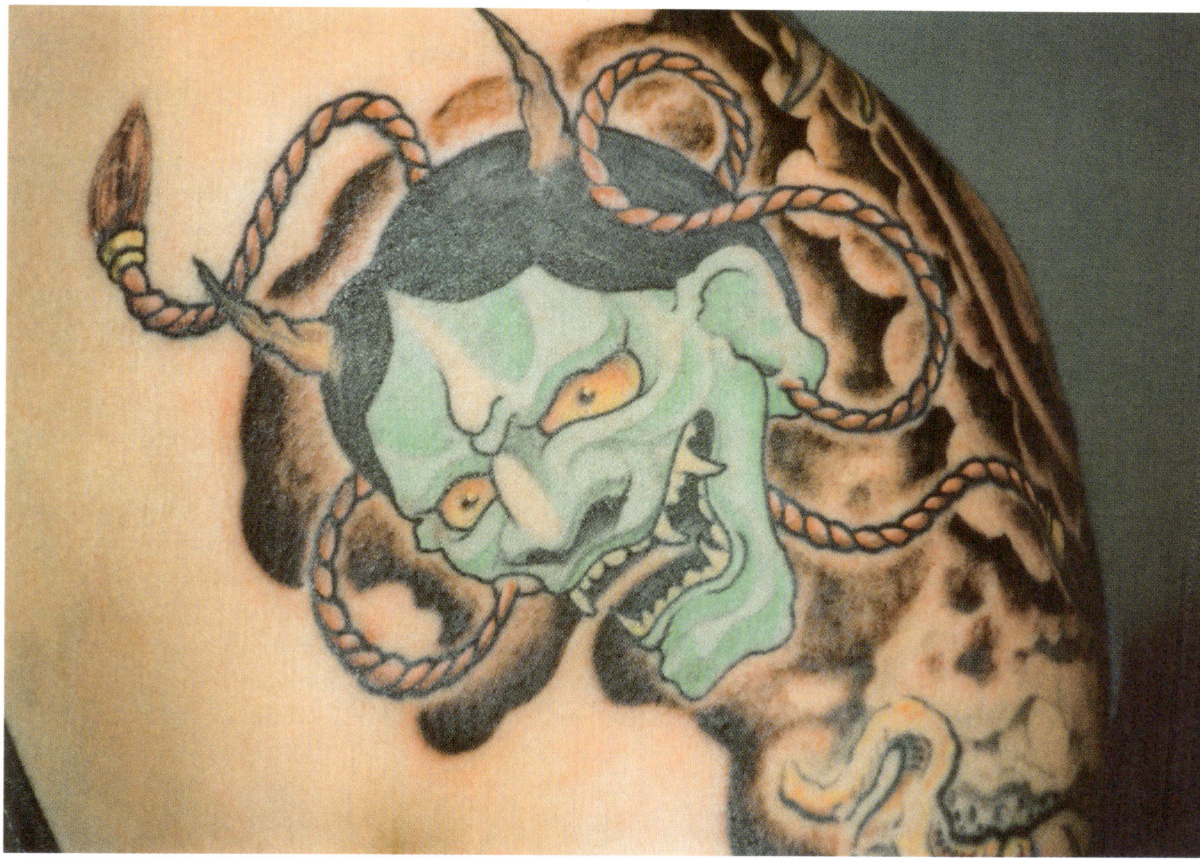

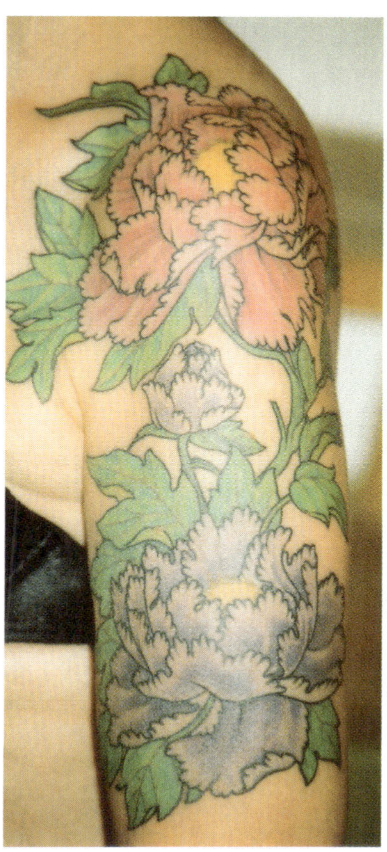

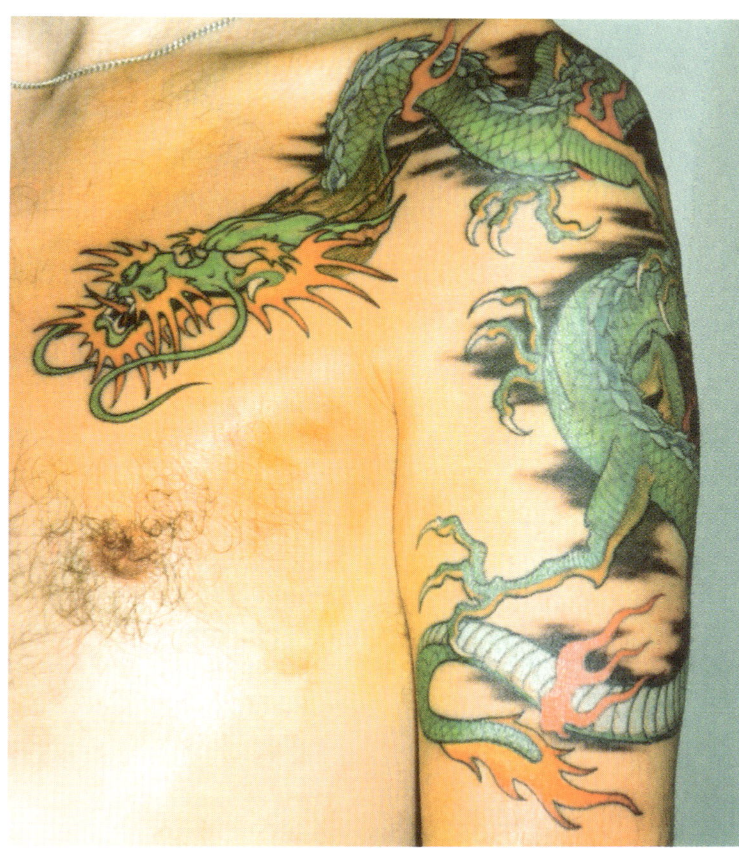

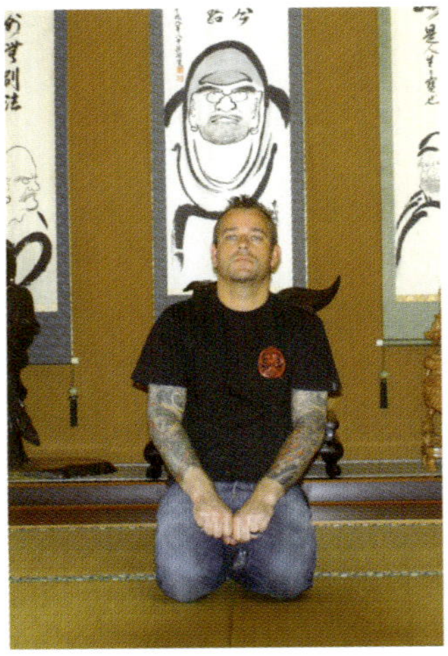

Marco Bratt

MARCO BRATT

Bomstraat 32 A
2202 GH Noordwijk
Niederlande
Tel.: +33 (0)71 362 22 21
Fax: +33 (0)71 364 88 94
info@rmarcobratt.com
www.marcobratt.com

Marco Bratt, Jahrgang 1967, wuchs in den Niederlanden auf, nahe der Küste. So war es unvermeidlich, daß er schon in frühester Kindheit Seemanns-Tattoos wie Pin-ups, Rosen, Anker und Schiffe zu Gesicht bekam. Zunächst begnügte sich Marco darauf, solche Bilder auf den Armen seiner Freunde und Spielkameraden mit Farbstiften zu reproduzieren, doch schon im Alter von 15 Jahren war es für ihn Zeit für das erste echte Tattoo: Adler mit Schlange, ein Klassiker. Marco war nicht nur klar, daß dies nicht seine einzige Tätowierung bleiben sollte, es dämmerte ihm auch, daß er selbst dazu berufen war, den Beruf des Tätowierers zu erlernen.

1992, als er schon viel Zeit auf Conventions und in Tattoo-Studios zugebracht hatte, bot ihm Ronald Bonkerk eine Lehrstelle in seinem Studio an. Vier Jahre später öffnete Marco Bratt sein eigenes Studio in The Hague, das er aber bald schon wieder verließ, um sich auf eine ausgedehnte Studienreise zu begeben: Marco wollte soviele ursprüngliche Tätowierstile und Techniken wie nur möglich kennen lernen. Natürlich ließ er sich an jedem Ort, an dem er auf indigene Tätowierkunst traf, im entsprechenden Stil tätowieren. Ein Stil sprach ihn dabei besonders an und ließ ihn nicht mehr los: Die japanische Tätowierkunst.

Seine ersten Eindrücke von asiatischer Tätowierkunst basierten auf einem tätowierten Darsteller in einem Kung-Fu Film, doch eine Reise nach Japan ermöglichte es Marco, das Phänomen der Ganzkörpertattoos persönlich in Augenschein zu nehmen. Er hatte das große Glück, einige der großen Meister dieser Kunst kennenlernen und bei ihrer Arbeit beobachten zu können. Seine Faszination für japanische Kunst wuchs weiter an, und so vertiefte sich Marco in das Studium der Geschichte, der Mythen und der Kultur dieses bemerkenswerten Landes. Wie die meisten Tätowierer, die sich dem japanischen Tätowierstil widmen, fühlte sich Marco hauptsächlich von den Arbeiten Hokusais, Kyosais, Kuniyoshis und Yoshitoshis beeinflusst und inspiriert.

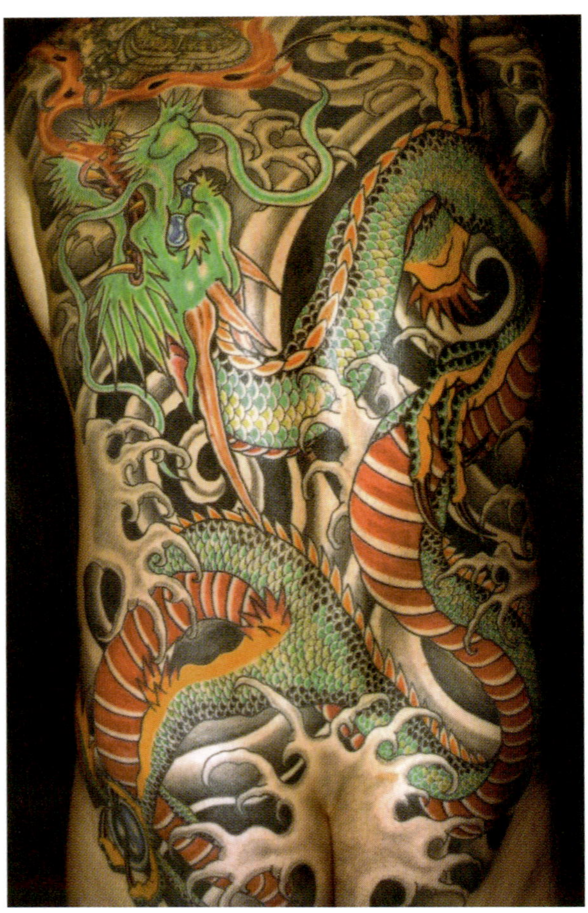

Es sind verschiedene Dinge, die Marco an der japanischen Tätowierkunst faszinieren: Neben der Eleganz und der perfekten Balance der Motive und des Gesamtkonzepts ist es auch die lange und äußerst wechselhafte Geschichte des Tätowierens in Japan, die Marco bemerkenswert findet: von den tätowierten Stammeszeichen der Stein- und Bronze-Zeit über die Verwendung von Tätowierung als Strafmerkmal und Zeichen staatlicher Macht bis schließlich zum Zeichen der Ablehnung staatlicher Autorität. Darüber hinaus gefällt Marco die sehr traditionelle Lehrer-Schüler Beziehung, die in der japanischen Tätowierkunst besteht, und die gewähr-

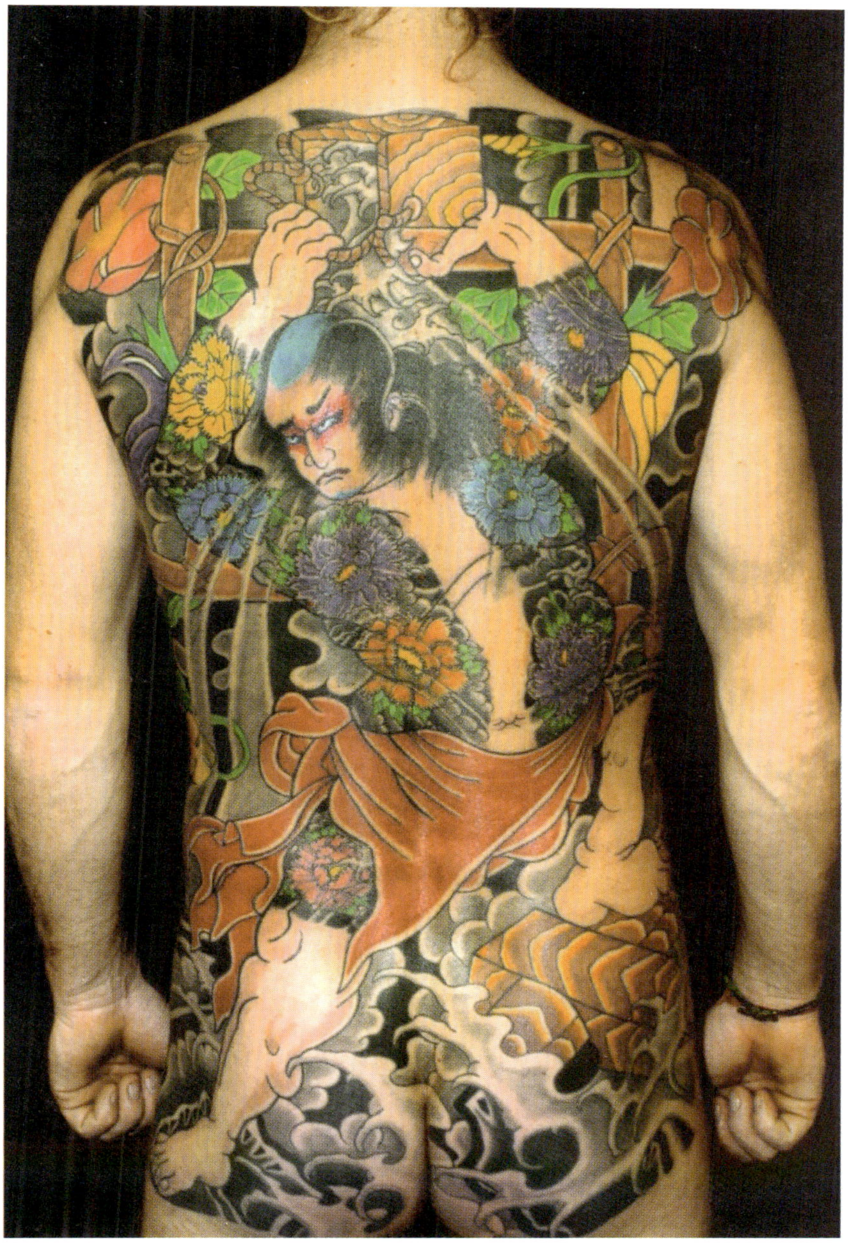

leistet, daß traditionelle Techniken und Motive unverfälscht und mit dem notwendigen Hintergrundwissen weitergegeben werden und so erhalten bleiben.

Heute beobachtet Marco einen Wandel in Japan, der bewirkt, daß immer mehr japanische Tätowierkünstler, einst so um Geheimhaltung ihrer Kunst bemüht, heute ihr Wissen und ihre Werke dem Rest der Welt zugänglich machen möchten. Er hofft, daß auch in Zukunft weiterhin japanische Tätowiermeister in den Westen reisen werden, um ihr Wissen und ihre Techniken mit Interessierten zu teilen. »Die Kunst des Tätowierens hat sich stets weiter entwickelt; durch den künstlerischen Beitrag japanischer Tätowierer zu dieser Entwicklung werden diese mithelfen, das sich bereits teilweise abzeichnende Bewußtsein zu bekräftigen, daß viele Tätowierer als Künstler, und ihre Arbeiten als Kunstwerke bezeichnet werden sollten.«

Marco Bratt

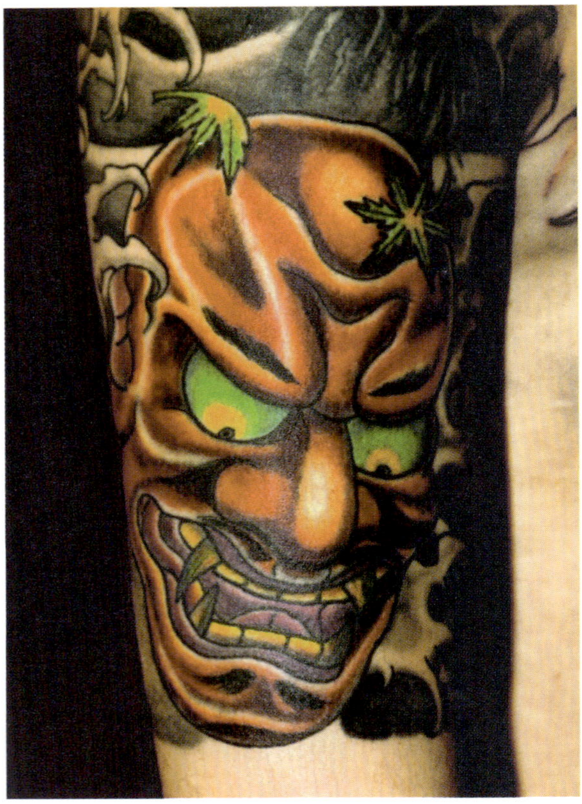

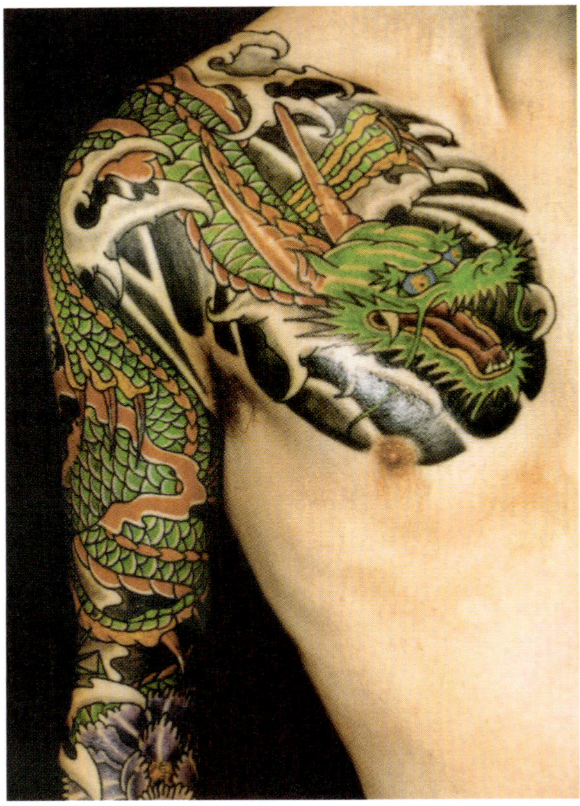

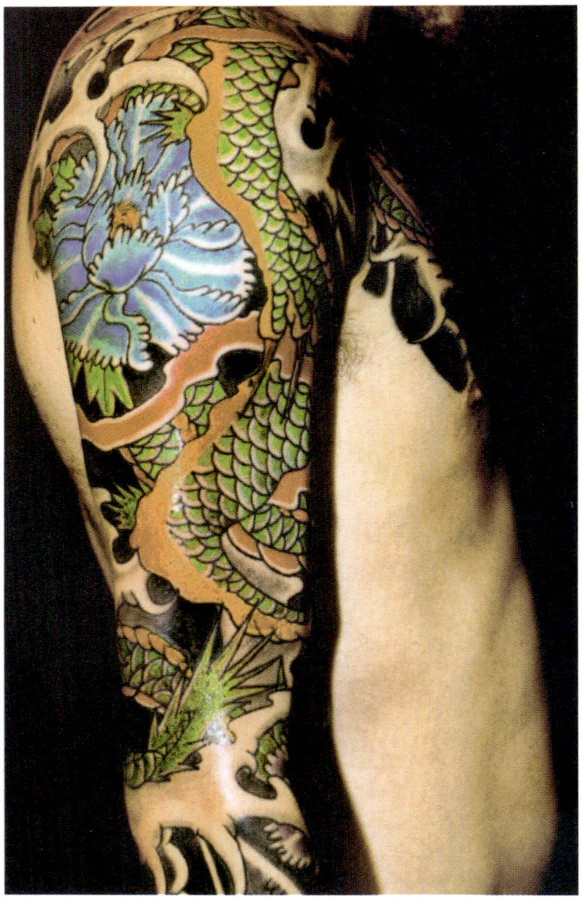

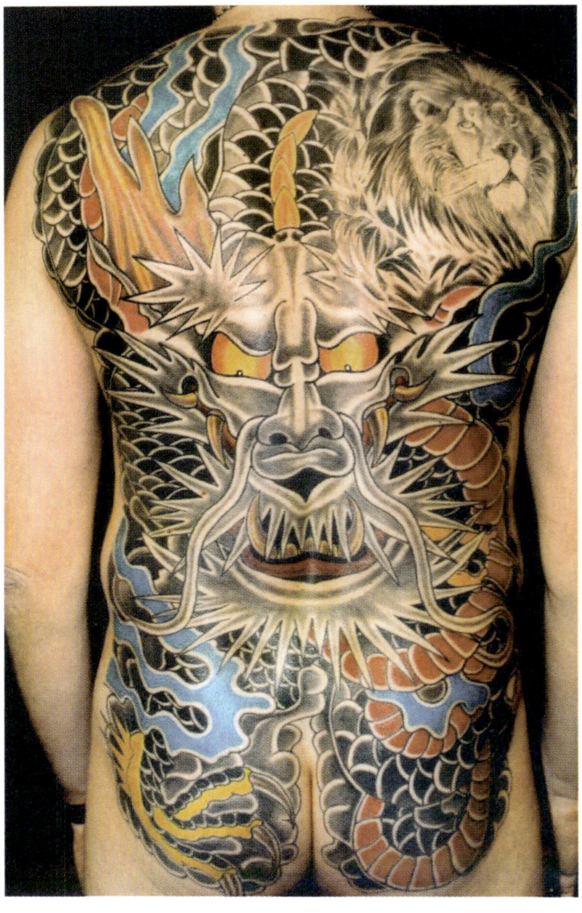

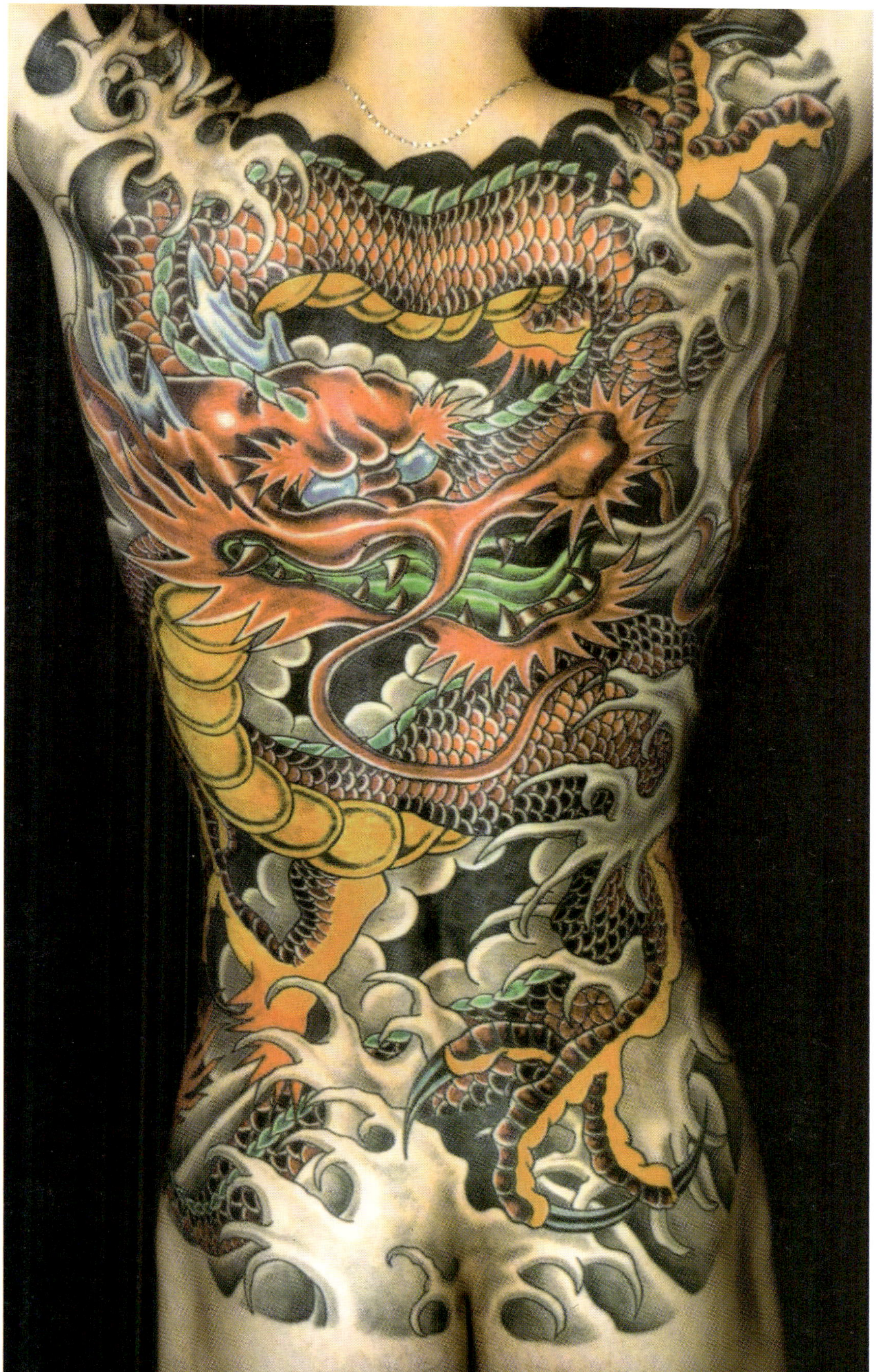

Marco Bratt

Filip Leu

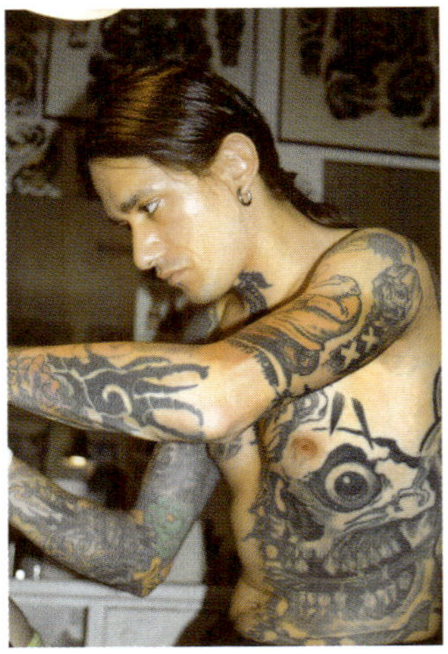

FILIP LEU
THE LEU FAMILY'S
FAMILY IRON

36 Avenue de France
Lausanne 1004
Schweiz
Tel.: +41 (0)21 624 8708
Fax: +41 (0)21 624 8708
leu.family.iron@bluewin.ch

Das erste Mal, daß Filip Leu auf japanische Ganzkörpertattoos aufmerksam wurde, war 1979. Filips Vater Felix war zu dieser Zeit gerade im Begriff, eine Karriere als Tätowierer in Angriff zu nehmen, und war in den Besitz eines Buches gekommen, das zahlreiche Bilder von japanischen Ganzkörpertätowierungen enthielt. Filip war wie auch sein Vater der Meinung, daß dies die schönstmögliche Form des Tätowierens darstellte; die Bilder waren klar, auch aus der Distanz deutlich zu erkennen, und folgten den Formen des Körpers. Ohne Zweifel hat diese Erkenntnis seine Einstellung zum Tätowieren über die letzten 25 Jahre stark geprägt, und er arbeitet weiter daran, sich in diese Richtung zu entwickeln.

Während der Tattoo-Lehre bei seinem Vater Felix absolvierte Filip auch eine einjährige Studienreise im Jahr 1985, als er 18 Jahre alt war. Nachdem er in Indien, Thailand, Hong Kong und Taiwan war, besuchte er damals zum ersten Mal auch Japan. Er blieb für drei Monate und lernte dort einige der besten und bekanntesten japanischen Tätowiermeister kennen. Er hatte die Ehre und das große Glück, Kuronuma Tamotsu/Horiyoshi II kennenlernen zu dürfen, ebenso Nakano Yoshihito (Horiyoshi III) und Mitsuaki Owada (Horikin) sowie Owada Tashikazu (Horitoshi). Von Horiyoshi III ließ sich Filip auf traditionelle Weise tätowieren, Horikin tätowierte er selbst zwei Totenkopf-Armbänder. Bei Horitoshi ließ sich Filips Schwester Ama auf traditionelle Weise tätowieren.

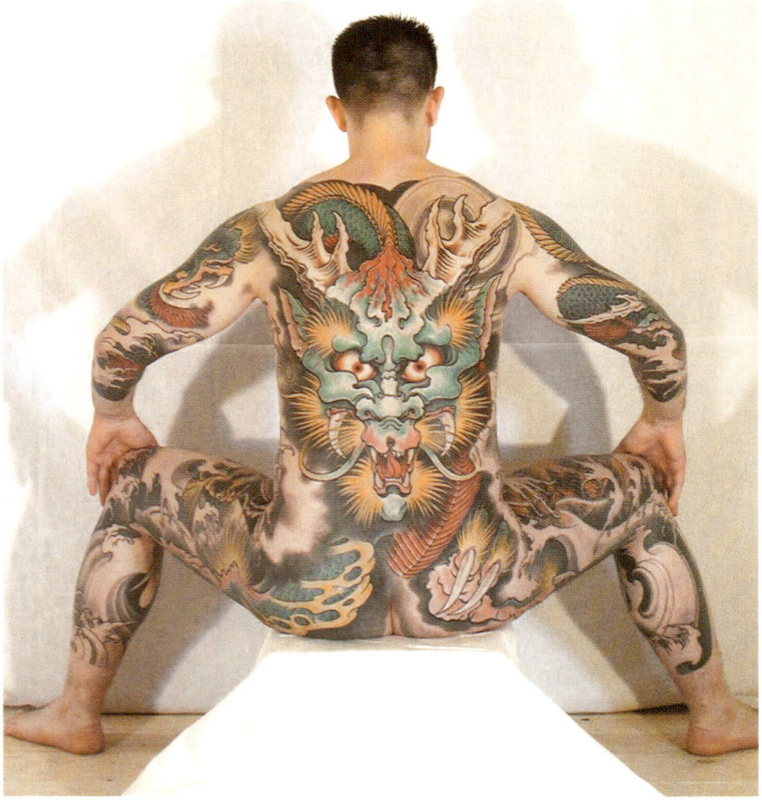

Von all diesen Tätowierern lernte Filip viel über Technik und Hintergründe japanischer Tätowierkunst und ist mit ihnen auch heute noch verbunden. Weitere Einblicke in diese Thematik erhielt Filip Leu durch den Verleger Shimada, der in seinem Verlag Keibunsha Publishing die wichtigsten Bildbände zur japanischen Tätowierkunst verlegt, und durch Dr. Fukushi, der ihm Einblick in eine Sammlung konservierter tätowierter Häute gewährte, die Dr. Fukushis Vater an der Universität von Tokyo angelegt hatte.

Zehn Jahre später reiste Filip erneut nach Japan, wo er in Uchiyama Hideos Studio »Magical Tattoo« arbeitete. 1999 und 2000 besuchte er die Tattoo Convention in Tokio, für die er im Jahr 2000 auch das Plakat entwarf.

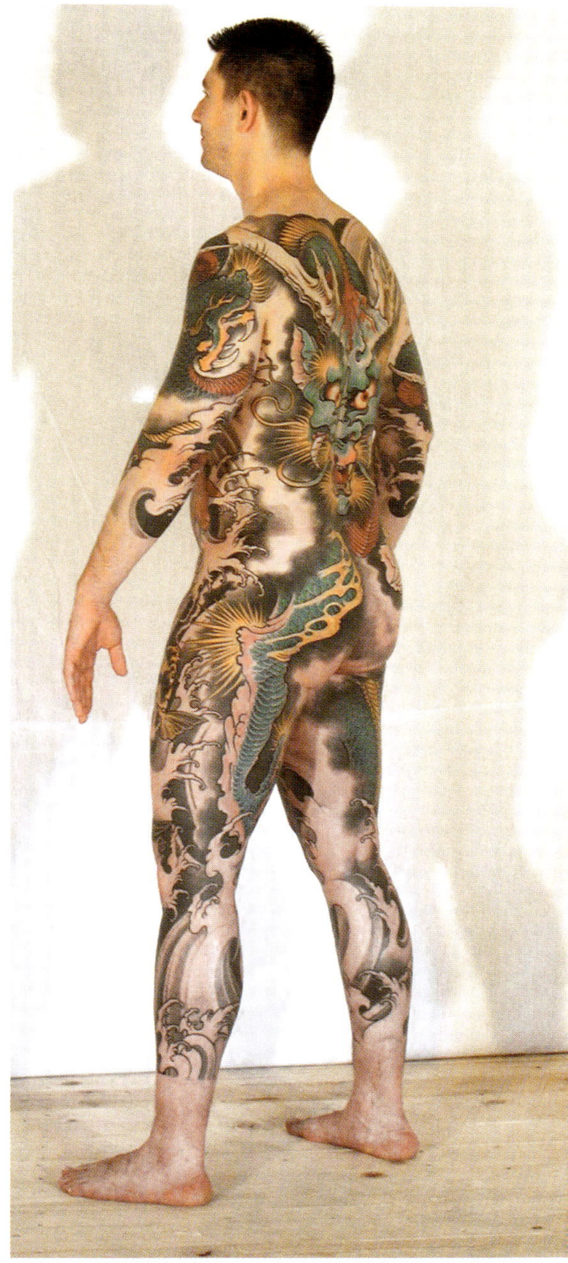

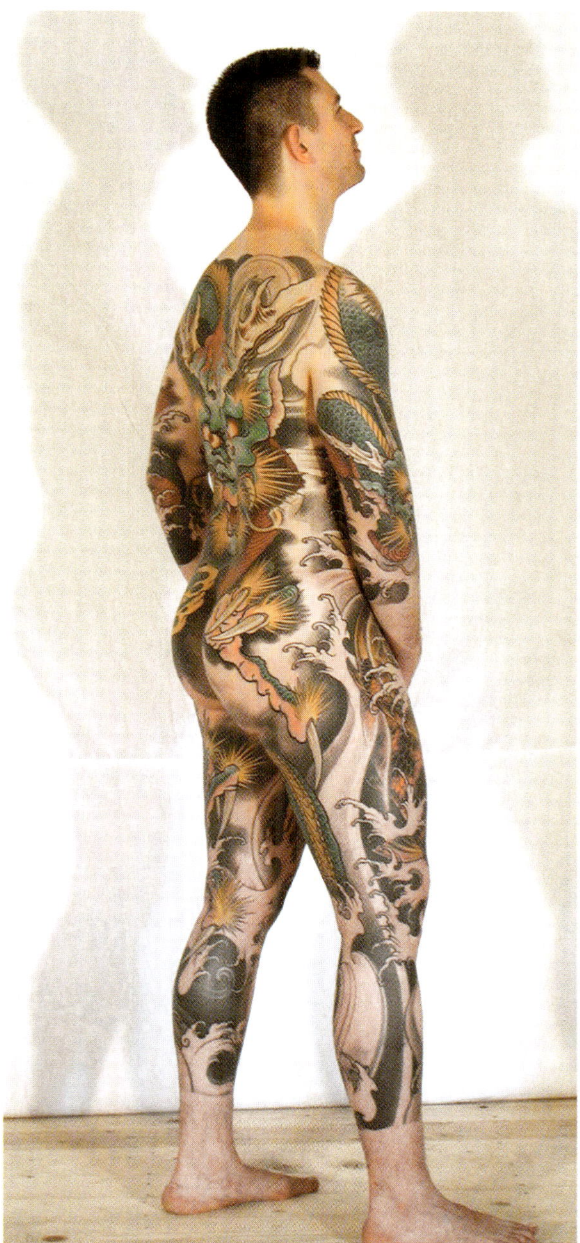

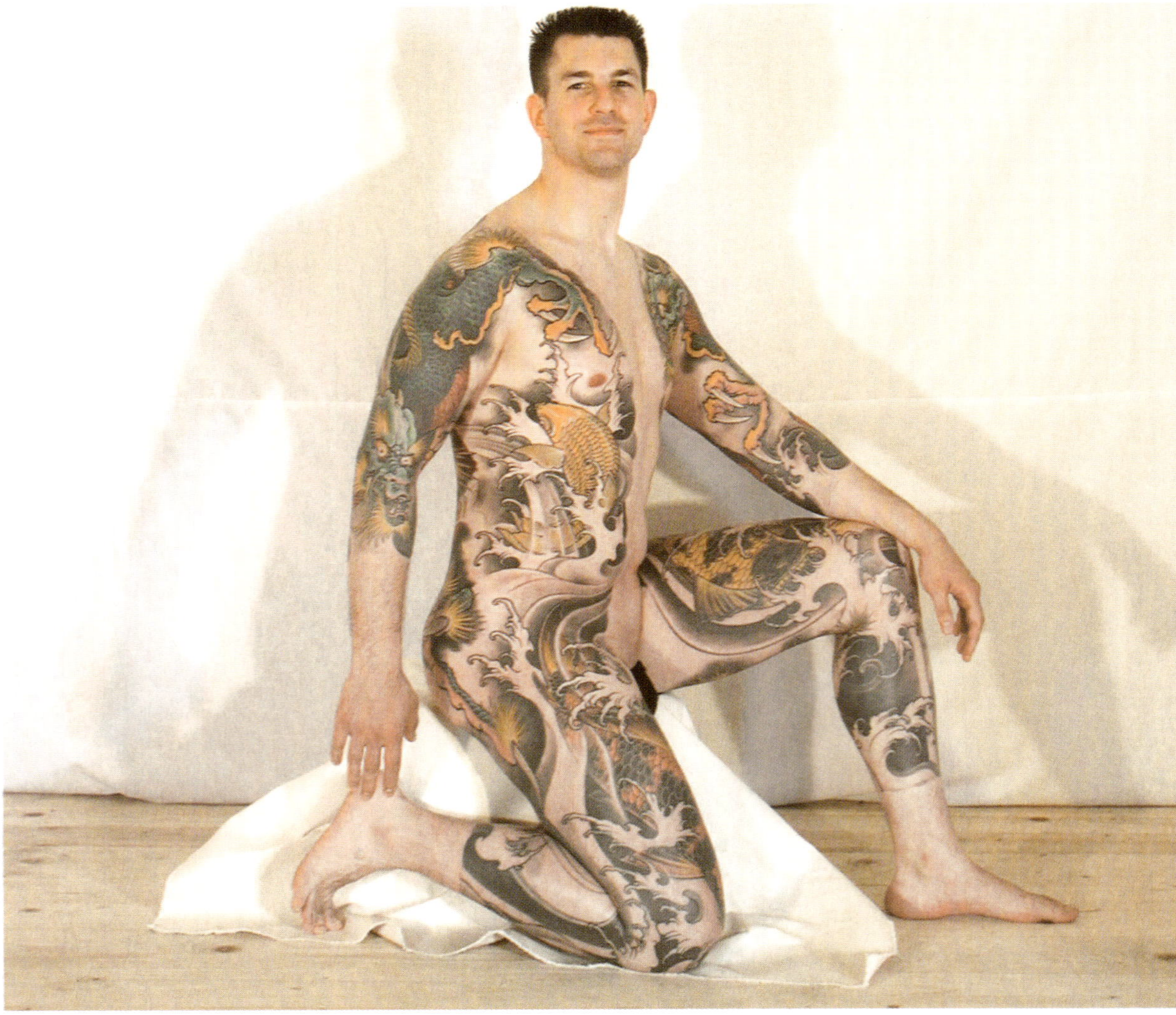

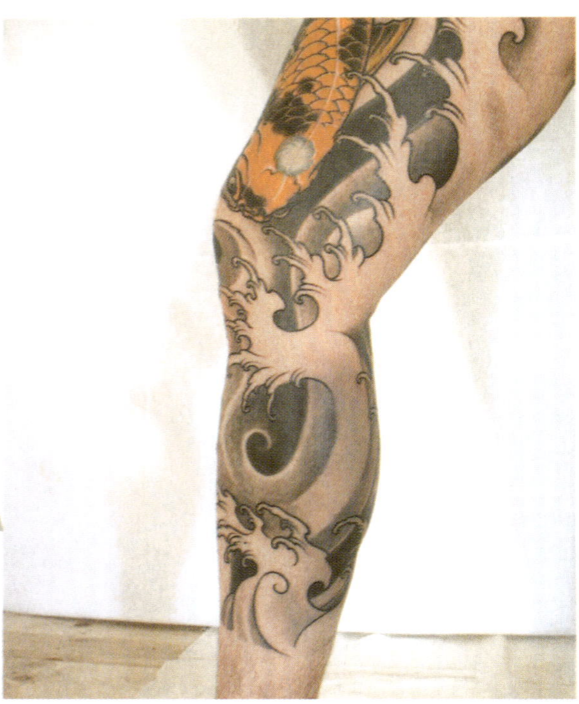

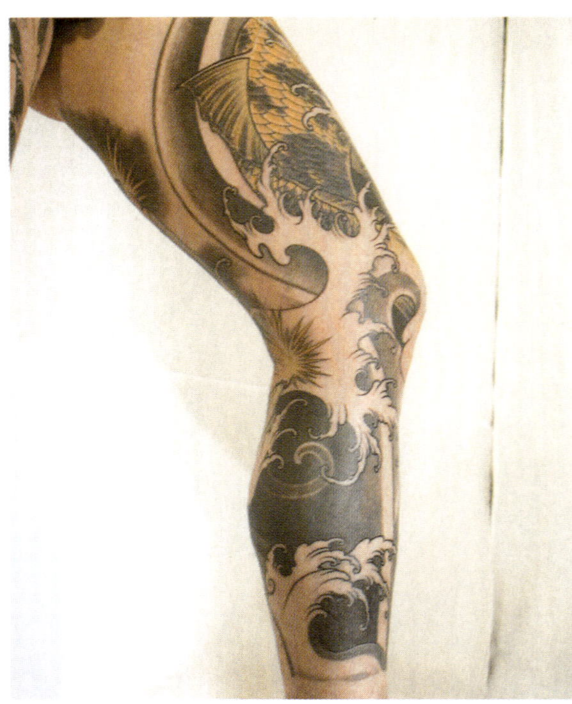

Filip Leu

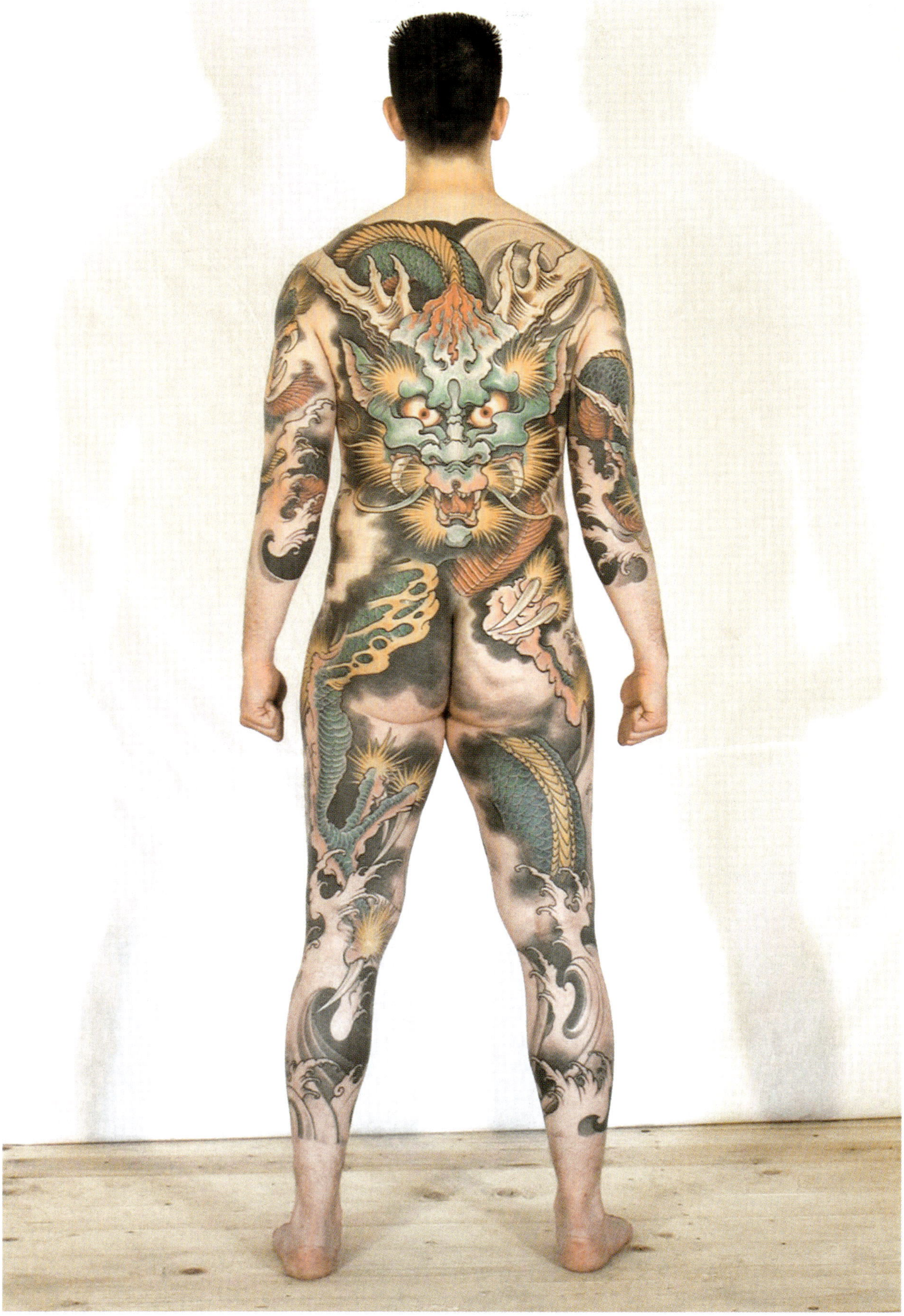

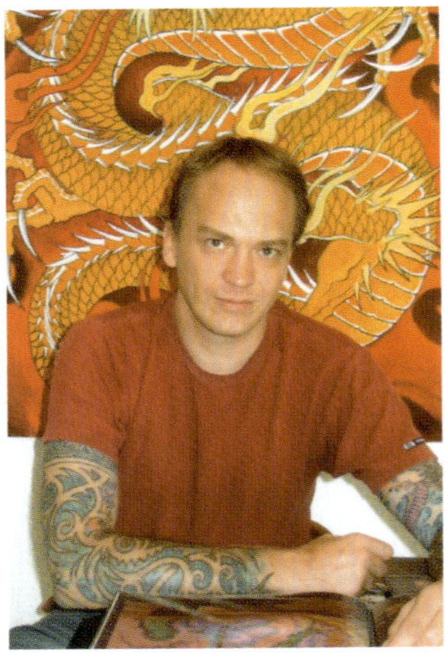

MARCUSE
SMILIN' DEMONS
TATTOO

Mollstr. 4
68165 Mannheim
Deutschland
Tel.: +49 (0)621 431 47 74

Marcuse

Marcuse Blachny studierte vor Beginn seiner Tätowiererlaufbahn einige Jahre an der Stuttgarter Kunstakademie, die er jedoch vorzeitig abbrach. Mit einer Mappe voll eigener Zeichnungen bewarb er sich daraufhin bei Crazy Greg's Tattoo-Studio um eine Lehrstelle und erlernte dort die Grundlagen des Tätowierens. Nach einiger Zeit wechselte Marcuse das Studio und arbeitete zusammen mit Luke Atkinson in dessen Stuttgarter Studio »Checker Demon Tattoos«. Von Luke Atkinson übernahm Marcuse neben dem letzten Feinschliff in Sachen Tätowiertechnik auch dessen Vorliebe für japanische Tätowierkunst und lernte im Checker Demon Tattoos viel über Bedeutungen und Hintergründe der traditionellen Motive.

Mittlerweile hat sich Marcuse Blachny einen eigenen Stil erarbeitet, der eng an den japanischen Tätowierstil angelehnt ist, aber deutlich seine eigene, unverwechselbare Handschrift trägt. Die energiegeladenen Bilder von Drachen, Schlangen und buddhistischen Gottheiten werden von ihm direkt auf der Haut vorgezeichnet, wodurch er eine besondere Dynamik im Ausdruck erreicht. Marcuses besonderes Talent für Tätowierungen japanischen Stils wurde schon mehrfach von anerkannten Fach-Jurys bestätigt; so gewann er auf der Tattoo-Convention Berlin, die zu den größten Tätowierermessen weltweit zählt, bereits zweimal eine Auszeichnung für das »Beste asiatische Tattoo«.

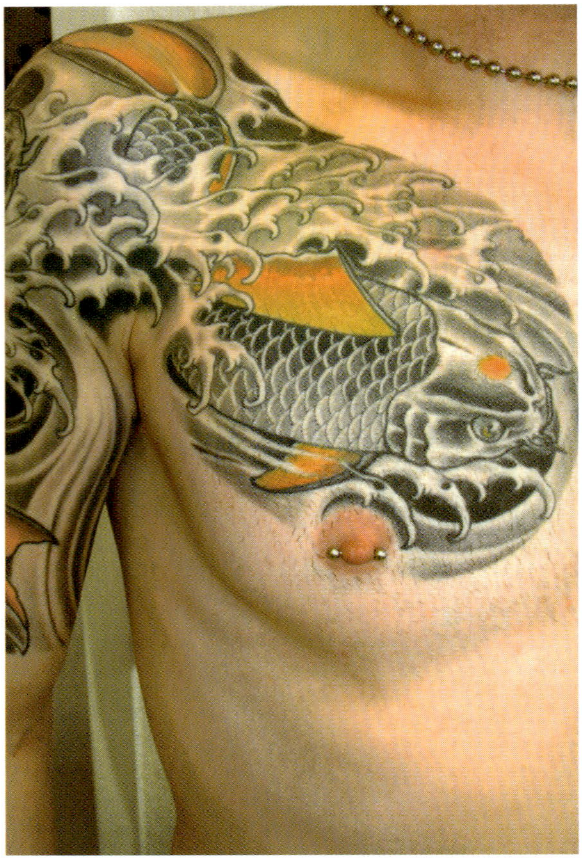

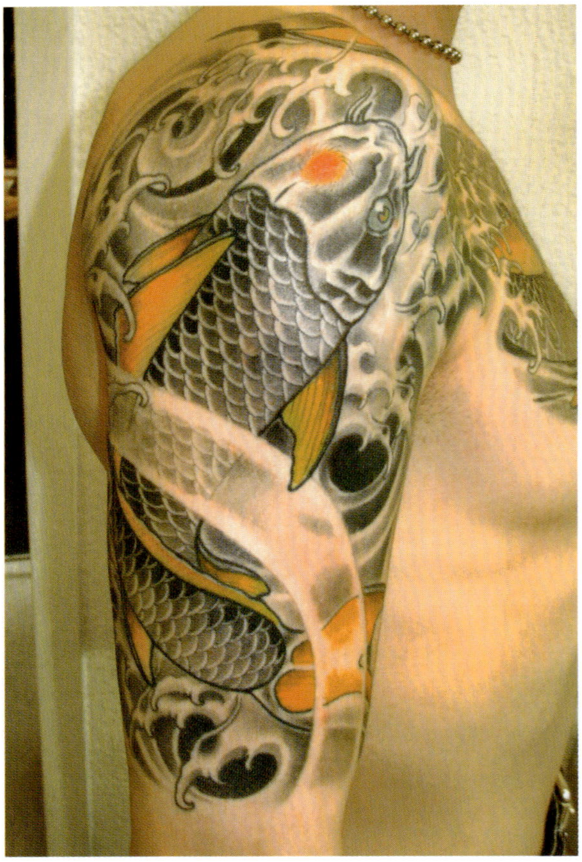

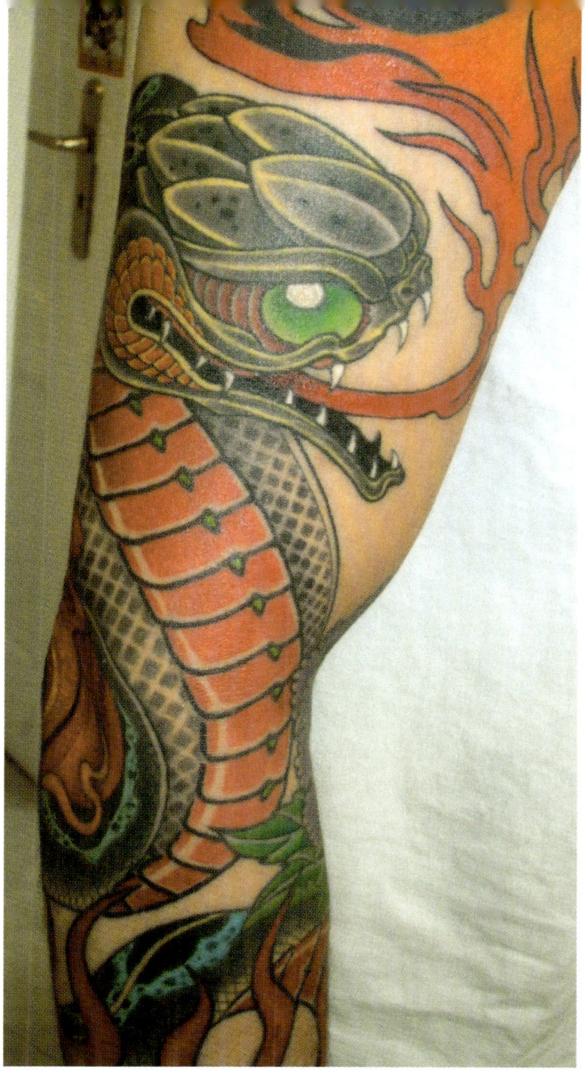
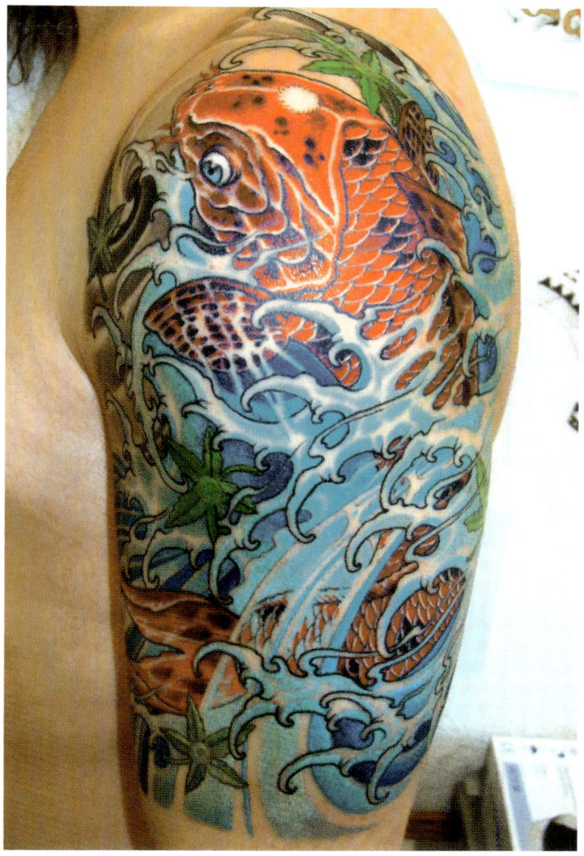
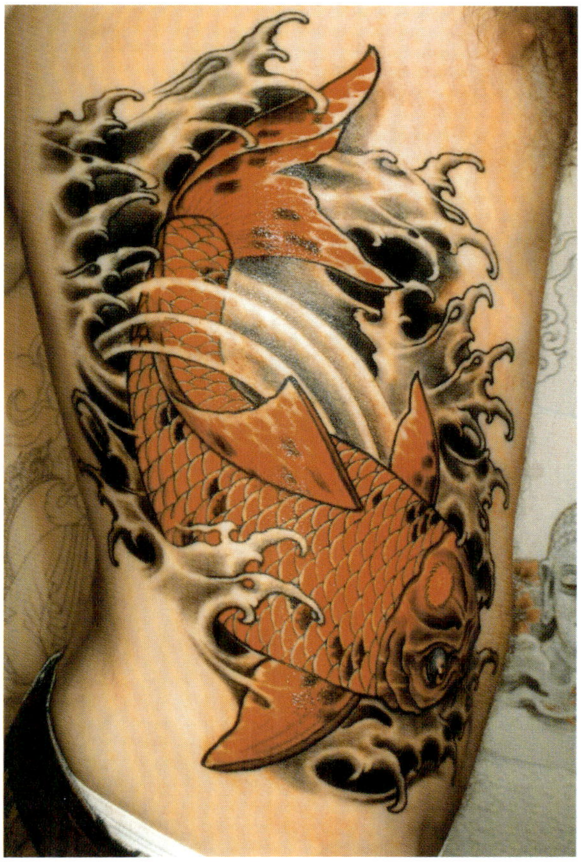
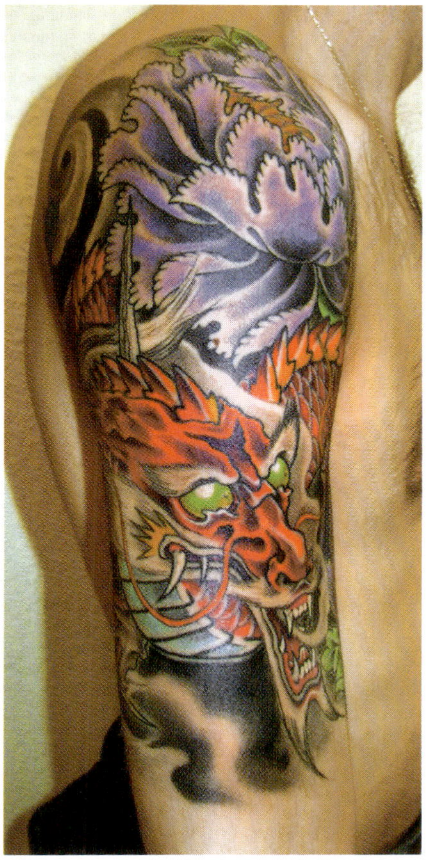

Marcuse

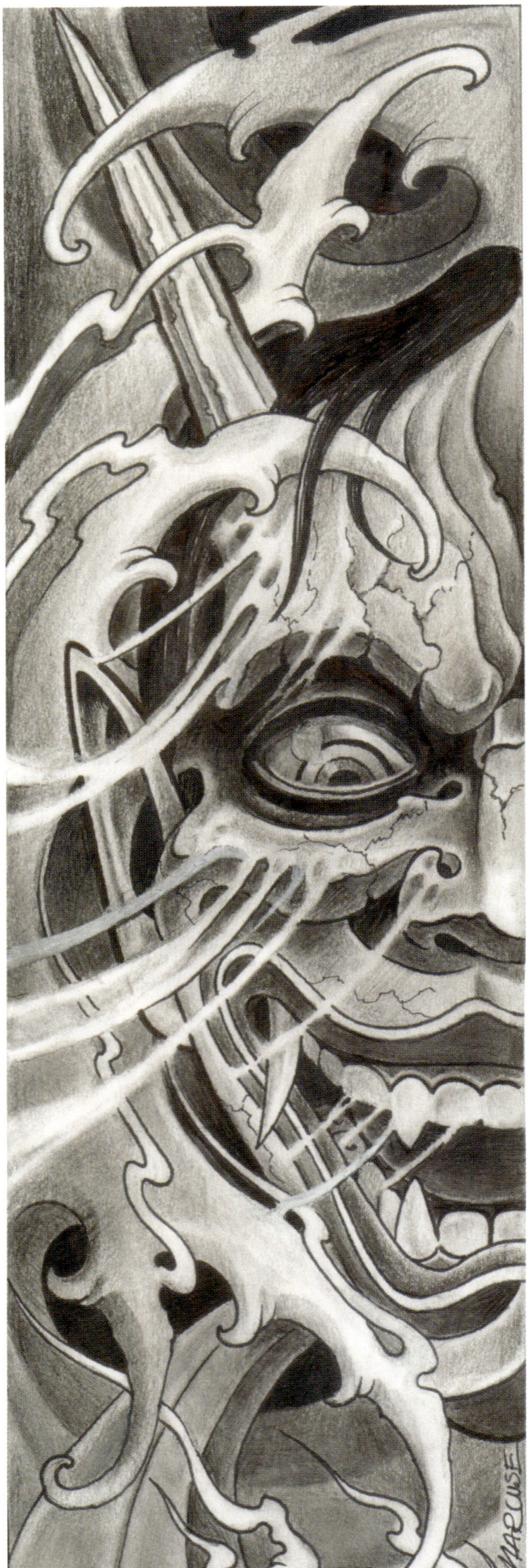

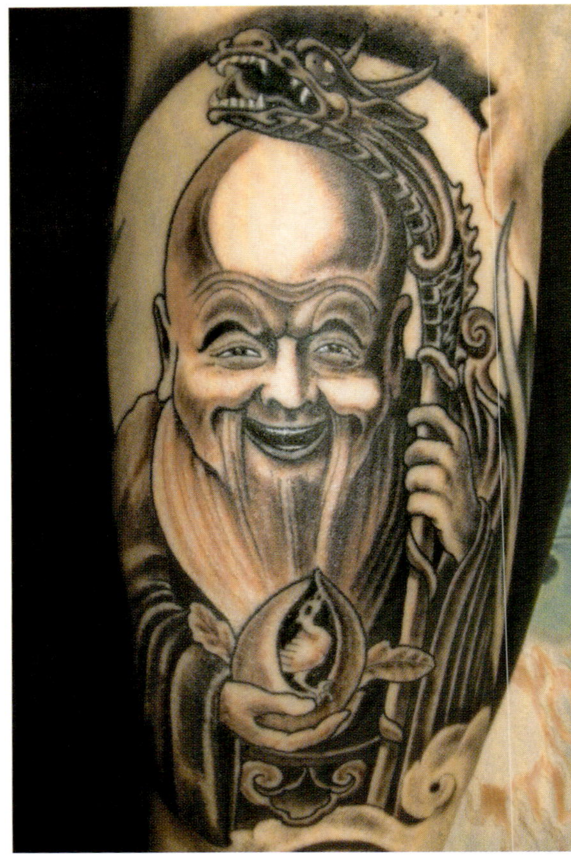

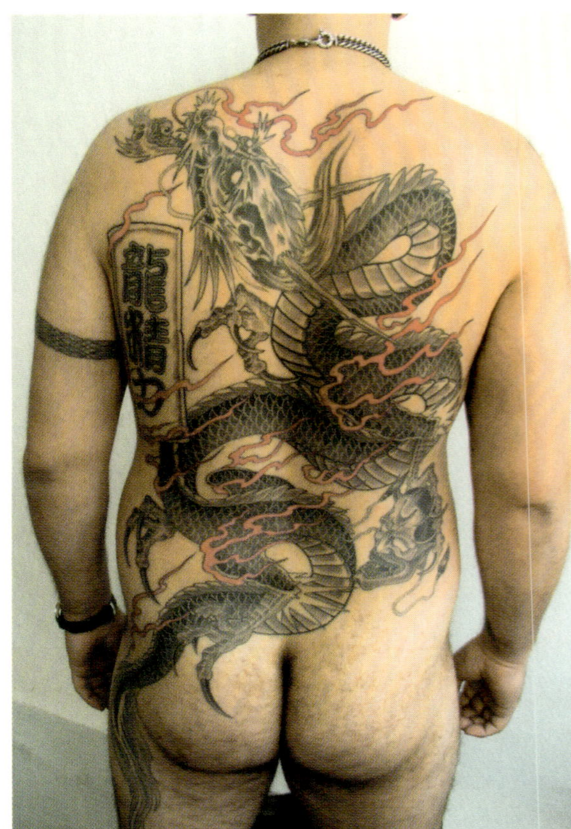

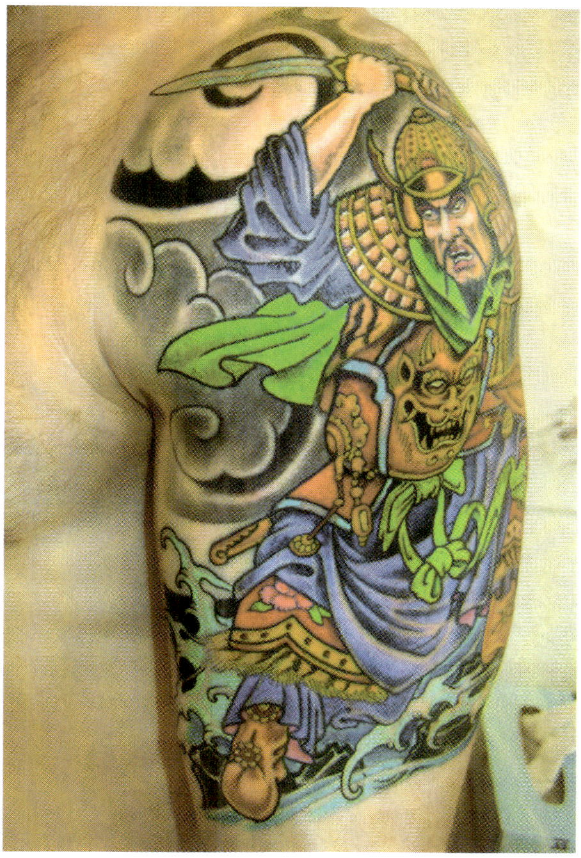

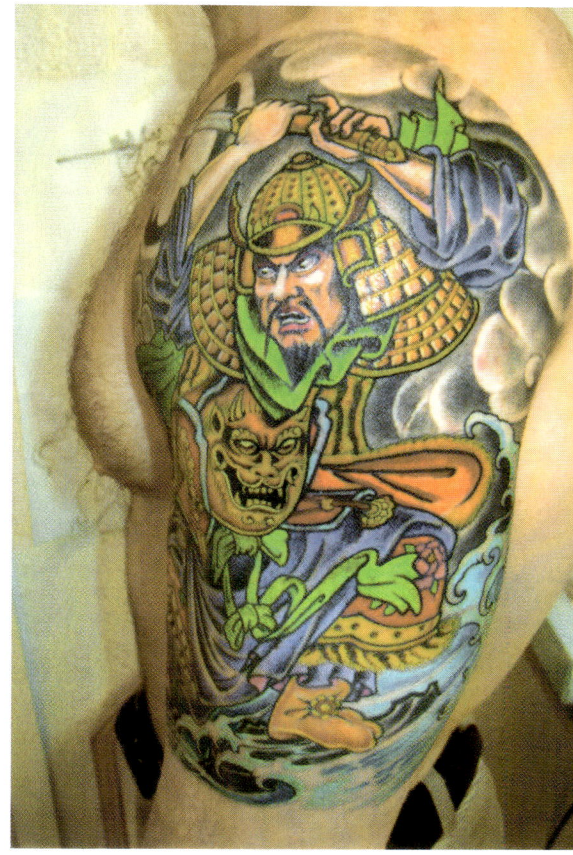

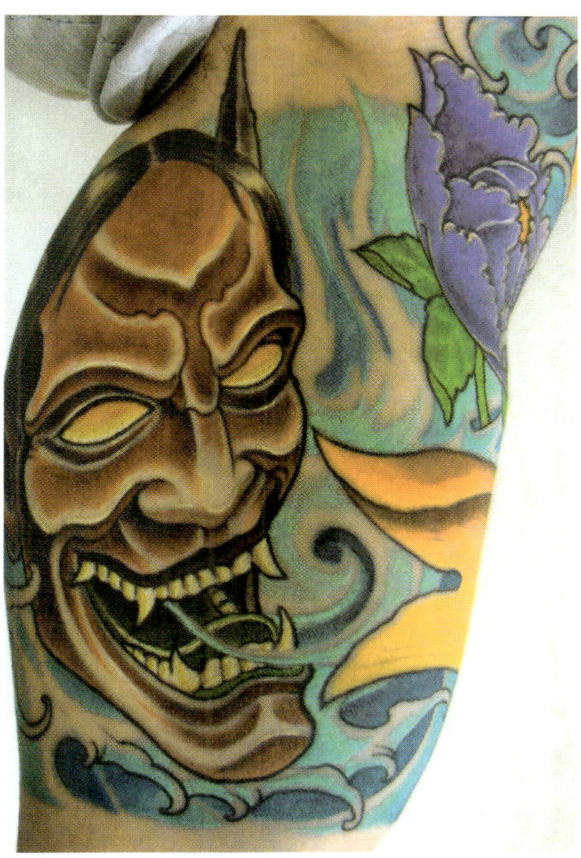

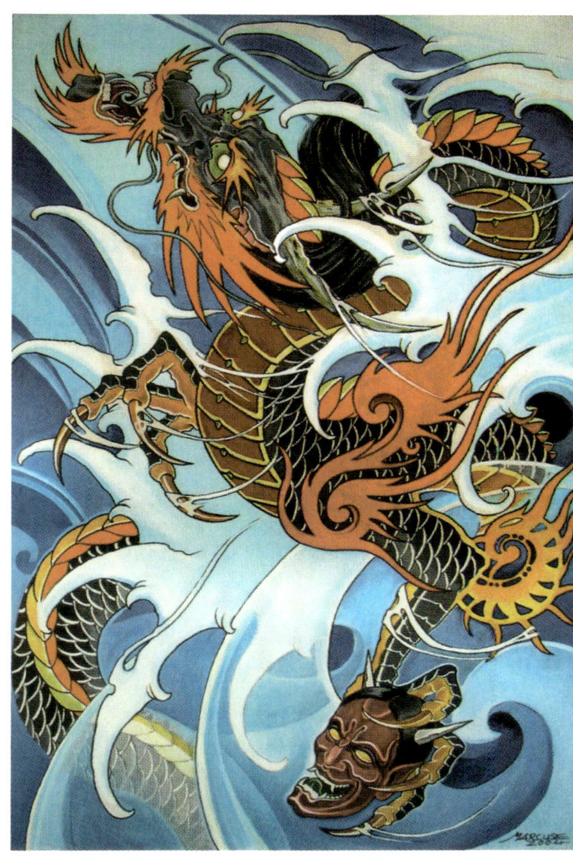

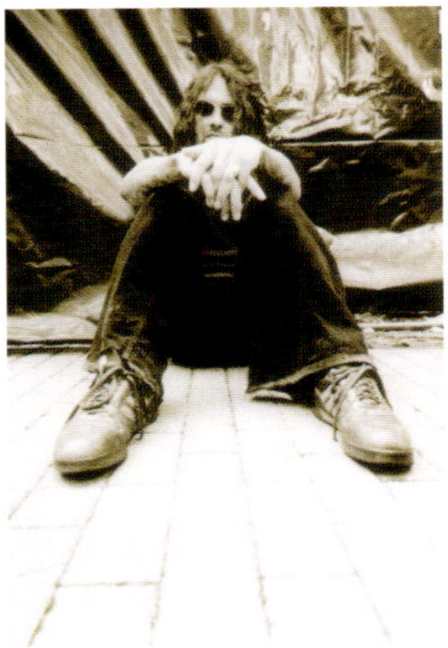

Olli Lonien

OLLI LONIEN
ORIENTAL TATTOOING
& MORE

Lorenz Kellner Str. 10
54290 Trier
Deutschland
Tel.: +49 (0)651 431 86

Olli Lonien zählt mittlerweile zu den bekanntesten deutschen Vertretern des asiatischen Tattoo-Stils. Er begann Mitte der 90er Jahre, sich das Tätowieren autodidaktisch selbst beizubringen, wurde dabei aber stark von Klaus Fuhrmann aus Wien und Filip Leu aus Lausanne beeinflußt, mit denen er in regem Kontakt und Austausch steht.

Nach einer anfänglichen Orientierungsphase legte sich Olli Lonien schon bald auf Motive und Stile aus dem asiatischen Raum fest, wobei er japanische Stilelemente auch gerne mit solchen aus Indien und Tibet, teilweise sogar mit tribalen Elementen aus Borneo vermischt.

Olli Loniens Tätowierungen sind meist großflächig angelegt, was ihm eine individuelle Anpassung der Tätowierungen an den Körper erlaubt. Motive und Tattoo-Konzepte entwirft Olli Lonien selbst.

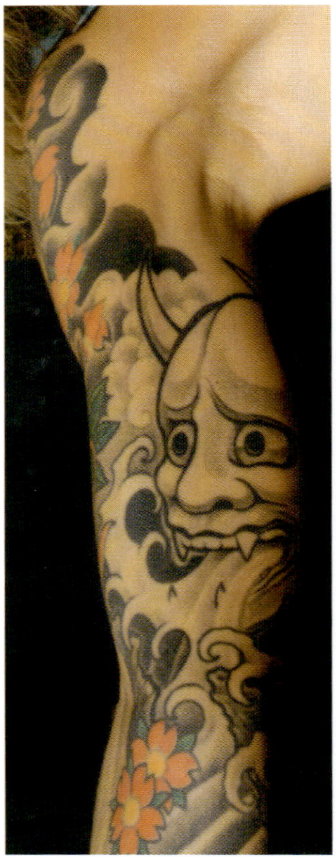

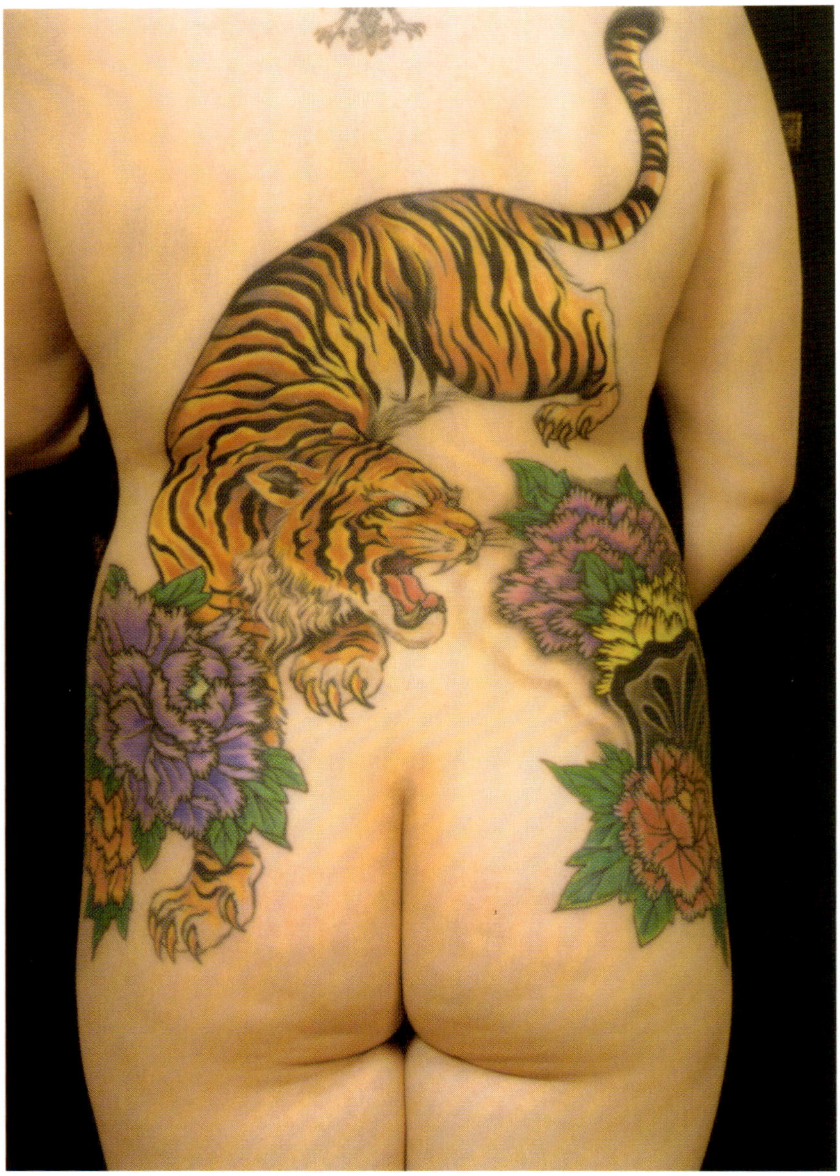

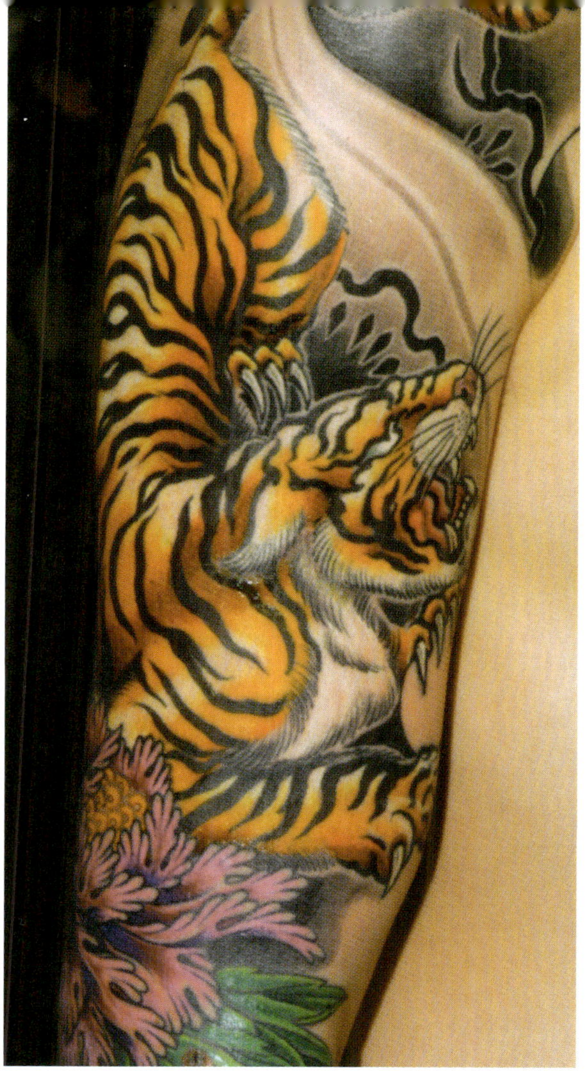
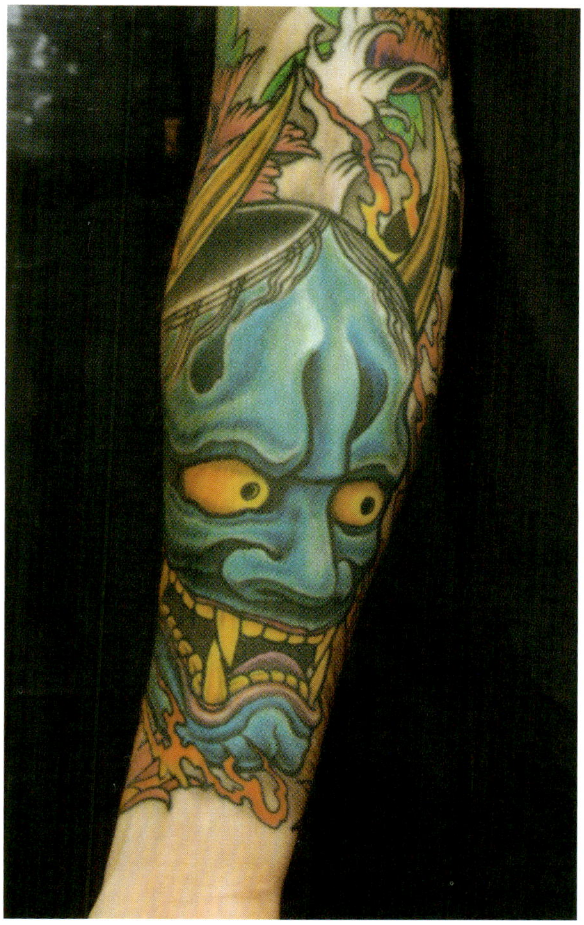
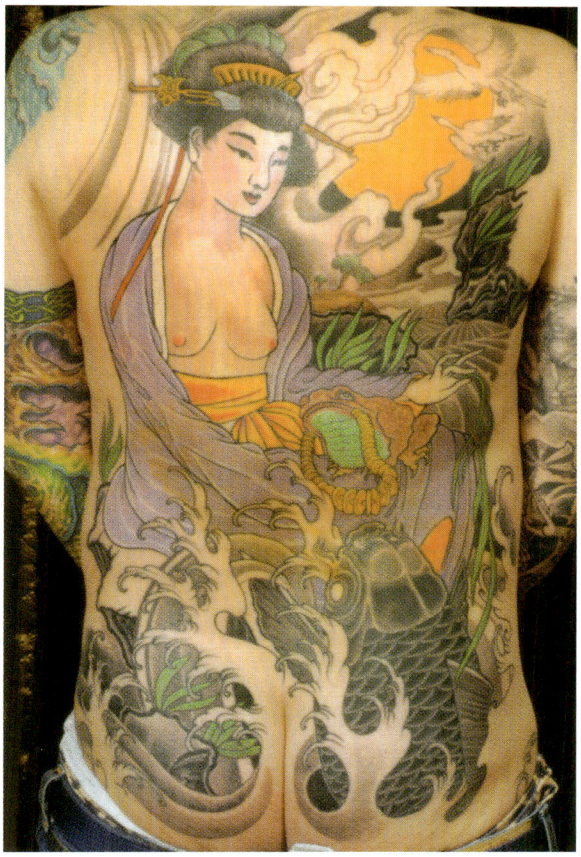
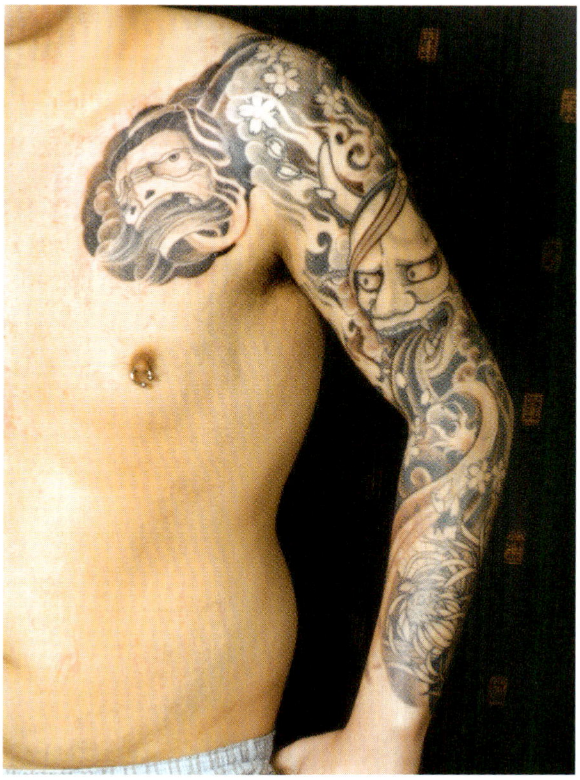

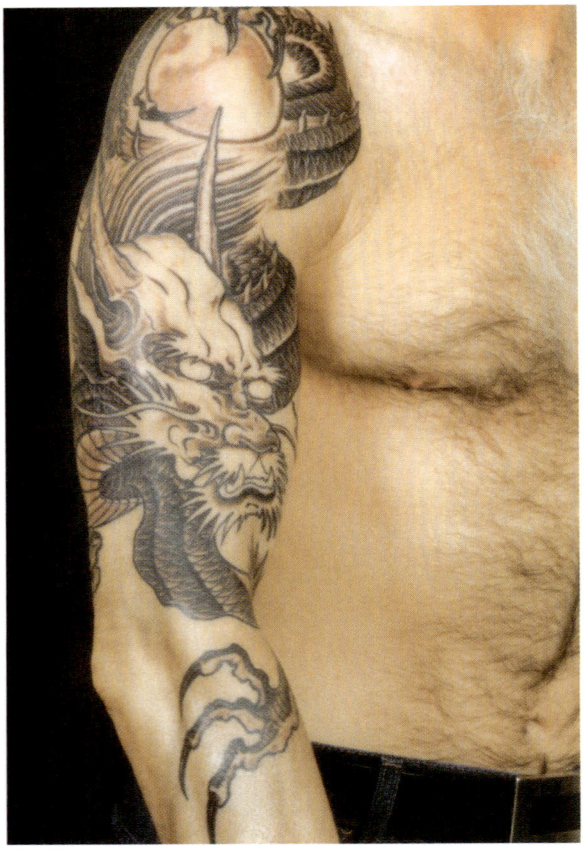

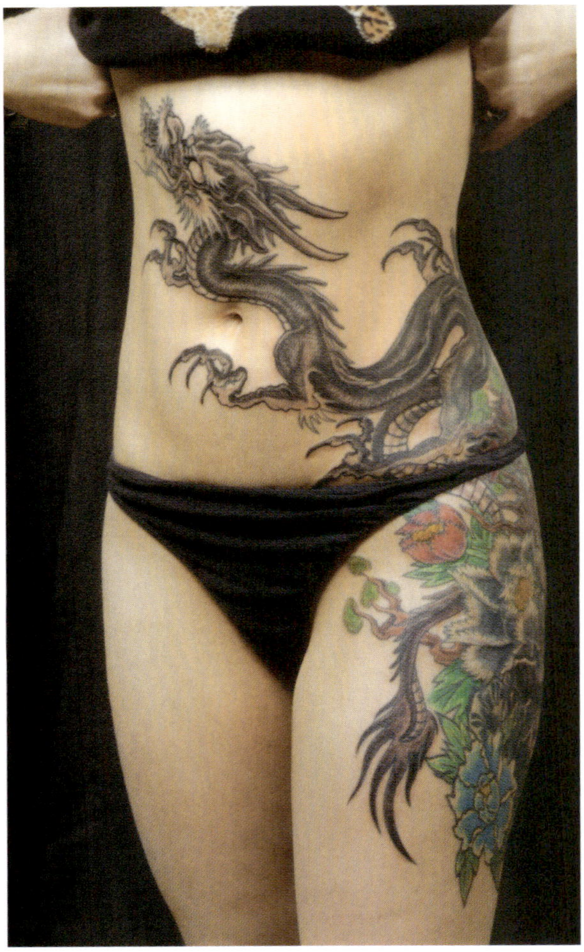

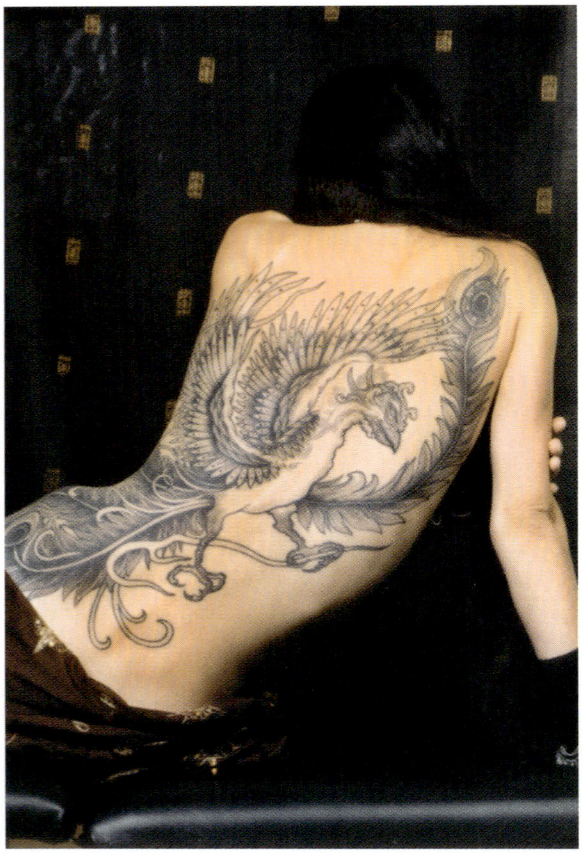

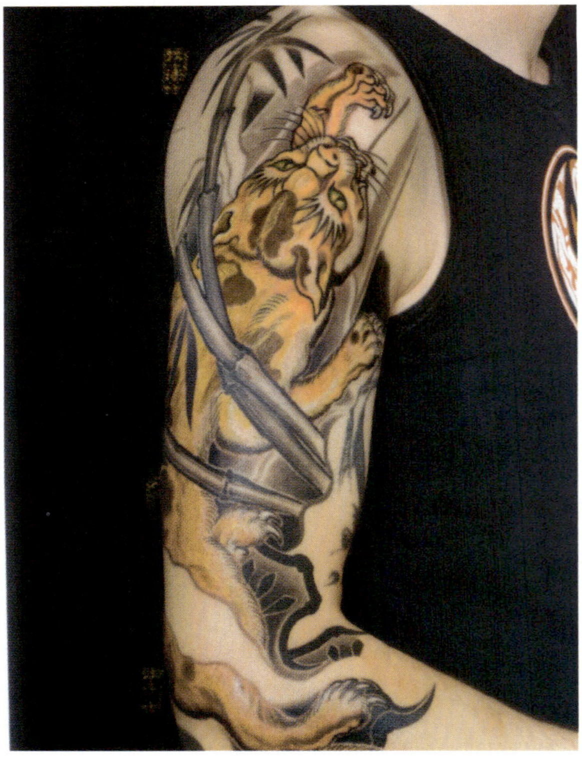

Olli Lonien

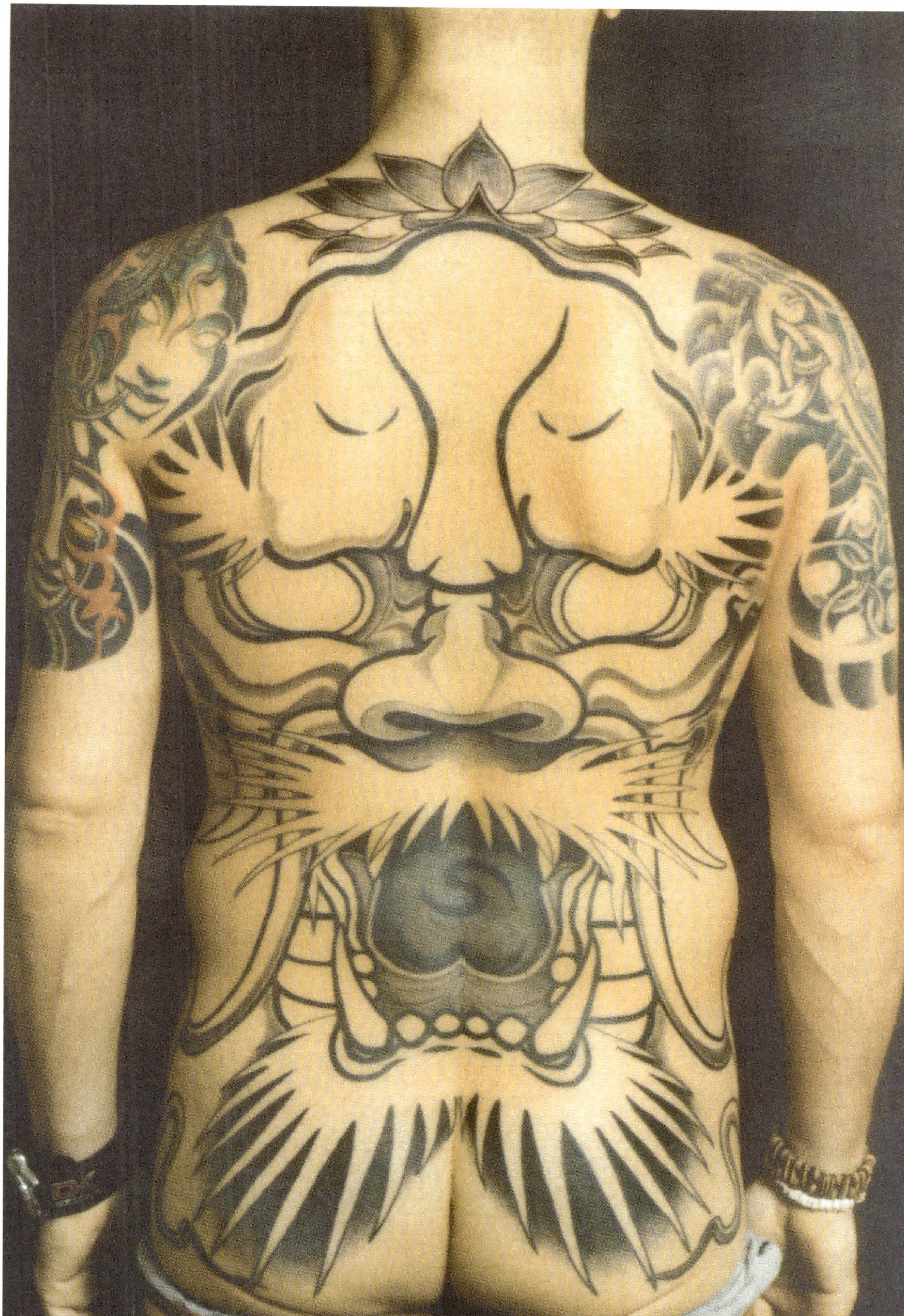

Olli Lonien

Len Harai Tattoo

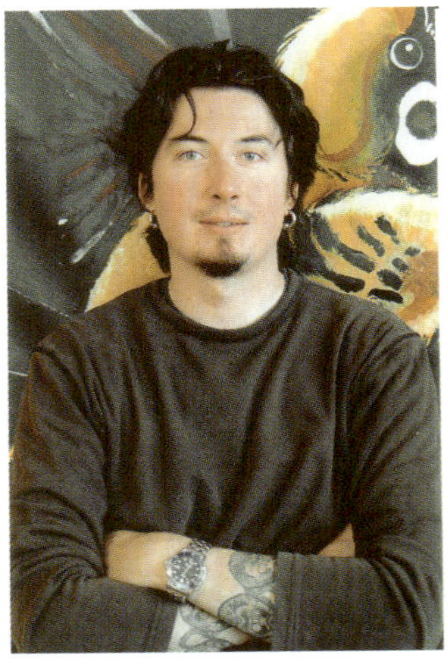

Len begann 1998 im Alter von 22 Jahren zu tätowieren. Zusammen mit seinem Kollegen Jean betreibt er seit 2000 das »Harai Tattoo Studio« in Gent / Belgien. Bevor sich Len völlig dem Tätowieren verschrieb, studierte er Graphic Design an der Kunstschule, wo er auch seine Liebe zu asiatischen Designs entdeckte. Besonders interessiert ist er an den Hintergründen japanischer Motive, die er in einem eigenen, sehr klaren Stil umsetzt. Auch an Lens Vorlagen und Bildern wird deutlich, daß er sich eingehend mit den Techniken japanischer Künstler und den Geschichten der jeweiligen Designs auseinandergesetzt hat. Len tätowiert ausschließlich Motive aus dem Bereich der japanischen und der tibetischen Kunst.

LEN
HARAI TATTOO

St.-Kwintensberg 14
9000 Gent
Belgien
Tel.: +32 (0)9 233 81 10
Fax: +32 (0)9 233 81 10
www.haraitattoo.com

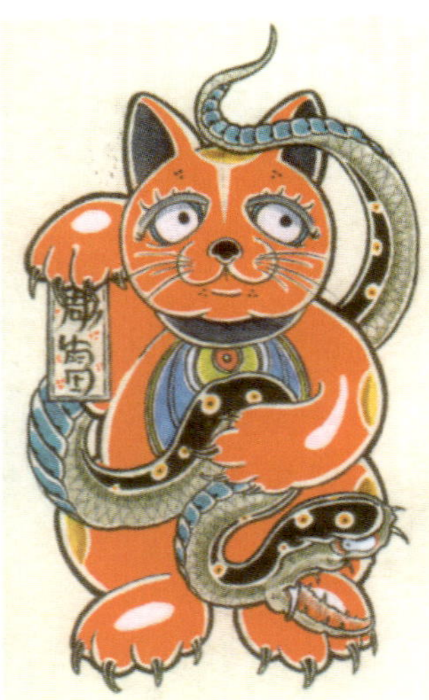

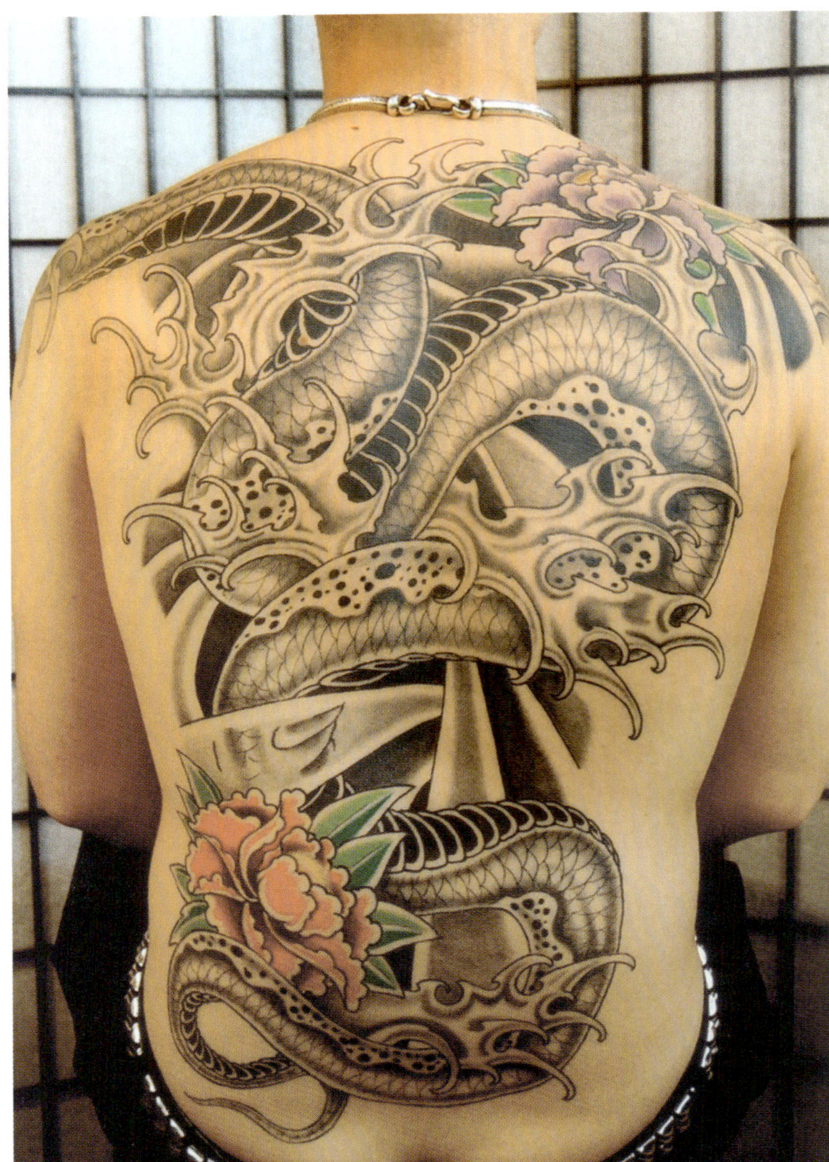

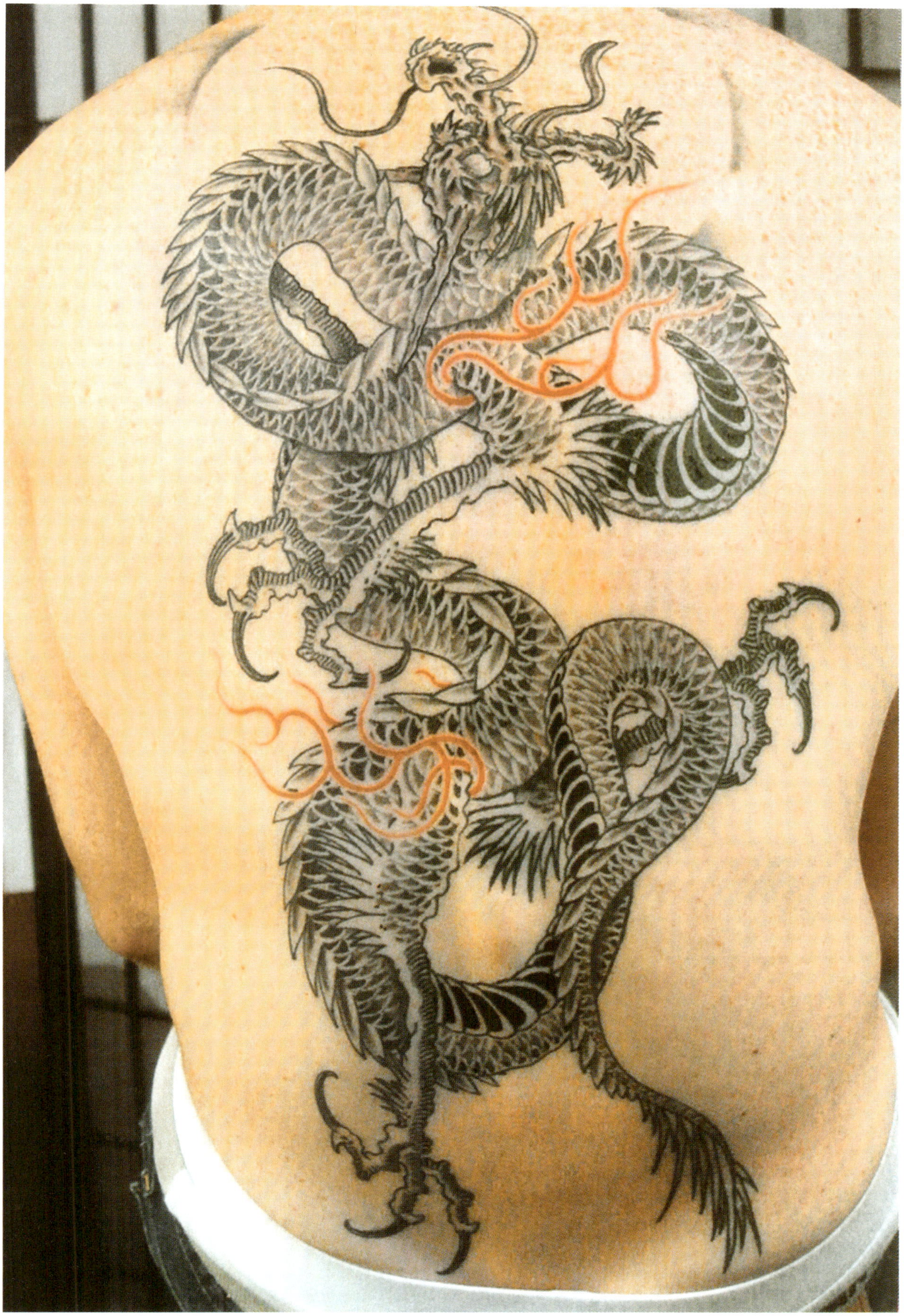

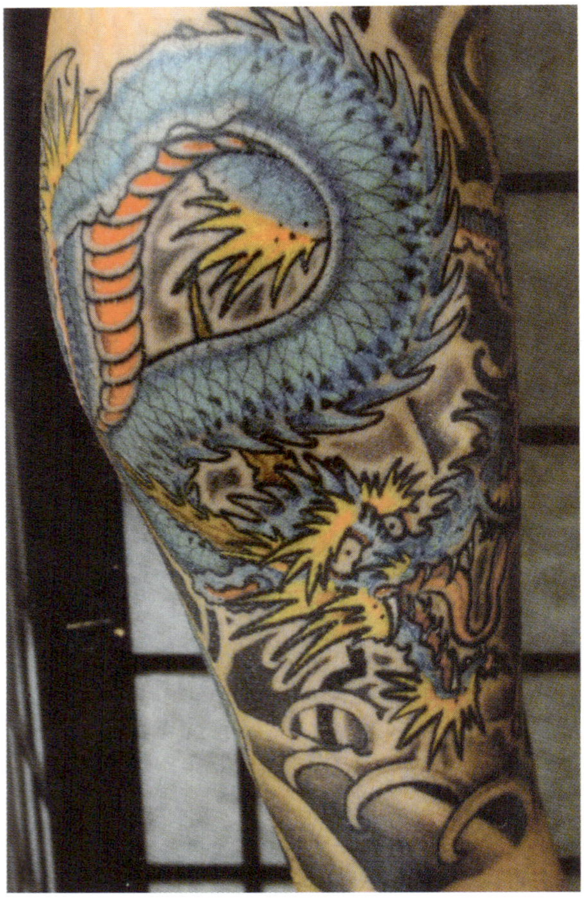

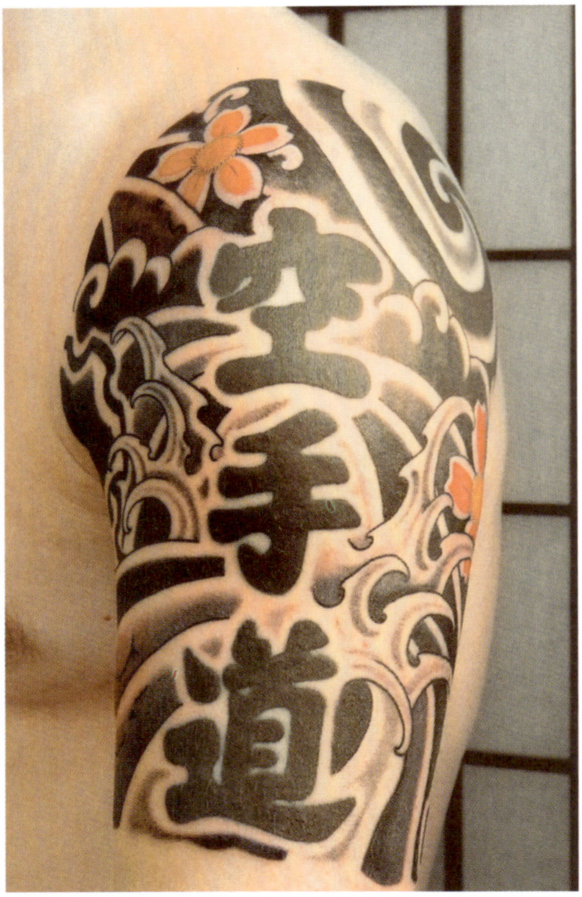
空手道

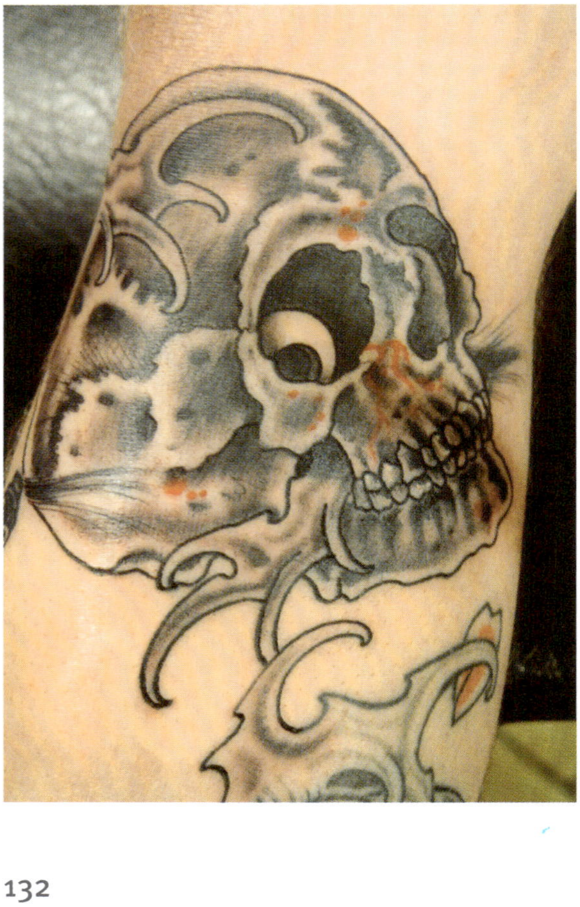

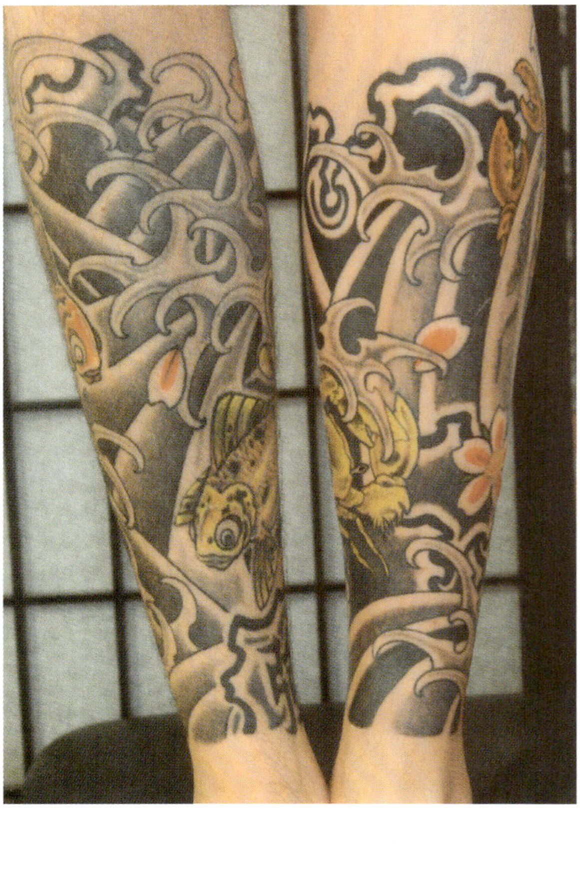

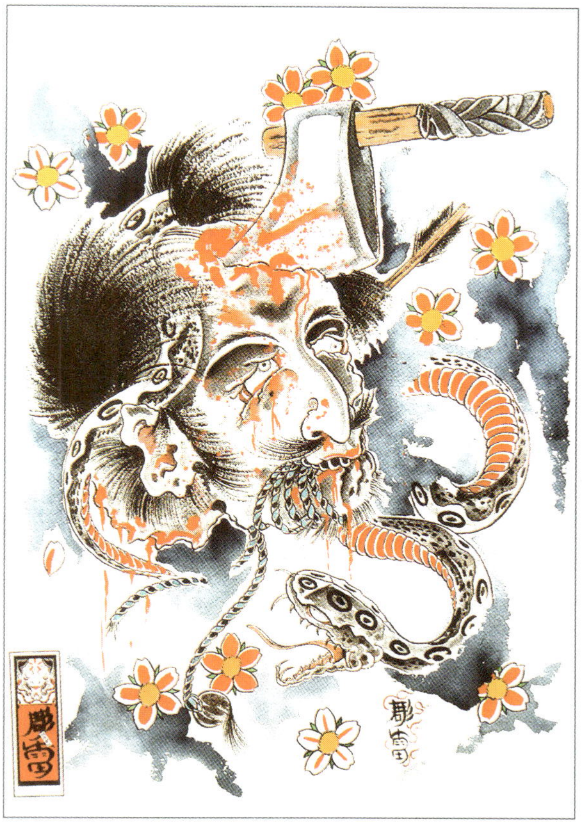

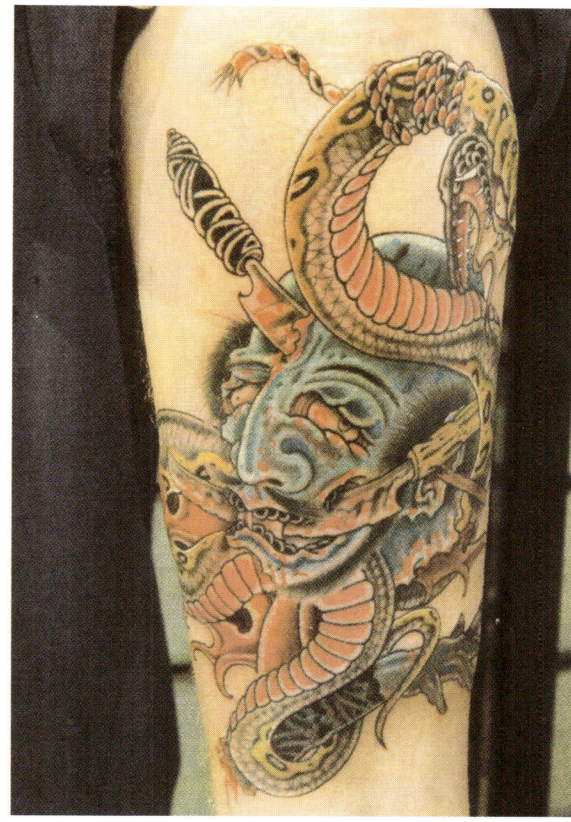

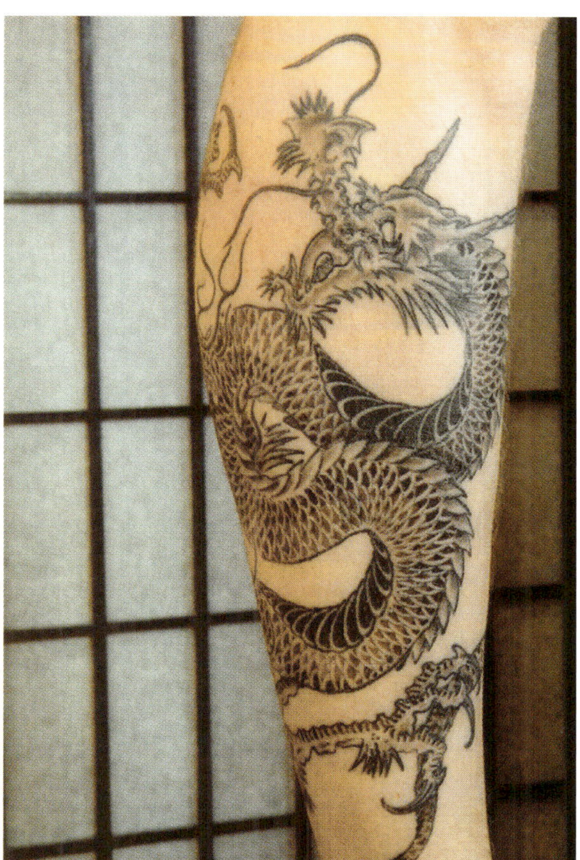

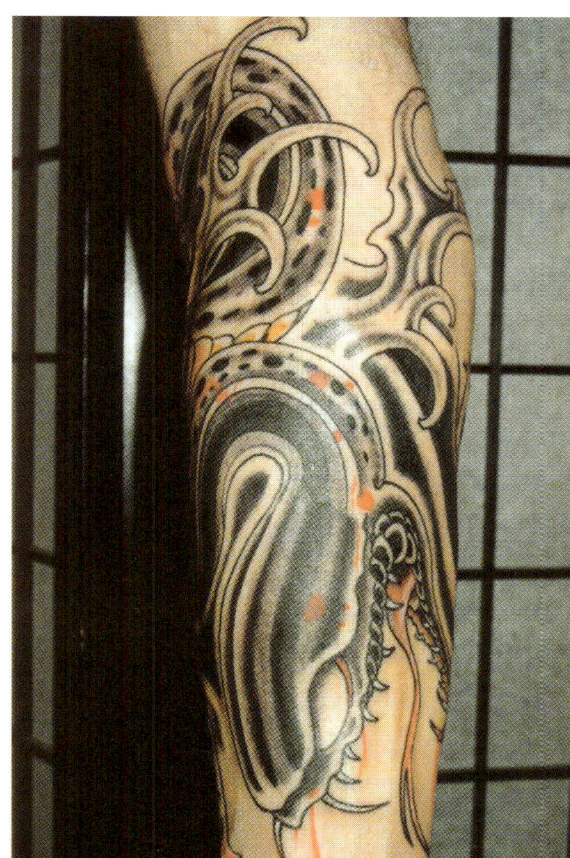

MICK TATTOO

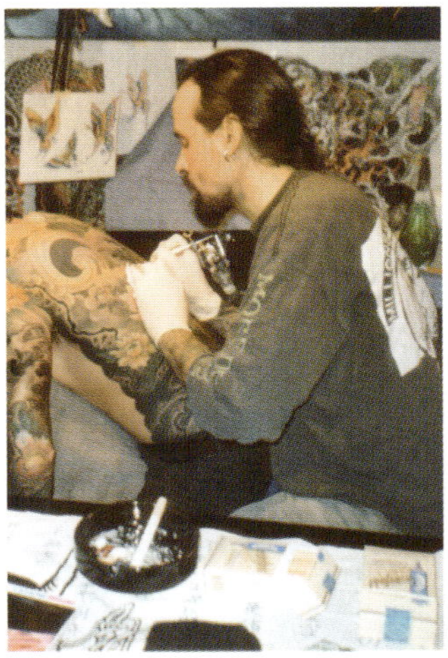

MICK TATTOO

Spiegelgasse 11
8001 Zürich
Schweiz
Tel.: +41 (0)1 262 66 20

Einer der großartigsten Vertreter des japanischen Stils außerhalb Nippons ist der Schweizer Tätowierer Mick. Auf zahlreichen Japan-Reisen tauschte sich Mick mit Tätowiermeistern wie Horiryu und Horiyoshi III aus, ließ sich von ihnen inspirieren und vertiefte bei Besuchen in deren Ateliers sein Wissen um Sinn und Bedeutungen einzelner Motive. Tatsächlich hat sich der Schweizer Tätowierer, der sein unauffälliges Studio in der Spiegelgasse in Zürich betreibt, derart intensiv mit den Hintergründen japanischer Tätowierkunst befaßt, daß er selbst japanischen Tätowierern Details und Feinheiten in den Kompositionen verschiedener japanischer Tätowiermotive aufzeigen kann. Micks Tätowierungen sind geprägt durch eine eigene, individuelle Interpretation des japanischen Tätowierstils, aus der deutlich seine eigene Handschrift zu lesen ist. Am deutlichsten wird das bei seinen Drachen, von denen jeder ein ganz charakteristisches Aussehen hat und eine eigene Persönlichkeit zu haben scheint. Trotz der individuellen Note und der Unverkennbarkeit seiner Arbeiten überschreitet Mick bei japanischen Themen aber nie die Regeln der Anordnung und Kombination verschiedener Bildelemente und Motive und bleibt so immer innerhalb des traditionell vorgegebenen Rahmens der japanischen Tätowierkunst.

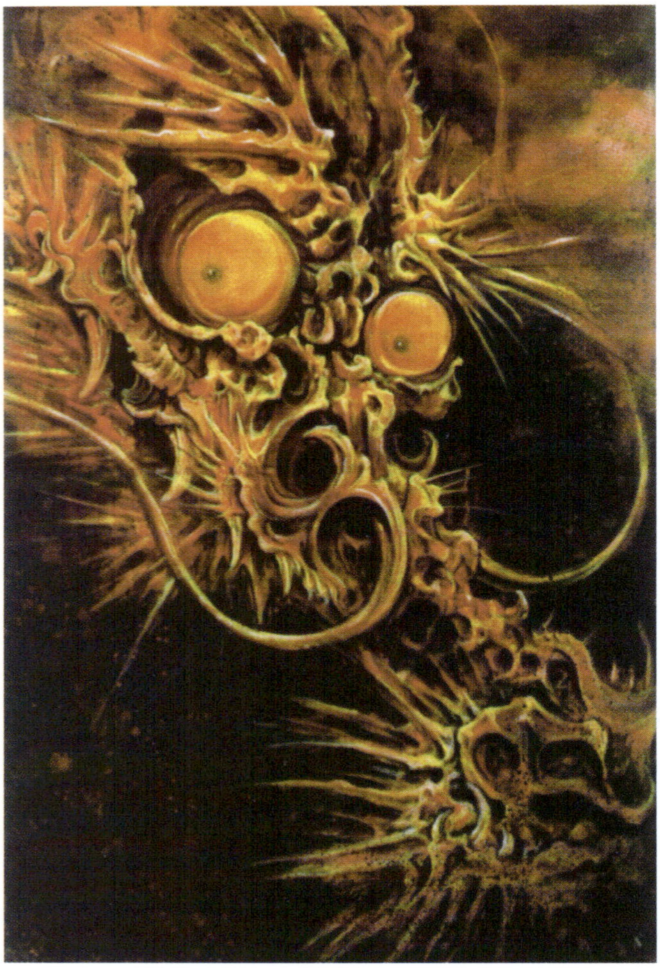

Unübersehbar ist auch Micks künstlerischer Austausch mit seinen Kollegen Luke Atkinson und Filip Leu, von dem alle drei Künstler profitieren. Einige Kunden des Züricher Tätowierers tragen sogar »Gemeinschaftsarbeiten«, Tattoos, an denen sowohl Filip Leu und Mick gemeinsam arbeiten.

Bei den meist sehr großflächigen Arbeiten im japanischen Stil kommt Mick seine ursprüngliche Ausbildung als Theatermaler zugute, wo er zum einen Maltechnik und Bildkomposition von der Pike auf gelernt hat und zum anderen ein Verständnis für Wirkung und Dynamik von Bildern entwickeln konnte. So strahlen Micks Bilder je nach Motiv Kraft und Energie oder auch Ruhe und Harmonie aus; jedes Tattoo scheint auf seine Weise zu »leben«.

Daß Micks Arbeiten auch in Japan selbst hoch geschätzt werden, belegt die Einladung, die er 1999 zur ersten Tattoo-Convention in Tokio erhielt, wo er zusammen mit seinen Freunden und Kollegen Luke Atkinson und Filip Leu einen großen Stand besetzte. Bei zahlreichen japanischen Tätowierern ist Mick ein stets gern gesehener Gast, seine Tätowierungen genießen auch im Ursprungsland des Horimono größtes Ansehen.

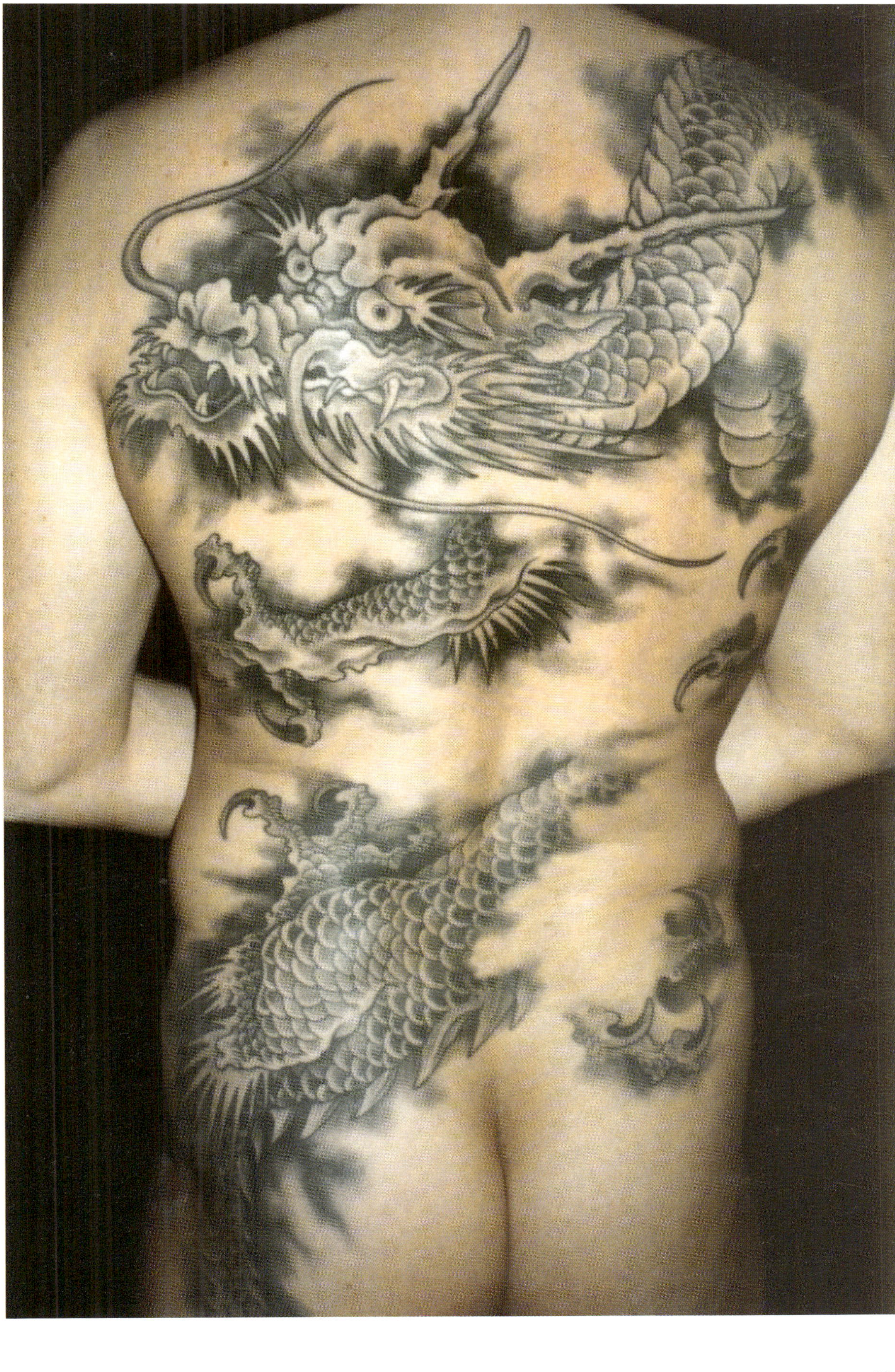

Mick Tattoo

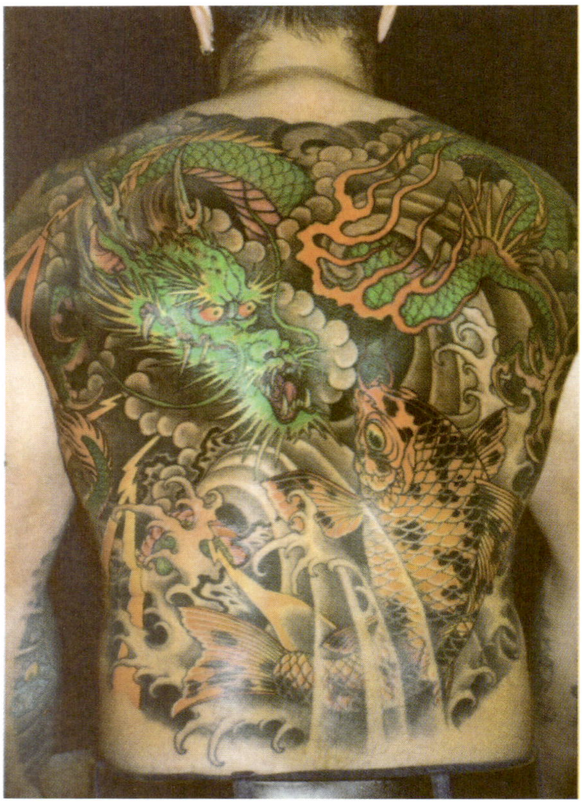

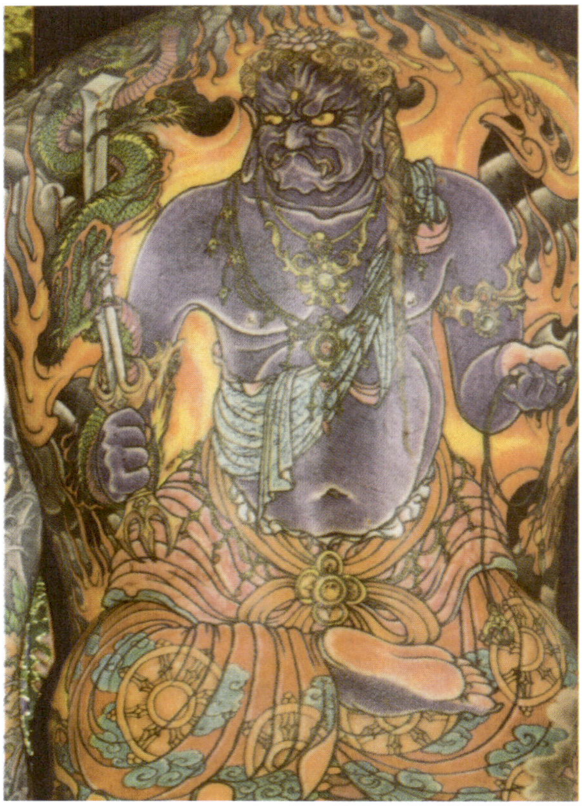

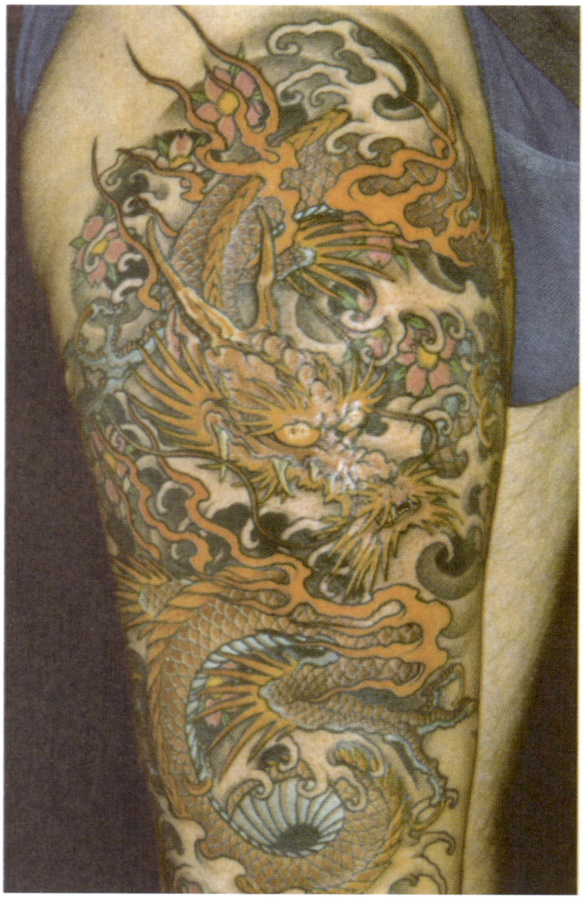

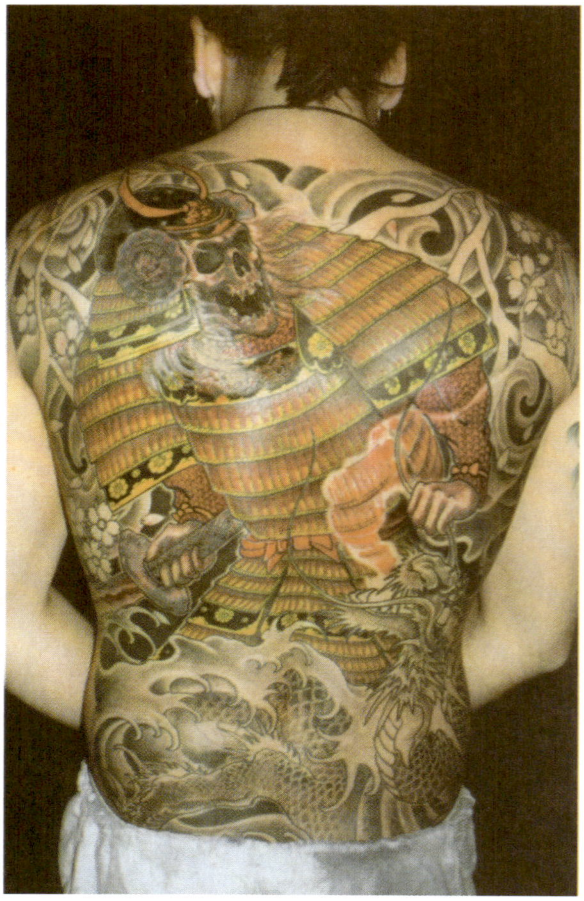

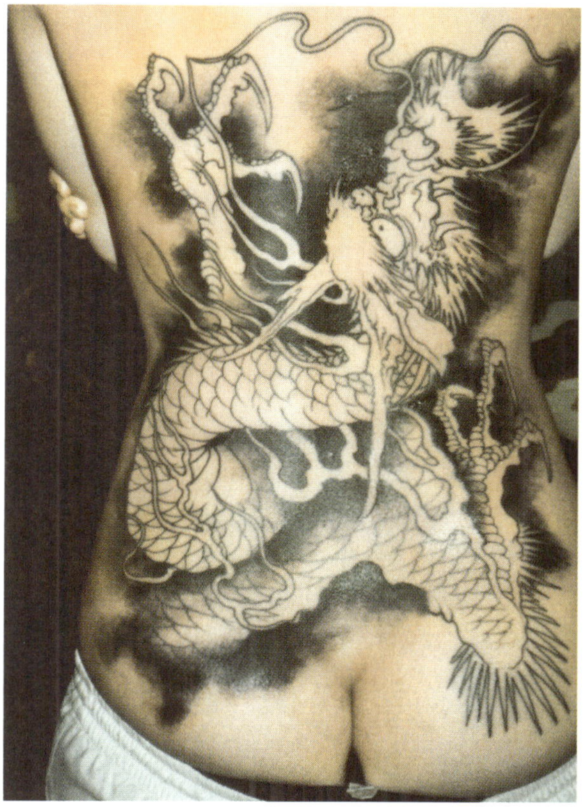

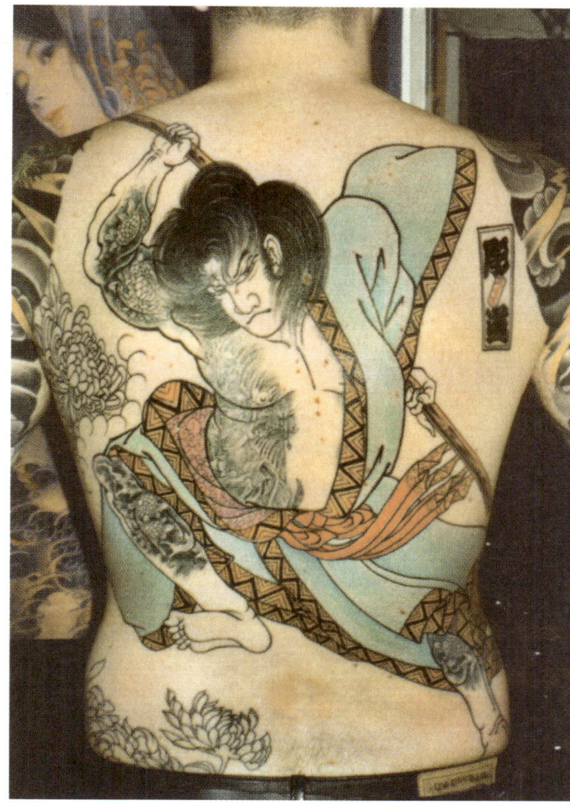

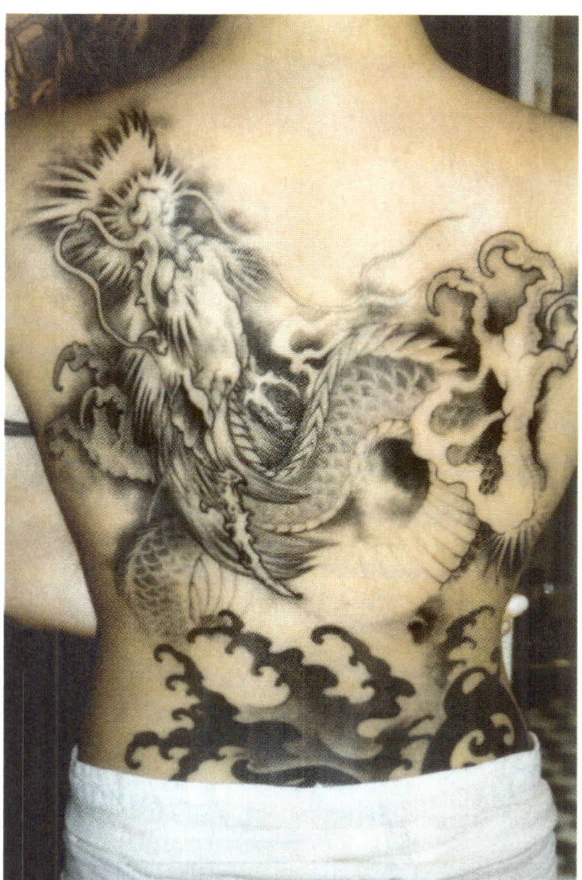

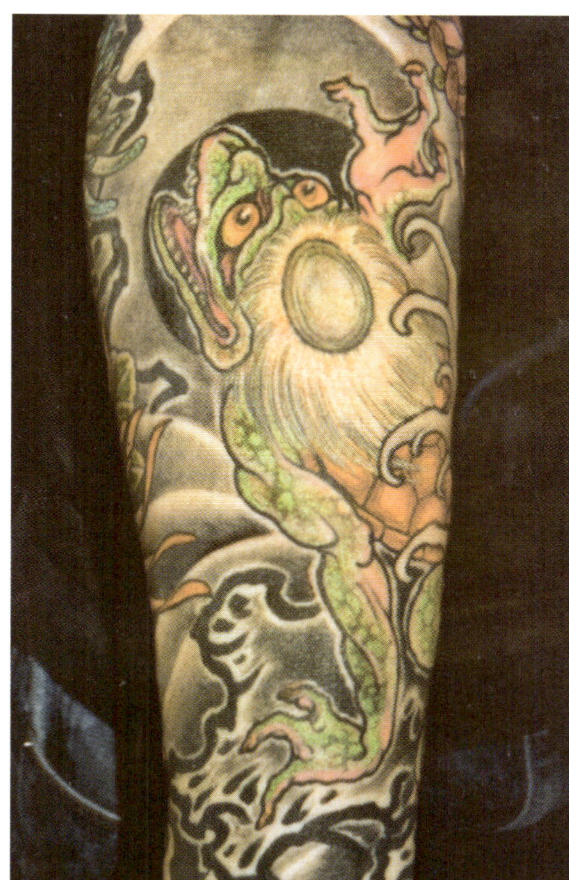

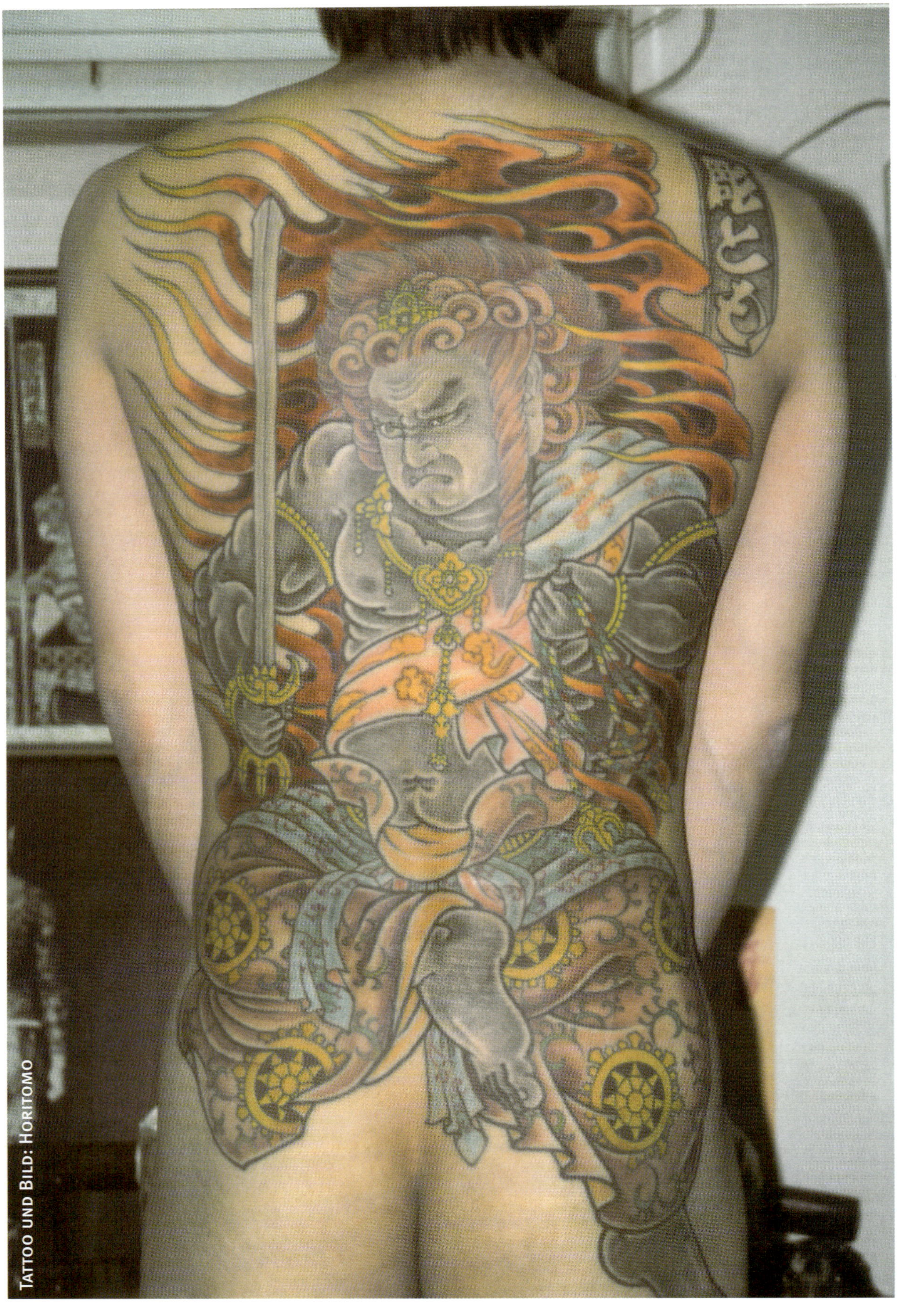

Tattoo und Bild: Horitomo

Fußnoten

Kapitel 1.

Vorwort/Einleitung

1) Nakano Yoshihito. Shisei no rekishi to gihô. In: Ozuma Kaname. *Nyônin ranshô*. Tôkyô: Tatsumi Publishing Co. Ltd., 1995.

2) Iizawa Tadasu u. a.. *Ikiteru ukiyô e. Horimonoten*. Tôkyô: Tôkyô Shinbun Jigyôkyoku, 1973. Obgleich die Beiträge der einzelnen Autoren gründlich recherchiert zu sein scheinen, wird an verschiedenen Stellen auch deutlich, daß die Autoren sehr um ein positives Image der Tätowierung bemüht sind.

3) Tamabayashi, Seirô. *Irezumi hyakushi*. Tôkyô: Bunsendô, 1956.

4) Herbert, Wolfgang. Horitsune- ein Tätowierkünstler aus Osaka. Zugleich eine kleine Sozialgeschichte der Tätowierung japanischer Art. In: Richter, Steffi (Hrsg.). Japan Lesebuch III. Tübingen: konkursbuchverlag Claudia Gehrke, 1998. S. 323.

5) Gulik, Willem Robert van. Irezumi, The Pattern of Dermatography in Japan. Leiden: Bril, 1982.

6) Richie, Donald und Buruma, Ian. The Japanese Tattoo. New York/Tokyo: Weatherhill, 1980.

7) Martischnig, Michael. Tätowierungen ostasiatischer Art. Wien: Verlag der österreichischen Akademie der Wissenschaft, 1987.

8) Mirimanow, Wil B., S. 28.

9) Die letzten Tage von Ötzi (3). Akupunktur in der Steinzeit. In: Stern. Nr. 36. Hamburg: Gruner & Jahr Verlag, 1993. S. 80 ff.
Die Tätowiermuster in Form von Kreuzen oder parallelen Strichen finden sich hauptsächlich an den Stellen des Körpers, an denen sich Degenerationserscheinungen wie Rheuma oder Arthritis nachweisen ließen, was eine medizinische Funktion der Tätowierungen wahrscheinlich macht.

10) Bianchi, Robert S. Tattoo in Ancient Egypt. In: Rubin, Arnold (Editor). Marks of Civilization. Los Angeles: Museum of Cultural History University of California, 1988. S. 21 ff.

11) Archäologie. Sibirischer Ötzi. In: Der Spiegel. Nr. 36. Hamburg: Spiegel Verlag, 1995. S. 229.

12) Vergl. Rubin, Arnold (Editor). Marks of Civilization. Los Angeles: Museum of Cultural History University of California, 1988.

Kapitel 2.
Frühe Formen des Tätowierens

Kapitel 2.1
Tätowierungsformen der Jômon- und Yayoi-Zeit

1) McCallum, Donald. Historical and Cultural Dimensions of the Tattoo in Japan. In: Rubin, Arnold (Editor). Marks of Civilization. Los Angeles: Museum of Cultural History University of California, 1988., S. 111

2) Ebd.; S. 112 f.

3) Ishizawa, Masao (u.a.). Japanische Kunst. Frankfurt am Main: Wolfgang Krüger Verlag, 1982. S. 41

4) Auch Kidder hält es für wahrscheinlich, daß Tätowierungen im japanischen Neolithikum bekannt waren und oben beschriebenen eingeritzten Strichmustern entsprechen. Kidder, J. Edward. Alt-Japan. Köln: M. Du Mont, 1959. S. 57, 60.
Vergl. auch Takayama Jun. *Jômonjin no irezumi: kodai shuzoku wo saguru*. Tôkyô, 1969.

5) McCallum, D. S. 115.

6) Ebd. S. 114.

7) Gulik, W. R. van. S. 246.

8) McCallum gibt hier abweichend an »*Men, young and old*, all tattoo their faces and decorate their bodies with designs« (Hervorhebung von mir). Übersetzung nach Goodrich, L. Carrington (ed.). Japan in the Chinese Dynastic Histories: Later Han through Ming Dynasties. South Pasadena, 1951. Zitiert in: McCallum. S. 114.

9) Übersetzung einer jap. Transkription des chinesischen Originaltextes in Miki Tarô. *Gishi wajinden no sekai*. Tôkyô, 1979. S. 197-198 von Gulik, in: Gulik, W. R. van S. 247.

10) Übersetzung nach Yang Hsien-yi und Gladys Yang. Selections from Records of the Historian written by Szuma Chien. Peking, 1979. S. 47. Zitiert in: Gulik, W. R. van. S. 248.

11) Übersetzung nach Torii Ryûzô. *Yûshi izen no nihon*. Tôkyô, 1918. S. 346. Zitiert in: Gulik, W.R. van. S. 248.

12) Ebd. S. 25.

13) Wobei Gulik allerdings bezüglich der Authentizität des *wei chih* schreibt, daß es im Gegensatz zu den Geschichtswerken der Han-Dynastie, die erst lange nach dieser Zeit kompiliert wurden, zeitgenössische Beschreibungen nahezu in der Qualität von Augenzeugenberichten enthalte. (Gulik, W. R. van. S. 246. Vergl. auch Sansom, G. B. Japan, A Short Cultural History. London, 1946. S. 19. Sowie Sansom, G. B. A History of Japan: To 1334. Rutland, Vermont and Tokyo, 1974. S. 15.) Hall vermutet, daß die Berichte, die ins *wei chih* einflossen, von Beamten und Kaufleuten stammten, welche das Land selbst besucht hatten. Hall, John Whitney. Das japanische Kaiserreich. Frankfurt am Main: Fischer Taschenbuch Verlag GmbH, 1968. S. 31.

14) Gulik, W. R. van., S. 250.

15) Ebd., S. 7.

16) McCallum, D., S. 114 f.

17) So waren beispielsweise die Tätowierungen der Kayan auf Borneo zur Jahrhundertwende zum einen Schmuck, hatten aber auch magisch-medizinische Funktion (Schutz vor Krankheiten) und gaben Informationen zum sozialen Stand des Trägers. Dunkel, P. F., S. 39.

18) Endô Gannan (Transkription des Namens in der On-Lesung, tatsächliche Lesung nicht verifizierbar) vertritt die Auffassung, die Tätowierungen im Japan des 3. nachchristlichen Jahrhunderts seien hauptsächlich magisch-religiös motiviert gewesen, (Endô Gannan. Horimono to sono bunkashiteki igi. In: Iizawa Tadasu u. a., S. 26.) was allerdings die soziale Funktion der Tätowierungen, wie sie im *wei chih* beschrieben wird, nicht ausschließen muß, da magische Bräuche und Rituale in traditionellen Gesellschaften eng mit sozialen Ge- und Verboten verbunden sind und eine wichtige gesellschaftskonsolidierende Funktion haben. Siehe hierzu auch Haarmann, H.

19) Einen Tätowiercode oben beschriebener Art benutzten die Kayan/Borneo zur Jahrhundertwende. So durfte sich jeder Kayan ohne Nachweis bestimmter Leistungen oder Fähigkeiten und ungeachtet des sozialen Standes Tätowierungen an Schultern, Armen, Brust und Beinen einstechen lassen. Tätowierungen auf den Händen und ein bestimmtes Muster, welches auf die Schenkel tätowiert wurde, waren jedoch nur Männern erlaubt, die an Kriegszügen teilgenommen hatten. Auch die Anzahl der absolvierten Kriegszüge ließ sich aus diesen Mustern ablesen. Dunkel, P. F., S. 42 f.

20) So gibt z.B. Dunkel an, daß die Stämme der Murut, Peng, Tring, Ukit, Bakatan und Kayan auf Borneo jeweils unterschiedliche Muster tätowierten, obgleich zum Ende des letzten Jahrhunderts die meisten Stämme die Muster der Kayan übernahmen. Dunkel, P. F., S. 43.

21) Gulik, W. R. van., S. 247.

22) Ebd.

23) Hall, J. W., S. 23 ff.

24) Das Tätowieren wurde zu dieser Zeit von zahlreichen Bevölkerungsgruppen auf dem chinesischen Festland wie auch auf der koreanischen Halbinsel, über die aller Wahrscheinlichkeit nach die Zuwanderung der späteren Yayoi-Menschen stattgefunden hat, praktiziert. Gulik, W. R. van., S. 249.

25) Hall, J. W., S. 24.

26) Aston, W. G. Nihongi. London, 1956. S. 200.

27) McCallum, D., S. 116.

28) Ebd.

Kapitel 2.2

Das Verschwinden ornamentaler Tätowierungen und die Einführung von Straftätowierungen in der Kofun-Zeit

1) McCallum, D., S. 118.

2) Natürlich besteht theoretisch die Möglichkeit, daß auch in diesen Fällen Gesichtstätowierungen und nicht -bemalungen dargestellt werden sollten. McCallum widerspricht dieser These, da die flächig aufgetragene Farbe nicht dem linearen Charakter von Tätowierungen entspreche (McCallum, D., S. 116.), übersieht jedoch, daß in vielen traditionellen Kulturen wie beispielsweise in Polynesien, nicht nur Linienmuster, sondern durchaus auch größere Flächen tätowiert werden (Vergl. Steinen, Karl v. d. Die Marquesaner und ihre Kunst. 3 Bde., Bd. 1 Die Tatauierung. Berlin, 1925.).
Dennoch bin ich wie McCallum der Meinung, daß auf den *haniwa* keine Tätowierungen dargestellt werden, jedoch nicht aufgrund des flächigen Charakters der Bemalungen, sondern aufgrund der Farbe; so gibt es meines Wissens keinen Fall, in den eine indigene Kultur Rot als Tätowierfarbe benutzt. Wenn Naturvölker Tätowierungen praktizieren, verwenden sie praktisch ausnahmslos extrem dunkle, quasi schwarze Farbpigmente, während hingegen Bemalungen in verschiedensten Farben, unter anderem auch Rot, ausgeführt werden (vergl. Riefenstahl, L.).

3) McCallum, D., S. 116 f.

4) Gulik, W. R. van, S. 7.

5) Die chinesische Schrift wurde ab ca. 400 n. Chr. eingeführt (Hartmann, Rudolf. Geschichte des modernen Japan. Von Meiji bis Heisei. Berlin: Akademie Verlag GmbH, 1996. S. 13.), der Buddhismus gelangte bereits Mitte des sechsten Jahrhunderts über China nach Japan (Hall, J. W. S. 45.), womit man diese Ereignisse als Beginn des chinesischen Einflusses werten könnte.
Endô Gannan vertritt bezüglich der Sinifizierung Japans die Auffassung, daß durch die Verbreitung einer neuen Religion und neuer Denkweisen (auch konfuzianische Literatur war unter der Yamato-Aristokratie bereits bekannt. Hall, J. W. S. 44 f.) die magisch-religiös motivierten Tätowierungen der späten Yayoi-Zeit und evtl. frühen Kofun-Zeit in ihrer Funktion und Bedeutung geschwächt wurden, weshalb diese dann nach und nach verschwanden. Endô Gannan. S. 26.

6) In Bezug auf oben besprochene Erwähnungen von Straftätowierungen meint auch Chamberlain im Vorwort zu seiner Übersetzung des kojiki: »*It is possible that the penal use of tattoing may have been borrowed from the Chinese, to whom it was not unknown.*« Chamberlain, B. H.. The Kojiki. Rutland, Vermont & Tôkyô: Charles E. Tuttle Co. Inc., 1981. S. lvi
Endô Gannan widerspricht dieser These und geht soweit zu behaupten, es habe in der Frühzeit Japans überhaupt keine Straftätowierungen gegeben »*genshi/kodai wo tsûjite, nihon ni ha keibatsu to shite no irezumi ha sonzai shinakatta.*« Er erklärt, es würden zwar in Aufzeichnungen (mit denen er wahrscheinlich das *nihon shoki* meint) Straftätowierungen erwähnt, dabei handle es sich jedoch tatsächlich um die magisch-religiös motivierten Gesichtstätowierungen aus dem Japan der Frühzeit, welche lediglich in den Aufzeichnungen unter chinesisch beeinflußter Sichtweise als körperliche Strafe interpretiert würden. Endô Gannan, S. 26.

7) Philippi, Donald L.. Kojiki. Tôkyô, 1969. S. 180 f.

8) Kidder gibt an, daß zur betreffenden Zeit verschiedene Stämme noch Tätowierungen praktizierten, wofür sie schwarzen Ruß als Farbe benutzten. Kidder, J. E., S. 190.

9) Ein bei McCallum abgebildetes Tongefäß aus der späten Yayoi-Zeit zeigt ein menschliches Gesicht mit eingeritzten Strichmustern um Augen und Mund. McCallum, D., S. 115.

10) McCallum meint dazu: »... *by this stage in Japanese culture it is quite likely that Chinese ideas about the tattoo as punishment had become institutionalized among the elite* ...". Ebd., S. 118.

11) Die erste schriftliche Gesetzessammlung Japans, das *ômi ritsuryô* von 667 n. Chr., welches hier zur Klärung beitragen könnte, ist leider nicht überliefert. Gulik, W. R. van, S. 10.

12) Der *jôei*-Kodex, benannt nach der Ära Jôei 1232-1233, im Original *kantô goseibai shikimoku*, ist die schriftliche Fixierung des bis dahin gewohnheitsmäßig ausgeübten Feudalrechts. Hall, J. W., S. 94.

13) Nakano Yoshihito. 1995. S. 142

14) Ich vermute, daß es in Japan durch die Jahrhunderte hindurch immer wieder Einzelpersonen gab, die Tätowierungen, ähnlich den oben beschriebenen, trugen. Dabei gehe ich davon aus, daß Fälle, in denen solche Tätowierungen auftraten, praktisch niemals schriftlich dokumentiert wurden, da sie kaum als bemerkenswerte Kulturäußerungen eingestuft worden sein dürften. Oben beschriebener Fall der Dokumentation von tätowierten Mönchen stellt damit eine glückliche Ausnahme dar, ohne welche die auch von McCallum geäußerte Theorie, daß möglicherweise bereits vor der Edo-Zeit das freiwillige Tätowieren figurativer Motive praktiziert wurde (McCallum, S. 118), auf äußerst wackeligen Füßen stände.

Kapitel 3.
Die Tätowierkunst in der Edo-Zeit

Kapitel 3.1
Die gesellschaftspolitische Situation in der Edo-Zeit und die Entwicklung einer städtischen Kultur und neuer Kunstformen

1) Die Edo-Zeit dauerte von 1603 bis 1867. Benannt wurde sie nach der neuen Hauptstadt Edo, dem heutigen Tôkyô.

2) Sansom, George. A History of Japan 1334-1615. Kent: Wm Dawson & Sons Ltd., 1978. S. 396 f.

3) Barth, Johannes. Edo – Geschichte einer Stadt und einer Epoche Japans. Tôkyô: Deutsche Gesellschaft für Natur- und Völkerkunde Ostasiens Japanisch-Deutsche Gesellschaft e.V., 1979. S. 128.

4) Ebd.

5) Hall, J.W., S. 155.

6) Barth, J., S. 188.

7) Pauer, Erich. Reichtum: Laster oder Tugend? Die wirtschaftlichen Grundlagen des edo-zeitlichen Bürgertums. In: Franziska Ehmke und Masako Shôno-Sládek (Hrsg.). Lifestyle in der Edo-Zeit: Facetten der städtischen Bürgerkultur Japans vom 17.-19. Jahrhundert. München: iudicium, 1994. S. 11.

8) Sansom, George. A History of Japan 1615-1867. Kent: Wm Dawson & Sons Ltd., 1978. S. 111 ff.

9) Barth, J., S. 18 f.

10) Sansom, G. 1615-1867. S. 113.

11) Pauer, E., S. 11 ff.

12) Ebd., S. 18.

13) Ebd., S. 21.

14) Hall, J. W., S. 202.

15) Ebd., S. 169.

16) Pauer, E., S. 20.

17) Ebd.

18) Ebd., S. 31

19) Pörtner, Peter. Die Freuden der Vergänglichkeit. Über eine Seite der »bürgerlichen« Kultur der Edo-Zeit. In: Ehmcke, F. und Shôno-Sládek, M. (Hrsg.). S. 41.

20) Gegen Ende des 18. Jahrhunderts war nahezu jeder Einwohner Edos in der Lage, zu lesen und zu schreiben; dieser starke Rückgang des Analphabetentums läßt sich erklären durch das Interesse der Bürger an der selbst hervorgebrachten Kultur sowie durch das Streben nach Informationen, an die man durch die verschiedenen Druckerzeugnisse gelangen konnte. So sieht Moriya den Motor für die Verbreitung der Lese- und Schreibfähigkeit hauptsächlich im eigenen Verlangen der Bürger nach Bildung. Moriya Katsuhisa. Urban Networks and Information Networks. In: Nakane Chie and Oishi Shinzaburô (Hrsg.). Tokugawa Japan. The Social and Economic Antecedents of Modern Japan. Tôkyô: University of Tokyo Press, 1990. S. 120 f.

21) Für diejenigen, die sich Bücher selbst nicht leisten konnten, gab es eine große Zahl von Buchverleihen, die sehr populär waren und gerne genutzt wurden. Ebd. S. 117.

22) Pörtner P., S. 39. Auch hier läßt sich wieder der Konflikt zwischen bürgerlicher und höfischer Kultur erkennen.

23) Gulik, W. R. van, S. 32.

24) Klompmakers, Inge. Of Brigands and Bravery. Kuniyoshi's heroes of the Suikoden. Leiden: Hotei Publishing, 1998. S. 22 f.

25) Shôno-Sládek, Masako. Japanische Holzschnitte als Kunst des Bürgertums. In: Ehmcke, F. und Shôno-Sládek, M. (Hrsg.). S. 179 ff.

26) Ebd., S. 187.

27) Pulverer, Gerhard. Japanische Holzschnitte und der Impressionismus. In: Ehmcke, F. und Shôno-Sládek, M. (Hrsg.). S. 212.

28) Götting, Doris. Keshô – Verwandlung und Schmuck. Zur Kulturgeschichte von Schönheitsideal und Schönheitspflege. In: Ehmcke, F. und Shôno-Sládek, M. (Hrsg.). S. 103.

29) Pauer, E., S. 29.

30) Kuwabara Setsuko. Verleger und Künstler – Zur zentralen Rolle des Verlagswesens in der Edo-Zeit. In: Ehmcke, F. und Shôno-Sládek, M. (Hrsg.). S. 207.

Kapitel 3.2
Tätowierungsformen zu Beginn der Edo-Zeit (1603 - 1867)

1) Schriftlich festgelegt wurde diese Art von Strafe in den »100 Gesetzesartikeln« unter dem 8. Shôgun Yoshimune (Regierungszeit von 1716 bis 1745). Gulik, W. R. van, S. 10.

2) Ehmcke, F. und Shôno-Sládek, M. (Hrsg.). S. 225.

3) Auch in China wurde die Tätowierstrafe mindestens während der Zeit des Mongolen-Regimes (Yüan-Dynastie, 1280-1367) wieder angewendet und wie später im Japan der Edo-Zeit für Diebstahl verhängt, allerdings nur gegenüber Chinesen; Mongolen wurden nicht auf diese diskriminierende Weise bestraft. Gernet, Jacques. Die chinesische Welt. Frankfurt am Main: Suhrkamp Taschenbuch Verlag, 1979. S. 313

4) Gulik, W. R. van S. 9.

5) Im *kojiruien* heißt es, das Abschneiden von Nase und Ohren sei seit Beginn der Edo-Zeit gebräuchlich gewesen, im 6. Jahr der Ära Hôei (1709) sei diese Strafe abgeschafft, jedoch im dritten Jahr der Ära Kyôhô (1718) wieder eingeführt worden. Erst mit der Einführung des Tätowierens als Strafe zwei Jahre später (1720) sei das Verstümmeln endgültig abgeschafft worden. *Kôjiruien. Hôritsubu ni sanjûhachi. Kabenage. Irezumi.* Tôkyô: Heibunsha, 1978. (Erstausgabe 1898) S. 447.
Gulik schreibt hingegen, Straftätowieren sei bereits um 1670 zusammen mit oben beschriebenen Arten der Gesichtsverstümmelung praktiziert worden. Mit dem *kojiruien* stimmt Guliks Darstellung insoweit überein, daß auch er die formelle Einführung des Straftätowierens auf die Regierungszeit des Shôgun Yoshimune (1716-1745) datiert (Gulik, W. R. van. S. 10.).

6) *Densetsu to kidan. Edo no keibatsu.* Tôkyô: Nihon Bunka Shuppansha, 1960. S. 68.

7) Kojiruien. S. 447.

8) Gulik, W. R. van. S. 10 f.

9) Kojiruien. S. 447.
Bezüglich der Delikte, die zu einer Zwangstätowierung führten, geht Richie (Richie, D.

und Buruma, I. S. 13) irrtümlicherweise davon aus, daß es sich wohl um sehr ernsthafte Straftaten gehandelt haben musste und *irezumi* nur zur Anwendung kam, wenn keine andere Strafe mehr angemessen erschien, da ihm persönlich die Stigmatisierung durch eine Straftätowierung in der japanischen Gesellschaft, in welcher soziale Zugehörigkeit zu Gruppen ja äußerst wichtig ist, schlimmer erscheint als jede Gefängnis- oder Verbannungsstrafe. Dies ist insofern unzutreffend, da – wie oben aufgeführt – Verbannung ohnehin meist mit der Strafe der Tätowierung verbunden war; zudem läßt sich aufgrund von Straftaten wie Diebstahl von Kleidern, Betrug oder Schmeicheleien mit unlauteren Absichten eher schließen, daß das Tätowieren wohl zu den harmloseren Strafen gehört haben mußte, auch wenn die Konsequenz des Ausschlusses des Gezeichneten aus der Gesellschaft sicher beabsichtigt war.

10) Kojiruien. S. 452.

11) Densetsu to kidan. S. 69.

12) Gulik, W. R. van. S. 11.

13) Kojiruien. S. 452.

14) Tamabayashi, Seirô. S. 94.

15) Ebd. S. 76 ff.

16) In seinem Aufsatz »The Japanese Art of Tattooing« (Richie, Donald. The Japanese Art of Tattooing. In: Natural History LXXXII. New York, 1973. S. 50) schreibt Richie noch, daß jedes dieser Muster für ein bestimmtes Vergehen stünden, während er in seinem späteren Werk »The Japanese Tattoo« korrekterweise konstatiert, daß sich die Art des Verbrechens nicht aus den Mustern ablesen läßt (Richie, D. und Buruma, I. S. 13). In Unkenntnis der japanischen Quellen kommt daher Martischnig, welcher sich auf Richie stützt, zur Annahme, dieser Punkt könne nicht eindeutig geklärt werden (Martischnig, M., S. 13).
Desweiteren erklärt Richie (Richie, D. und Buruma, I., S. 12), daß die *hinin* (die von der Gesellschaft Ausgeschlossenen wie Henker, Totengräber, Gerber usw.) ebenfalls zwangstätowiert wurden, um, so Richies Annnahme, diese besser überwachen zu können. Er beschreibt als Muster, die dafür verwendet wurde, ein Kreuz auf dem unteren Innenarm nahe der Ellenbeuge oder einen kurzen Strich auf dem Oberarm nahe der Achselhöhle. Das Kreuz wurde zwar tatsächlich an beschriebener Stelle auf *hinin* tätowiert, jedoch nur im Falle der Straffälligkeit (Tamabayashi Seirô. S. 96). Daß alle *hinin* während der Edo-Zeit zwangstätowiert wurden, ist m. E. kaum vorstellbar. Philipp Franz von Siebold, welcher in den zwanziger Jahren des 19. Jahrhunderts Japan besuchte, registrierte zwar unter den Paria Edos solche mit Straftätowierungen, ging aber davon aus, daß es sich dabei um von der Gesellschaft ausgestoßenen Straftäter handelte, welche sich in den *hinin*-Vierteln niedergelassen hatten, da sie nirgends sonst geduldet wurden (Siebold, Philipp Franz von. Nippon, Archiv zur Beschreibung von Japan. (Zweite Auflage) Abteilung II (Volk und Staat), »Beiträge zur Kenntnis der Japanischen Rechtspflege«. Würzburg und Leipzig, 1897, S. 418 ff. Zitiert in: Gulik, W. R. van. S. 11). So wird man in diesen Vierteln also wahrscheinlich sowohl tätowierte straffällig gewordene *hinin* wie auch ehemalige Angehörige der vier Stände, welche solcherart bestraft worden waren, angetroffen haben.

17) Kojiruien. S. 447 ff.

18) Einen Stolz auf die Rolle als Aussenseiter findet man auch heute noch beispielsweise bei Motorrad- und Rocker-Clubs, die ihre bewußte Ausgrenzung von der Gesellschaft durch Clubnamen wie »Outlaws« oder »Outsiders« dokumentieren und ihre Solidarität untereinander durch das Tragen des Clubnamens als Tätowierung unter Beweis stellen.

19) In seinem Film *yôjinbô* (Yojimbo – Der Leibwächter, 1961) zeigt der Regisseur Kurosawa Akira, wie eine Bande von Gaunern einen Samurai durch Präsentation ihrer Straftätowierungen und dem Hinweis auf ihre so dokumentierte Gefährlichkeit einzuschüchtern versuchen. (Vergl. Achternbusch, Herbert u. a. Akira Kurosawa. Reihe Film 41. München, Wien: Carl Hanser Verlag, 1988. S. 201 ff.) Obgleich man diesen fiktiven Film natürlich nicht als Quelle heranziehen kann, ist doch die dargestellte Situation, in welcher sich Gauner durch den Schockeffekt ihrer Strafzeichen auf unbescholtene Bürger Respekt zu verschaffen suchen, m. E. für die damalige Zeit gut vorstellbar.

20) Durch Erzeugen einer Brandwunde wird das Gewebe, in welchem die Farbpigmente eingelagert sind, zerstört, so daß es während des Heilungsprozeßes mitsamt der Tätowierung abgestoßen wird.

21) Kojiruien. S. 447.

22) Das Überdecken mit einem neuen Motiv ist auch heute die verbreitetste Art, eine alte, nicht mehr erwünschteTätowierung unkenntlich zu machen. Bei der Wahl des Motivs, welches über das alte Bild tätowiert werden soll, ist das Hauptkriterium, daß es groß und dunkel genug ist, um das ursprüngliche Bild komplett zu verdecken. Die Unkenntlichmachung von kurzen Strichen, Schriftzeichen oder X-förmigen Markierungen dürfte relativ unproblematisch gewesen sein, während um den Arm herumlaufende eintätowierte Bänder aufgrund ihrer Größe mit dieser Methode kaum noch hätten verdeckt werden können.

23) Martischnig, M. S. 14.

24) Utagawa Toyokuni lebte von 1769-1825.

25) Iizawa Tadasu. *Keimen*. In: Iizawa Tadasu u. a., S. 32 f.

26) In einem *jidaigeki*, einem japanischen Historienfilm, trägt der Schauspieler Jerry Tôbi in der Rolle eines Glücksspielers die Tätowierung eines Würfels auf der Wange. Mitsui Ichirô. *Horimono eshi. Sukuriin wo irodotta otoko no kiroku*. Asakusa / Tôkyô: Nihon Tosho Kankôkai / Kindai Bungeisha, 1998. S. 43.

27) Ein in Zusammenhang mit Überdeckungstätowierungen stehendes Mißverständnis findet sich bei Martischnig: Er vermutet, daß die Straftätowierungen insofern Einfluß auf die Formgebung der späteren Ganzkörpertätowierungen hatte, als bei diesen »*... die Innenseite der Arme unverziert blieb, um darauf hinweisen zu können, nicht Strafzeichen verbergen zu wollen.*« (Martischnig, M. S. 14). Das wäre insofern unlogisch, da Straftätowierungen aus nachvollziehbarem Grund überhaupt nicht auf die Innenseite der Arme gestochen wurden, denn schließlich sollten diese ja für jeden gut erkennbar sein. Daß bei den Ganzkörpertätowierungen die Innenseite der Oberarme und die Achselhöhle tatsächlich oft untätowiert bleibt, hat eher seinen Grund in der hohen Schmerzempfindlichkeit dieser Stellen.

28) Gulik, W. R. van. S. 13.

29) Gulik spricht bei den Überdeckungstätowierungen von einer Innovation, wobei nicht völlig klar ist, ob er damit meint, daß figurative Tätowierungen als solche eine Neuheit darstellten, oder ob er die Verwendung solcher Tätowiermotive (die evtl. auch damals schon hier und da lediglich zum Zwecke der Körperdekoration und unabhängig von Straftätowierungen tätowiert wurden) zur Unkenntlichmachung von Straftätowierungen für die Innovation hält: »*(...) it happened that these minority groups gave rise to a primary innovation created by the need to camouflage these marks in some way. What happened was that figures, decorative motifs, and the like were tattooed over the mark-lines, which means that we have here one of the variables which ultimately developed into the representational tattooing.*« Gulik, W. R. van. S. 13.

30) Ebd. S. 28.

31) Ähnlich wie von vielen Autoren nicht registriert wird, daß es figurative, freiwillige Tätowierungen in Japan schon vor der Edo-Zeit gab, wird ja auch gemeinhin übersehen, daß die Tätowierung in Europa nicht erst nach den Südseereisen Kapitän James Cooks Ende des 18. Jahrhunderts Einzug in Europa hielt, sondern sporadisch immer wieder die Jahrhunderte hindurch praktiziert wurde und durch die Entdeckung der Tätowierkunst der Polynesier lediglich eine Neubelebung erhielt. Wie in Japan war auch in Europa die Tätowiertechnik über viele Jahrhunderte hinweg bekannt und wurde zu verschiedensten Zwecken angewandt (Kreuzritter stachen sich im 12. Jahrhundert vereinzelt christliche Symbole ein, im 16. Jahrhundert wurde ein tätowiertes Mädchen auf Messen und Jahrmärkten zur Schau gestellt und während des 17. Jahrhunderts ließen sich Jerusalempilger dort Souvenirbilder vom Grabe Christi, der Kreuzigung oder auch das Wappen der Stadt Jerusalem tätowieren. Tätowierungen von Kindern zur späteren Identifikation finden sich durch nahezu alle Jahrhunderte. (Oettermann, S., S.

15 ff.). Die geringe Beachtung dieser Tätowierformen läßt sich jedoch wie wohl auch bei den japanischen Vor-Edo-zeitlichen Tätowierungen darauf zurückführen, daß diese keine Massenbewegungen mit ausgeprägten Charakteristika darstellten, die man innerhalb definierbarer Gruppen vorfinden konnte, wie sie in Europa erst ab den Seemannstätowierungen nach Cook und in Japan eben erst ab der Tätowiermode der *chônin* des 19. Jahrhunderts zu beobachten waren, sondern überwiegend Einzelfälle waren, die glücklichstenfalls aufgrund ihrer Skurilität dokumentiert wurden.

32) Besonders bei christlich-religiös motivierten Tätowierungen (in Europa) dürfte der Aspekt des Schmerzes als Mittel der Selbstkasteiung und des Nacherlebens der Leiden Christi eine wichtige Rolle gespielt haben. Ein Beispiel extremer Identifikation mit dem Objekt der religiösen Inbrunst ist von dem mittelalterlichen Mystiker Heinrich Seuse (1295 -1366) überliefert: *»O Herr, ich bitte Dich, daß Du es nun vollbringest und Dich noch weiter in den Grund meines Herzens drückst und Deinen heiligen Namen also in mich zeichnest, daß Du nimmer scheidest aus meinem Herzen«* (dann stach er sich mit einem Griffel die Buchstaben IHS auf die Brust:) *»Herr, die Minner dieser Welt zeichnen ihr Lieb auf ihr Gewand. Ich aber, Du meine Minne, habe Dich in das frische Blut meines Herzenssaftes geschrieben.«* Huber, N. R. Ein mittelalterliches Zeugnis über eine Tätowierung in religiöser Ekstase. In: Archiv für Kriminalanthropologie 39, 1910 S. 34-35. Zitiert in: Oettermann, S., S. 15.
Wenn auch im Buddhismus die Idee des Nachlebens einer Passion im christlichen Sinne nicht existiert, kann der Schmerz des Tätowiervorganges dort doch im Rahmen der vom Buddhismus propagierten Askese und der Idee von »Leben bedeutet Leiden« instrumentalisiert und mit religiöser Bedeutung belegt werden.

33) Hamada Kengi (Übers.). Ihara Saikaku. The Life of an Amorous Man. Rutland, Vermont and Tôkyô, 1964. S. 149. Zitiert in: McCallum, D. S. 119.

34) Gulik, W. R. van. S. 35.

35) Endô Gannan. S. 29. Eine Frau wird auf der Innenseite des Oberschenkels von einem Mann tätowiert; vor Schmerz beißt sie in ein Stück Stoff.

36) McCallum, D. S. 120. Eine Frau tätowiert einen Mann mit schmerzverzerrtem Gesicht auf den äußeren Oberarm. Von einer Dame aus dem Freudenviertel mit einer Tätowierung versehen zu werden, galt als Ehre und war keineswegs anrüchig. Herbert, W. 1998. S. 325.

37) Die von McCallum konstatierte Ähnlichkeit zwischen der bei Ihara Saikaku beschriebenen Liebesschwurtätowierung und Formen der Straftätowierung, bei denen ebenfalls Schriftzeichen tätowiert wurden (McCallum, D. S. 119), halte ich für unerheblich, zumal diese Ähnlichkeit auch zu den religiös motivierten Tätowierungen existiert und m. E. nichts über den Ursprung der Tätowierungsart aussagt.

38) Endô Gannan. S. 28.

39) Gulik, W. R. van. S. 28, siehe auch Tamabayashi, Seirô. S. 15.

40) Tamabayashi Seirô. S. 54 f.

41) Iizawa Tadasu. *Irezumi no hatten*. In: Iizawa Tadasu u. a.. S. 29.

42) Tamabayashi Seirô. S. 14.

43) Martischnig, M. S. 15 f.

44) Ehmke, F. und Shôno Sládek, M. (Hrsg.). S. 225

45) Gulik, W. R. van. S. 31 f.

46) Endô Gannan. S. 28.

47) Ebd.

48) Gulik, W. R. van. S. 32.

49) Ebd. S. 28.

50) Barth, J. S. 180 ff.

51) Zwar ist für das 17. Jahrhundert nur dieser eine Fall eines tätowierten *otokodate* überliefert, es ist jedoch wahrscheinlich, daß Tsurigane Mizaemon keinen Einzelfall darstellte und Tätowierungen unter den *otokodate* verbreitet waren.
Hatamoto yakko wie auch *machi yakko* verschwanden gegen Ende des 17. Jahrhunderts nach mehrmaligem harten Durchgreifen der Shogunatsregierung von der Bildfläche (Kaplan, David E. und Dubro, Alec. Yakuza. The Explosive Account of Japan's Criminal Underworld. London: Queen Anne Press, 1987. S. 16). Insofern ist es unklar, wenn Klompmakers davon spricht, daß *otokodate*, also Anführer der *machi yakko*, Motive von Kuniyoshis Farbholzschnitten als Tätowiermotive übernahmen (Klompmakers, I. S. 35), denn Kuniyoshi war in der ersten Hälfte des 19. Jahrhunderts tätig, als die Bürgerwehren in dieser Form schon nicht mehr bestanden. Möglicherweise meint Klompmakers Angehörige verschiedener Gruppen und Banden, die im 18. Jahrhundert auftauchten und sich gern in der Tradition der *machi yakko* sahen (Kaplan, D. E. und Dubro, A. S. 18).

52) Nakano Yoshihito. 1995. S. 144.
Tätowierte *yakuza* tragen heute analog das Syndikatsemblem ihres Clans als unauslöschliches Hautbild. Nach eigenen Recherchen sowie in: Herbert, W. 1998. S. 325.

53) Nakano Yoshihito. 1995. S. 142.

54) Ebd.
Ob dies nun Legende ist oder nicht, halte ich gar nicht für ausschlaggebend: Allein die Tatsache, daß diese Art der Tätowierung im *intoku taiheiki* beschrieben und für möglich gehalten wird, belegt, daß das Tätowieren als Technik an sich bekannt war. Zufälligerweise gerade ein Jahr zuvor, 1586, ist aus Rostocker Gerichtsakten ebenfalls ein Fall bekannt, in welchem ein Soldat sich zur späteren Identifikation selbst zeichnete: Demnach habe ein Daniel Wulf »*in duner weise* (d. h. betrunken) *mit der Nadel seinen Nahmen auf die linke handt und ein creutz auf die rechte handt gestochen zu dem ende, weil ehr in den Krieg ziehen wollte, wenn er umbkeme, daß ihm seine freunde darbei kennen kundten*«. Krause, L. Zur Geschichte des Gaunerwesens und Verbrecheraberglaubens in Norddeutschland im 16. Jahrhundert. In: Beiträge zur Geschichte Rostocks VI, 1912. S. 71. Zitiert in: Oettermann, S. S. 16.

55) Barth, J. S. 26.

56) Iizawa Tadasu. *Horimono he no gokai*. In: Iizawa Tadasu u. a.. S. 6.
Wenn heutzutage über japanische Badehäuser berichtet wird, fehlen auch in der Regel nie einige Bilder von Tätowierten, deren Hautschmuck im Alltag ja von der Kleidung verborgen wird. Aufgrund der durch den Wunsch nach exotischen Bildmotiven bedingten Überrepräsentation von Tätowierten auf solchen Bilder könnte man den Eindruck gewinnen, man träfe in jedem öffentlichen Badehaus automatisch auf einige Ganzkörpertätowierungen, was natürlich nicht der Fall ist. Fotos von Tätowierten Japanern in öffentlichen Bädern u. a. in: Crome, Peter. Von der Lust am Baden. Foto (Winter / Anthony) S. 98: »Clubfreunde unter sich – in einem Badehaus in Tokio« In: Merian Nr. 11 November 1980. Japan. Hamburg: Hoffmann und Campe Verlag, 1980. Sowie in: Brown, Constance. Ein Volk unter Dampf. Foto (Chesley, Paul) S. 86 /87: »In ihren Bädern zeigen sich die Japaner unverhüllt – und oft von ihrer schönsten Seite.« In: Geo Nr. 1/1980. Hamburg: Verlag Gruner + Jahr AG & Co, 1980.

Kapitel 3.3
Der *suikoden*-Roman als Auslöser einer Tätowier-Mode

1) Wobei sich natürlich aufgrund der kulturellen Verschiedenheit Inhalte von Bildern und Schriftzügen in der japanischen und europäischen Tätowierung unterscheiden. Vergl. dazu Fototafeln in: Riecke, Prof. Dr. med. Erhard. Das Tatauierungswesen im heutigen Europa. Jena: Verlag von Gustav Fischer, 1925.

2) Klompmakers I. S. 22.

3) Ebd.

4) Ebd. S. 23.

5) Shôno-Sladek, M. S. 176.

6) Klompmakers, I. S. 18.

7) Ebd. S. 19.

8) Ob die Kompilation von Shih Nai-an und Lo Kuang-chung zusammen geschrieben wurde, oder ob Lo Kuang-chung, welcher wahrscheinlich Schüler Shih Nai-ans war, das von seinem Lehrer kompilierte Werk lediglich veröffentlichte, kann nicht eindeutig geklärt werden. Klompmakers, I. S. 20.

9) Ebd.

10) Gulik, W. R. van. S. 45.

11) Ob in diesem Bilderbuch bereits Darstellungen tätowierter *suikoden*-Helden enthalten waren, konnte von mir nicht eruiert werden.

12) Klompmakers, I. S. 23 und Gulik, W. R. van. S. 45 f.

13) Florenz, Karl. Geschichte der japanischen Literatur. Leipzig, 1906. S. 518.

14) Nakano Yoshihito. 1995. S. 144.

15) Klompmakers, I. S. 24 und Gulik, W. R. van. S. 46 f.

16) Gulik, W. R. van. S. 46.

17) Klompmakers, I. S. 25.

18) Gulik, W. R. van. S. 47 f. Zu Rôshi Ensei, der mit Päonienblüten tätowiert war, konnte von mir keine entsprechende Abbildung Hokusais gefunden werden.

19) Ebd. Bildanhang Nr. 16: Illustration Hokusais zum *shinpen suikogaden*, Kaoshô Rochishin darstellend, von 1807, Band 8.

20) Ebd. Bildanhang Nr. 12-15, Vier Illustrationen Hokusais zum *shinpen suikogaden*, auf welchen Kyûmonryû Shishin dargestellt ist, aus den Bänden 1, 2 und 3 (1805) sowie aus Band 7 (1807).

21) Ebd. Bildanhang Nr. 17: Illustration Hokusais zum *shinpen suikogaden*; Rôrihakuchô Chôjun aus Band 55 von 1838. Obgleich zu dieser Zeit bereits die viel komplexeren Darstellungen Kuniyoshis von Tätowierungen bekannt waren, behielt Hokusai seine Art bei, Tätowierungen wiederzugeben, entweder aufgrund persönlicher Präferenz dieses Stils oder auch um innerhalb des *shinpen suikogaden* keinen Stilbruch zu begehen.

22) Endô Gannan S. 30 f. Auch die Physiognomie des Helden unterscheidet sich auf den beiden Bildern.

23) Gulik geht davon aus, daß Hokusai aller Wahrscheinlichkeit nach keine Drucke oder Zeichnungen vorliegen hatte, von denen er die Tätowiermotive übernommen haben könnte. Somit wären die in seinen Drucken ausgestalteten Tätowierungen also gänzlich Hokusais künstlerischer Kreativität zu verdanken. Gulik, W. R. van. S. 86.

24) Entsprechend kann man heute z.B. überall Poster des aus dem Film »Titanic« bekannten Schauspielers Leonardo di Caprio erstehen.

25) Ueda Kôji. S. 159 f.

26) Ebd.

27) Martischnig, M. S. 17.

28) Tätowierte Porträts von Berühmtheiten erfreuten sich nicht nur in Japan großer Beliebtheit. So schrieb 1911 L. Stieda in der Wiener medizinischen Wochenzeitschrift über Tätowierte, die sich auf Jahrmärkten zur Schau stellten:»(...) *Oft ist der ganze Körper, soweit er gezeigt wird, mit Porträts bedeckt: Kaiser, Könige Musiker; allerlei Wappen, Blumen sind sichtbar.* (...)« (Stieda, L. Etwas über Tätowierung. In: Wiener Medizinische Wochenschrift LXI (1911) S. 896. Zitiert in: Oettermann, S. 87.) Über eine Anette Nerona, die ebenfalls zu jener Zeit als Schaustellerin aktiv war, heißt es bei Oettermann, sie habe tätowierte Porträts von Goethe, Schiller, Richard Wagner, Bismarck und Wilhelm II. getragen. Aber auch fiktive Romanhelden dienten bisweilen als Tätowiervorlage, so beobachtete der deutsche Volkskundler Adolf Spamer beispielsweise, daß vereinzelt in Hamburg Altona die Figur des Tarzan als Tätowierung umgesetzt wurde. Spamer, Adolf. Die Tätowierung in den deutschen Hafenstädten. Ein Versuch zur Erfassung ihrer Formen und ihres Bildgutes. München: Trickster Verlag, 1993. S 106. (Zuerst erschienen in: Niederdeutsche Zeitschrift für Volkskunde 11, 1933. S. 1-55: 129-182)

29) Endô Gannan. S. 36; Tamabayashi Seirô. S. 115; Nakano Yoshihito. 1995 S. 146; Gulik, W. R. van. S. 83 f.

30) Als erste Farbe zur Verwendung in Tätowierungen kam zu Beginn des 19. Jahrhunderts Rot in Gebrauch. Nakano Yoshihito. 1995. S. 146.

31) Näheres zur Professionalisierung des Tätowierens unter 3. 5.

32) Pauer, E. S. 29 f.

33) Shôno-Sladek Masako. S. 206 f.
Martischnig (Martischnig, M. S. 19) geht davon aus, daß Kaufleute sich aufgrund des Verbots luxuriöse Kleidung zu tragen, teure Tätowierungen hätten anfertigen lassen, was jedoch stark bezweifelt werden muß. Richie (Richie, D. und Buruma, I. S. 17) konstatiert zurecht, daß Tätowierungen weniger von wohlhabenden Kaufleuten als eher von der Unterschicht wie Arbeitern, Spielern oder auch Künstlern getragen wurde. Die These von den tätowierten Kaufleuten gründet wahrscheinlich auf der spekulativen Annahme, daß die Anfertigung einer großflächigen Tätowierung schon damals mit erheblichem finanziellen Aufwand verbunden war, so wie das heutzutage der Fall ist. Dann aber hätten sich viele Berufsgruppen wie Sänftenträger, Handwerker oder Feuerwehrleute, die kaum zu den Großverdienern zu rechnen waren, und von denen aus der Mitte des 19. Jahrhunderts überliefert ist, daß sie kunstvolle Tätowierungen trugen (die in dieser Form zu Beginn des Jahrhunderts auch noch gar nicht existierten), diesen Schmuck gar nicht leisten können. Selbst zu dieser Zeit, da die Tätowierkunst in voller Blüte stand und es auch schon berufsmäßige Tätowierer gab, die von ihrer Hände Arbeit leben mußten, war diese anscheinend für »den einfachen Mann« bezahlbar, was sie als »Luxusgut« für den reichen Kaufmann sicher nicht besonders attraktiv machte. Zu Beginn des 19. Jahrhunderts waren Tätowierungen ohnehin künstlerisch nicht besonders anspruchsvoll, zudem wurden sie, wie gezeigt wurde, entweder selbst oder von Freunden gestochen, so daß auch zu dieser Zeit keine großen finanziellen Opfer vonnöten waren.
Auch Zeller geht (allerdings 1941) davon aus, daß Tätowierungen »(...) *in älterer Zeit ein den Vornehmen vorbehaltener Schmuck* (...)« waren, wobei er aufgrund der kleidungsähnlichen Erscheinung der Ganzkörpertätowierung fälschlicherweise annimmt, der Hautschmuck habe als Kleidungsersatz gedient. Nachdem die »*Sitte des Kleidertragens sich allgemein durchgesetzt hat* (...)« sei, so Zellers Mutmaßung, die Zahl der Tätowierten wahrscheinlich zurückgegangen. (Zeller, Dr. R. Tatauierungen in Japan. In: Ciba Zeitschrift Nummer 82. S. 2874)

34) Shôno-Sladek Masako. S. 208.

35) Kondô Eiko. Frauen in der Feudalgesellschaft. In: Ehmcke, F. und Shôno-Sládek, M. (Hrsg.). S. 92.

36) Klompmakers, I. S. 25.
Leider konnte jedoch nicht eruiert werden, wieviele Darstellerinnen auf Utagawa Kuniyasus Bildern mit Tätowierungen abgebildet wurden, auch Motive und Stil der dargestellten Tätowierungen ließen sich in Ermangelung des entsprechenden Bildmate-

rials nicht näher analysieren. Erstaunlich ist, wie wenig Aufmerksamkeit diesen Illustrationen seitens der Autoren der mir vorliegenden Werke zum Thema entgegengebracht wird, obwohl davon ausgegangen werden muß, wie Klompmakers zutreffenderweise konstatiert (Klompmakers, I. S. 27), daß das *keisei suikoden* wohl der größte Impetus zur Arbeit Kuniyoshis an seiner im Folgenden näher beschriebenen Serie *tsûzoku suikoden gôketsu hyakuhachinin no hitori* war, welche wiederum eine ausschlaggebende Rolle in der Entwicklung der japanischen Tätowierkunst spielte. Illustrationen zum *keisei suikoden*, auf denen auch tätowierte Akteurinnen abgebildet sind, existieren auch von Utagawa Toyokuni (Endô Gannan. S. 48).

37) Kondô Eiko. S. 92.

38) Ebd.

39) Ebd.
Eventuell kann man hier Parallelen ziehen zwischen den Darstellerinnen des *keisei suikoden* und heutigen Popstars wie Madonna, den Spice Girls, oder fiktiven Comic-Heldinnen wie Tank-Girl, welche jungen Frauen ein Konzept von »Girl-Power« anbieten und dadurch u. U. zu einer Stärkung des Selbstbewußtseins derselben beitragen können (Daß der Aspekt der Vermarktung bei solchen Modeerscheinungen heute natürlich für die Produzenten im Vordergrund steht, braucht eigentlich nicht extra erwähnt zu werden, entsprechend dürfte sich aber auch Takizawa Bakin beim Schreiben des *keisei suikoden* weniger von ideelen Vorstellungen wie der Emanzipation der Frauen als doch wohl eher von materiellen Überlegungen, sprich Ausnutzung der *suikoden*-Mode, geleitet haben lassen).

40) Gulik, W. R. van. S. 50.

41) Klompmakers, I. S. 53.

42) Ebd. S. 41.

43) Pulverer, G. S. 212.

44) Wobei das Blaugrau der Tätowierfarbe Schwarz entspricht, welches nach dem Abheilen der Tätowierung in der Haut nicht mehr als Pechschwarz sondern eben eher als sehr dunkles Blaugrau erscheint. Diese Tatsache spiegelt sich ja auch in den japanischen Bezeichnungen für Tätowierungen wieder: *Irezumi* für »(schwarze) Tusche einfügen« sowie *shisei* für »Blaugrün einstechen«.

45) Nakano Yoshihito. 1995. S. 146.

46) Insofern ist es unzutreffend, wenn Martischnig meint, es stehe »(...) *außer Zweifel, daß es das Verdienst von Kuniyoshi war, welcher der japanischen Tätowierkunst mit seinen leuchtenden Farben und dramatischen Darstellungen seinen Stempel aufgedrückt hat.*« (Martischnig, M. S. 51), denn unabhängig davon, welche Farben Kuniyoshi bei der Darstellung der *suikoden*-Helden (nicht derer Tätowierungen) in den Farbholzschnitten einsetzte, die ja schon bald ihrerseits selbst wieder als Tätowiermotive Verwendung fanden (näheres dazu später), war es ja nicht möglich, diese Farbtöne in einer Tätowierung umzusetzen, da es die entsprechenden tätowiergeeigneten Farbstoffe eben einfach noch nicht gab. (Ein Farbstoff, welcher sich zur Verwendung beim Farbholzdruck eignet, muß nicht notwendigerweise auch zum Tätowieren taugen, da er eventuell unter der Haut nicht stabil bleibt oder giftig wirkt o. ä.)

47) Klompmakers, I. S. 27.

48) Tatsächlich umfaßt die Serie lediglich 75 der 108 Helden auf 74 Farbholzschnitten. Ebd. S. 29f.

49) Gulik, W. R. van. S. 50 ff.

50) Klompmakers, I. S. 173.

51) Ebd. S. 159 und 161.

52) Von Rôshi Ensei existieren im *tsûzoku suikoden gôketsu hyakuhachinin no hitori*

zwei Abbildungen, die darin dargestellten Tätowierungen entsprechen sich größtenteils. Klompmakers, I. S. 158-161.

53) Ebd.

54) Gulik, W. R. van. S. 51.

55) Bossharan Bokukô wird mit einem Drachen auf dem Rücken, eingebettet in Flammen- und Wellenornamente dargestellt, Byôtaichu Setsuei trägt ebenfalls einen Drachen auf dem Rücken, eine Hintergrundlandschaft mit Gebäuden, Bäumen und einem Fluß erstreckt sich über beide Arme (ab den Handgelenken), den Rücken und beide Beine (bis zu den Knöcheln). Kirenji Tokô trägt eine Tätowierung mit einem Drachen in einem Wasserfall, die von den Ellenbogen bis zu den Knien reicht. Mit einem feuerspeienden Drachen ist auch Hakujisso Hakushô tätowiert, sein Körperschmuck erstreckt sich von den Handgelenken über die Brust und (angedeutet) den Rücken. Klompmakers, I. S. 128, 89, 121, 91.

56) Senkaji Chôô trägt eine von den Handgelenken bis zu den Fußrücken reichende Tätowierung, auf welcher vor einem Hintergrund aus Kiefernzweigen und Ahornblättern sowie einem Wasserfall ein Rabe einen Affen attackiert. Tanmeijirô Genshôgo, von welchem zwei Drucke im *tsûzoku suikoden gôketsu hyakuhachinin no hitori* existieren, trägt als Hauptmotiv einen Leoparden auf dem Rücken, der in einem Fall vor einem Hintergrund von Flammen und Wellen dargestellt ist, im zweiten Fall ist das Tier von Kiefernzweigen umgeben. Ebd. S. 177, 71, 163.

57) Konkôryû Rishun trägt den Donnergott zusammen mit einem nicht identifizierbaren Tier auf der Brust, Kinmôken Dankeijûs Rücken ist mit dem Windgott verziert . Ebd. S. 119, 149. Kinmôken Dankeijûs Tätowierung ist die einzige, die von Kuniyoshi dreifarbig (Schwarz, Rot, Hellblau) dargestellt wurde. Mit dem Hellblau ist möglicherweise eine helle Grauschattierung gemeint.

58) Mit diesen Bildern ist Sôtôki Sôsei auf Oberarmen und Rücken bedeckt. Ebd. S. 63.

59) Über Kanchikotsuritsu Shukis Rücken und seine Oberarme erstreckt sich ein neunschwänziges, feuerspeiendes Katzentier vor einem dunklen Wolkenhintergrund. Ebd. S. 55. Seiganko Riun, welcher Gulik zufolge (Gulik, W. R. van. S. 51) innerhalb Kuniyoshis Serie das gleiche Motiv trägt, konnte von mir nicht gefunden werden.

60) Klompmakers, I. S. 65
Gulik erwähnt diese bemerkenswerte und überaus detaillierte Darstellung einer Tätowierung in seiner Auflistung tätowierter Suikoden-Helden in Kuniyoshis *tsûzoku suikoden gôketsu hyakuhachinin no hitori* erstaunlicherweise überhaupt nicht. Gulik, W. R. van. S. 51.

61) Martischnig, M. S. 17.

62) McCallum, D. S. 118.
Obgleich McCallum nach eigenen Angaben keine Kenntnis von prä-edozeitlichen Tätowierformen freiwilliger Art hat (es sei hier erinnert an die tätowierten Priester der Kamakura-Zeit) und als früh-edozeitliche Tätowierformen lediglich *irebokuro* und *kishôbori* (letztere ohne Angabe des jap. Begriffs) anführt, figurative Tätowierungen wie Keimen und Datebori also gar nicht erwähnt, mutmaßt er, daß schon vor der Entwicklung der Ganzkörpertätowierung eine kaum dokumentierte Strömung existiert haben muß, welche auf die prachtvollen Hautbilder der ausklingenden Edo-Zeit hingeführt haben mußten. Ebd. S. 118 f.

63) Das Mißfallen, welches die Tätowierungen bei der Obrigkeit auslösten, dürfte sie für die Städter nur umso attraktiver gemacht haben. McCallum beschreibt in diesem Zusammenhang die Atmosphäre zwischen Regierung und Bevölkerung folgendermaßen: »*In some respects, the history of the Edo period reads like a contest between the governmental authorities, who were constantly issuing sumptuary regulations and various prohibitions, and significant groups of the population who sought means to evade these edicts.*« McCallum, D. S. 119 f.

64) Die weiter oben aufgelisteten Werke verschiedener Künstler und Autoren zum *suikoden*-Thema stellen lediglich die wichtigsten Arbeiten dar, die auf Kuniyoshis

tsûzoku suikoden gôketsu hyakuhachinin no hitori hinführen, welches wiederum den wohl nachhaltigsten Einfluß auf die sich herausbildende japanische Tätowierkunst hatte. Klompmakers listet darüberhinaus allein von Kuniyoshi noch über ein Dutzend und von Hokusai weitere vier vom *suikoden* inspirierte Publikationen auf, desweiteren führt sie 15 weitere *ukiyo e*-Künstler auf, die teilweise mehrere *suikoden*-Publikationen schufen, unter ihnen Totoya Hokkei, Utagawa Toyokuni, Utagawa Kunisada, Toyohara Kunichika und Tsukioka Yoshitoshi. Von Yoshitoshi beispielsweise, einem Schüler Kuniyoshis, sind wiederum zehn verschiedene Werke zum *suikoden* bekannt (Klompmakers, I. S. 185-192.). Die große Vielzahl an *suikoden*-beeinflußten Arbeiten belegt eindrücklich die enorme Popularität des Stoffes.

Kapitel 3.4

Die Entwicklung des Tätowierens zu einer eigenen Kunstform

1) McCallum, D. S. 122.

2) Näheres zur Problematik im Umgang mit Photographien als Quellen unter 4. 2.

3) Iizawa Tadasu. S. 5 f.

4) Klompmakers, I. S. 9.

5) Nakano Yoshihito. 1995. S. 146.

6) Ebd.
Das Motiv der Tätowierung Kuniyoshis ist nicht bekannt.

7) Ebd. S. 146 f.

8) Ebd. S. 148.

9) Ebd.

10) *Bunshin*, wörtlich dekorierter Körper, ist neben *horimono, irezumi* und *shisei* eine weitere Bezeichnung für Tätowierungen.

11) Endô Gannan. S. 34.

12) Nakano Yoshihito. 1995. S. 148.

13) Klompmakers, I. S. 36.

14) Vergl. auch die Erläuterung zum Begriff *horimono* unter 3. 4.

15) Diesen Titel erhielt er von seinem Lehrmeister Muramatsu Yoshitsugu, welcher den Künstlernamen Shodaime Horiyoshi/Horiyoshi der Erste trug. Weitere Künstler, die ich im Zuge meiner Recherchen besuchte, waren Nidaime Horitsune aus Osaka/Namba, Horiyano aus Hirakata, Horichô aus Asakusa, Horitoshi aus Ikebukuro, Horijin aus Tôkyô, sowie Horikala aus Yokohama.

16) Klompmakers, I. S. 36.

17) Martischnig, M. S. 24.

18) Tamabayashi Seirô. S. 222.
Tamabayashi verwendet hier den Begriff *bunshinshi* für Tätowierer, die Zeit gibt er mit den Perioden Tenpô bis Ansei (1830 - 1860) an. Ob er mit dem Begriff Tätowier-Spezialist (*senmon no bunshinshi*) zum Ausdruck bringen möchte, daß jene Tätowierer ausschließlich in diesem Feld tätig waren, oder ob sich der Begriff lediglich auf das künstlerisch-technische Können bezieht, ist nicht völlig klar, wobei letzteres m. E. wahrscheinlich ist.

19) Endô Gannan. S. 34.

20) Iizawa Tadasu und Fukushi Katsunari (Hrsg.). *Genshoku nihon shisei taikan*. Tôkyô: Haga Shoten Publication, 1973. S. 250 ff.

21) Nakano Yoshihito. 1995. S. 148, Herbert, W. 1998. S. 329.

22) Nakano Yoshihito/Sandaime Horiyoshi erläuterte mir in einem Gespräch im September 1998 das Konzept einer japanischen Tätowierung derart, daß man sich die Tätowierung (unabhängig davon, welche Ausdehnung sie über den Körper hat, d. h. ob beispielsweise die Arme bis zu den Handgelenken oder nur bis zu den Ellenbogen tätowiert sind) sozusagen vom Körper abgelöst und aufgeklappt vorstellen müße; dann muß ein zusammenhängendes Bild entstehen, mit einem durchgängigen Thema, dessen Hauptmotiv sich in der Regel auf dem Rücken (und damit im Zentrum des Bildes) befindet. Motive auf Brust, Armen und Beinen müssen inhaltlich zum Thema passen, eine willkürliche Zusammenstellung beliebiger Motive ohne logischen Zusammenhang ist also nicht möglich.

23) Tamabayashi Seirô. S. 205.

24) Daß das Theater Anreize zur Tätowierung lieferte, läßt sich neben den weiter oben erwähnten Umsetzungen von Schauspielerporträts als Hautbilder auch daran ablesen, daß auch die im *kabuki* aufgeschminkten Gesichtsmasken (*kumadori*) ins Repertoire der Tätowiermotive aufgenommen wurden. Vergl. hierzu eine Tätowierung von Nidaime Horiyoshi, abgebildet in: Hardy, Donald Edward (Hrsg.). Tattoo Time Number 4. Life & Death Tattoos. Honolulu; Hardy Marks Publications, 1988. S. 11.

25) Nakano Yoshihito. 1995. S. 148.
Die als Vorlage verwendeten Farbholzschnitte mußten, wie bereits oben erläutert, nicht notwendigerweise tätowierte *suikoden*-Helden darstellen. Im von Nakano präsentierten Beispiel weist z. B. ein Schauspieler eine nach Kuniyoshis Farbholzschnitt des Helden Chusenko Teitokuson gestaltete Tätowierung auf, wobei dieser selbst gar keine Tätowierung trägt. Wird hingegen eine tätowierte Figur als Tätowiervorlage verwendet, beispielsweise die des Kyûmonryû Shishin, so spricht man von *nijûbori*, Doppeltätowierung. Herbert, W. 1998 S. 329

26) Gulik, W. R. van. S. 80 f.

27) Eine Ausnahme bildet ein vierteiliger Farbholzschnitt Kunichikas, in dem er Schauspieler darstellt, die die Rollen von *suikoden*-Helden spielen. Hier sind die mit Tätowiermuster bemalten *niku juban* (z. B. im Falle der Rolle des Kyûmonryû Shishins entsprechend mit Drachen bemalt) deutlich als Kleidungsstück erkennbar abgebildet. Aber auch hier entspricht die Darstellung der Tätowiermuster auf dem Stoff der Darstellung echter Tätowierungen in Drucken desselben Künstlers, beispielsweise denen von Feuerwehrmännern. Gunshi Seishô (Angabe des Namens in der On-Lesung, tatsächliche Lesung nicht verifizierbar) (Hrsg.). *Genshoku ukiyo e shisei banga*. Kanda/ Tôkyô: Haga Shoten, 1976. Abb. 79, 73, 74.

28) Daß beispielsweise Kuniyoshi durch Verwendung der entsprechenden Farben offensichtlich bemüht war, Tätowierungen möglichst authentisch darzustellen, soweit dies im Rahmen des Mediums *ukiyo e* machbar war, wurde unter 3. 4. gezeigt.

29) Vergl. hierzu Gunshi Seishô (Hrsg.) mit Werken von Kuniyoshi, Toyokuni, Yoshitoshi und Kunichika.

30) Vergl. hierzu Bonten Tarô u. a.. *Nihon shisei zufu*. Tôkyô: Daimon Shuppan Bijutsu Shuppanbu, 1973.

31) Herbert, W. 1998 S. 330.
In Ausnahmefällen rasieren sich manche Tätowierlustigen auch den Schädel und lassen diesen tätowieren, so trägt beispielsweise der Tätowierer Ôwada Mitsuaki/Horikin Sanskrit-Zeichen auf dem Schädel, welche ihm Nakano Yoshihito/Horiyoshi III eintätowierte. Fellman, Sandi. The Japanese Tattoo. New York: Cross River Press, 1986. S. 108 f.. Vergl. auch Yamada Kazuhiro. *Horishi ichidai. Owada mitsuaki to sono sekai*. Tôkyô: Kanagawa Shinbunsha, 1989.
Auch Nakano Yoshihito/Sandaime Horiyoshi trägt auf dem Schädel ein rotes Sanskrit-Zeichen, welches auch durch die inzwischen nachgewachsenen Haare hindurch noch zu erkennen ist.

32) Martischnig, M. Abb 17.

33) Dies wird auch sehr häufig praktiziert, wenn Kunden aus verschiedenen Gründen zunächst ein weniger umfangreiches Hautbild erwerben wollen und sich dann zu einem späteren Zeitpunkt entschließen, dieses weiter auszudehnen.

34) Klompmakers, I. S. 173.

35) Gunshi Seishô (Hrsg.). Abb 17.

36) Martischnig, M. S. 74.
Mikiri bezeichnet den dunklen Hintergrund.

37) Herbert, W. 1998. S. 329.

38) Es ist m. E. nach wahrscheinlich, daß diese nach Kiefernnadeln benannte Abschlußtechnik in Bezug steht zum Kiefernzweig als Tätowiermotiv, welches ja bereits in Hokusais Bildern beim Helden Rôrihakuchô Chôjun auftaucht. (siehe 3. 4.)

39) Ebd.

40) Interessant wäre natürlich zu wissen, zu welchem Zeitpunkt dieser Wechsel von Begrenzungstechniken eingetreten ist. Fotografien des ausgehenden letzten Jahrhunderts, die oft durch Kolorierung verfälscht wurden und besonders in Hinblick auf Hintergrundtätowierungen meist undeutlich sind, können hier nicht zur Datierung eines Wechsels herangezogen werden. Vergl. hierzu drei handkolorierte Photographien tätowierter Japaner um 1870 in: Wroblewski, Chris und Heim, Heide. Skin Shows V. Verona: Grafiscan, 1996. Klärung dieser Frage könnten im Besitz des Verlegers Shimada (Keibunsha, Tôkyô) befindliche schwarz-weiß Photographien tätowierter Personen zu Beginn dieses Jahrhunderts bringen, welche Shimada, wie er mir in einem Gespräch im Jahre 1996 mitteilte, als Bildband herauszugeben gedenkt. Bilder aus den 50er Jahren unseres Jahrhunderts zeigen bereits die auch heute gebräuchliche scharfe Abgrenzung. (Hardy, D. E. S. 76)

Kapitel 3.5
Die Rezipienten der japanischen Tätowierung sowie verschiedene Funktionen und Bedeutungen des Hautschmucks

1) Ehmke, F. und Shôno-Sládek, M. (Hrsg.) S. 225

2) Neben der Funktion als verbindendes Element für die Bande verbarg sich hinter diesem speziellen Motiv des Bodhidharma noch ein sinnreicher Wortwitz; Bodhidharma, welchem nach neunjährigem sitzenden Meditieren die Beine verkümmerten, wird oft als *o ashi no nai*, d. h. als »ohne Beine« beschrieben, wobei *ashi* jedoch auch die Bedeutung von Geld haben kann, womit obiger Ausdruck in der Bedeutung »ohne Geld« eine der Hauptbeschäftigungen der *daruma gumi* beschreibt, nämlich die Zechprellerei. (Gulik, W. R. van. S. 61)
Die Idee der Bandentätowierung taucht übrigens auch in dem Edgar Wallace-Film »Der Frosch mit der Maske« auf, in welchem alle Mitglieder der Frosch-Bande einen solchen auf den Unterarm eintätowiert bekommen.

3) Kaplan, D. E. und Dubro, A. S. 14 ff.

4) Ebd. S. 16 f.

5) Ich halte es für wahrscheinlich, daß Kuniyoshi, der sich zweifellos ausgiebig mit dem *shui hu chuan* auseinandergesetzt hatte, sich dieser identitätsbildenden Funktion der Tätowierungen innerhalb der Geschichte bewußt war, und sich möglicherweise aus diesem Grund bei der Arbeit am *tsûzoku suikoden gôketsu hyakuhachinin no hitori* trotz seiner Begeisterung für Tätowierungen darauf beschränkte, lediglich sechzehn, und nicht noch mehr Akteure mit Hautschmuck darzustellen (Wobei prozentual gerechnet jedoch über 20% der von Kuniyoshi widergegebenen Helden tätowiert sind, da seine *suikoden*-Serie ja nur 75 der 108 Helden darstellt). Auch aus den verschiedenen Tätowiermotiven läßt sich ablesen, daß Kuniyoshi darum bemüht war, jedem der Sechzehn ein individuelles Körperbild maßzuschneidern.

6) Von *jinrikisha*, d. h. Menschenkraftwagen. Gulik, W. R. van. S. 84.

7) Ehmcke gibt an, daß Sänftenträger selbst im Winter fast völlig nackt waren. Ehmcke, Franziska. Reisefieber in der Edo-Zeit. In: Ehmcke, F. und Shôno-Sladék, M. (Hrsg.). S. 61.

8) »*yoshihara he iku yûkyaku ha okononde shisei no ii kagokaki wo eranda. takushî de nyûkâ wo erabu yô na mono darô.*« Iizawa Tadasu. Kagokaki. In: Iizawa Tadasu u. a. S. 35
Neben verschiedenen Bezeichnungen wie *kagokaki* oder *kagoya* (Sänftenträger) wurde auch der pejorative Ausdruck *kumosuke* (wörtl. Wolkenhelfer, d. h. Betrüger) auf die Träger angewandt. Gulik weist darauf hin, daß auch heute noch rücksichtslose Taxifahrer als *kumosuke untenshu*, d. h. Piraten-Chauffeur, bezeichnet werden. (Gulik, W. R. van. S. 57 f.) Als ich mich 1994 von einem Taxi zu einem Treffen mit dem Tätowierer Nakano Yoshihito/Sandaime Horiyoshi fahren ließ, erzählte der Chauffeur, daß es unter seinen Kollegen viele gäbe, die Tätowierungen tragen (Der Tätowierer Horiyoshi bestätigte dies später mir gegenüber). Allerdings bekäme man die Tätowierungen kaum zu Gesicht, es würde jedoch auffallen, wenn ein Chauffeur auch außerhalb des Dienstes in der Sommerhitze nie kurze Hemden trage. Aufgrund der großen Aversion der Japaner heutzutage gegen *horimono* (näheres dazu in der Einleitung und unter 4. 2.) denke ich, daß es ganz sicher nicht mehr geschäftsfördernd wäre,wenn Kunden die Tätowierungen von Taxifahrern zu Gesicht bekämen, weswegen diese ihre Hautbilder stets unter der Kleidung verbergen. Interessant scheint mir jedoch, daß trotz der heutigen Antipathie der japanischen Gesellschaft gegen diese Kunst nach wie vor das Personen befördernde Gewerbe zu den Kunden der *horishi* zählt.

9) Martischnig, M. S. 25 und Gulik, W. R. van. Abb. 47.

10) Wie eben die Taxifahrer heute, siehe Anm. 8.

11) Gulik, W. R. van. S. 57 f.

12) Herbert, W. 1998. S. 326.

13) Gulik, W. R. van. S. 63 ff.

14) Auf einem Farbholzschnitt Toyokunis ist ein Angehöriger der Feuerwehr mit einer Drachentätowierung abgebildet. Gunshi Seishô (Hrsg.). Abb 17.

15) Einen mit Fischen sowie einem Oktopus tätowierten Feuerwehrmann stellte Yoshitoshi in einem Farbholzschnitt dar. Reproduktion des Bildes im Besitz des Autors.

16) Farbholzschnitt von Toyokuni. Gunshi Seishô (Hrsg.). Abb 18.

17) Farbholzschnitt von Kunichika. Ebd. Abb. 74.

18) Farbholzschnitt von Kunichika. Ebd. Abb. 73.

19) Daß Motive allerdings Einfluß auf den Träger ausüben, glaubt Nakano Yoshihito/ Sandaime Horiyoshi, der mir in einem Gespräch 1998 erklärte, daß er aus diesem Grund nur Motive tätowiert, deren Bedeutung und Herkunft er genau recherchiert hat. Ein Tätowierer aus Osaka erzählte mir 1997, daß in der traditionellen japanischen Tätowierkunst (er selbst tätowiert nur im westlichen Stil, ging aber für einige Zeit bei einem traditionell arbeitenden Meister in die Lehre) beispielsweise einem cholerischen Menschen zum Motiv der Kannon, der mildtätigen Bodhisattwa der Barmherzigkeit, geraten wird, während man einem schwächlichen Kunden eher ein Bild der energischen und kraftvollen Gottheit Fudô Myôô nahelegen würde. Dies solle den jeweiligen Charakter der Person günstig beeinflußen.

20) Kaplan, D. E. und Dubro, A. S. 18.

21) Auch heute noch findet man unter Bauarbeitern Tätowierte. *Satô Keizo Horichô irezumishû*. Tôkyô: Keibunsha, 1988. S. 112 f.

22) Aus diesem Milieu rekrutierten die *bakuto*-Banden ihre Mitglieder. Desweiteren waren die *bakuto* neben ihren Aktivitäten im Glücksspielbereich auch oft im Baugewerbe als Arbeitsvermittler tätig (Herbert, Wolfgang. Yakuza – ausgegrenzte Subkultur oder

integrierter Teil der japanischen Gesellschaft? In: Lokowandt, Ernst (Hrsg.). Zentrum und Peripherie in Japan. Referate des 2. Japanologentags der OAG in Tokyo 8./9. März 1990. iudicium verlag, 1992. S. 83). Diese Querverbindungen der Glücksspielerbanden zu anderen Gewerbezweigen dürfte auch die Verbreitung der Tätowiersitte unter diesen Gruppen mit sich gebracht haben.

23) Die Dauer bis zur Fertigstellung einer Tätowierung ist abhängig von den Ausmaßen des Bildes und seiner Details, der Länge der einzelnen Sitzungen und der Arbeitsgeschwindigkeit des Tätowierers, ist aber mindestens mit mehreren Monaten anzusetzen.

24) Herbert, W. 1998. S. 328.

25) Iizawa Tadasu. *shisei he no gokai*. S. 4.

26) Vergl. auch Info-Kasten »Tattoos und der Konfuzianismus«, Seite 40.

27) Bislang ging ich davon aus, es handele sich bei Tôyama Kagemoto alias Tôyama Kinsan um eine fiktive Legendenfigur. Er wird allerdings bei Nakano Yoshihito, Endô Gannan und Iizawa Tadasu als authentisch angegeben, wenn auch mit leicht widersprüchlichen Angaben. So soll er Iizawa Tadasu zufolge Magistrat der Südhälfte Edos gewesen sein, Nakano Yoshihito beschreibt ihn als Magistrat der Nordhälfte. Endô Gannan legt sich auf keine der beiden Stadthälften fest. (Iizawa Tadasu. *Shisei he no gokai*. S. 6, Nakano Yoshihito. 1995. S. 148, Endô Gannan. S. 34)

28) Nakano, Yoshihito. 1995. S. 148.

29) Ebd.

30) Nakano Yoshihito. 1995. S. 148.

31) Ebd.
Nakano Chôshirô/Horichô, selbst Tätowierer (keine Verwandtschaft zu Nakano Yoshihito), stellt zu diesem Thema fest, daß Frauen beim Prozeß des Tätowierens die leidensfähigeren und zäheren Kunden seien, zumal diese sich freiwillig zu einer Tätowierung entscheiden könnten, während Angehörige der *yakuza* bei der Entscheidung zu einem *horimono* dem Gruppenzwang oder dem Wunsch des Bandenchefs/ *oyabun* unterworfen seien. (Nakano Chôshirô/Asakusa Horichô. *Irezumi ni ikiru*. Tôkyô: Nisshin Hôdô, 1989. S. 105.

Kapitel 4.
Die Tätowierkunst nach der Edo-Zeit

Kapitel 4.1
Die Ären Meiji (1868-1912), Taisho (1912-1926) und Shôwa (1926-1989)

1) Hartman, R. S. 18 ff.

2) Diese Bemühungen, ein den westlichen Ländern ebenbürtiges Land zu werden, zeigten bereits 1895 Erfolg, als Japan einen Krieg gegen China, und 1905 gegen Rußland gewann (Hall, J. W. S. 296 ff.), also nicht einmal ein halbes Jahrhundert, nachdem es noch ungleiche Handelsverträge zu akzeptieren gezwungen war.

3) Nakano Yoshhito. 1995. S. 152.

4) Ebd.

5) Endô Gannan. S. 7.

6) Bird, Isabella. Unbeaten Tracks in Japan. New York, 1880. / Rutland, Vermont, Tôkyô, 1973. S. 34 Zitiert in: Gulik, W. R. van. S. 84.

7) Gulik, W. R. van. S. 84.

8) Vincent van Gogh besaß eine Sammlung japanischer Farbholzdrucke zum Zwecke des Studiums derselben. Smitmans, Adolf. Der japanische Blick. Japonismus als Formfaktor der Moderne. S. 17. In: Städtische Galerie Albstadt und Autoren. Der Japanische Blick. Albstadt: Städtische Galerie, 1996.

9) Ebd. S. 15 ff.

10) Oettermann, S. S. 44 ff.
Es wurden in Europa nicht die den Europäern völlig unverständlichen Motive der Insulaner übernommen, vielmehr »*(...) könnte man*«, so Oettermann, »*angesichts dieser Renaissance des europäischen Hautstichs von einer Interferenz von Südseetechnik und europäischer Bildvorstellung sprechen, durch die sich im Laufe des 19. Jahrhunderts eine ganz neue und eigene Tradition der Tätowierung entwickelte.*« Ebd. S. 46.

11) »*Gilt doch mit Recht die japanische Graphik der Tätowiernadel für unerreicht und sieht man ihre Erzeugnisse als ebenbürtig denen des Stiftes und des Pinsels an. (...) Dieser Hochstand des japanischen Hautbildes findet seine Erklärung in der einzigartigen Delicatesse chinesisch-japanischer Zeichnung (...).*« befindet der deutsche Volkskundler Adolf Spamer 1933. Spamer, A. S. 92. Allerdings konstatiert Spamer auch, daß es irrig wäre »*zu glauben, daß alle Tätowierungen japanischer Hautstecher seit alters her hohe Kunstwerke waren: (...) Auch Japan kennt Tätowierkünstler aller Grade neben der Pfuscharbeit.*« Ebd. S. 93 f.

12) Martischnig. M. S. 27 ff.

13) Nachdem Tätowierungen via japanische *horimono* in Europa unter der Aristokratie en vogue kamen, gingen einige Adlige auch dazu über, sich von einheimischen Tätowierern stechen zu lassen. So besuchten beispielsweise Persönlichkeiten wie der englische König Edward VII., Zar Nikolaus I. und der Sultan von Johore das Tattoo-Studio des begabten Londoner Tätowierers Sutherland MacDonald, welcher sich Technik und Stil des oben erwähnten Horicho zum Vorbild nahm. Ebd. S. 29.

14) Nakano Yoshihito. 1995. S. 152.

15) Hartmann, R. S. 63.

16) Joest, Wilhelm. Tätowiren, Narbenzeichnen und Körperbemalen. Berlin, 1887. Zitiert in Zeller, Dr. R. Tatauierungen in Japan. S. 2874 f.
Die von Joest geschilderte Art und Weise des Tätowierens entspricht im Prinzip auch der heute noch praktizierten Tätowiertechnik, sofern der Künstler noch von Hand und nicht mit elektrisch betriebenen Tätowiermaschinen arbeitet. So arbeitet beispielsweise der Osakaer Künstler Nidaime Horitsune nur noch mit Maschine (Herbert, W. 1998. S. 337), Sandaime Horiyoshi aus Yokohama sticht Linien mit Maschine, da dies schneller und exakter geht, Flächen und Schattierungen aber von Hand. Horitoshi aus Ikebukuro/Tôkyô erzählte mir, daß er auf Wunsch auch noch komplett von Hand arbeiten würde, dies käme jedoch teurer, da es mehr Zeit in Anspruch nähme. Zugeständnisse an die Hygiene machen manche (nicht alle) Tätowierer heute, indem sie ihre Gerätschaften aus Chirurgenstahl herstellen, der sich nach Gebrauch sterilisieren läßt, und indem sie Latexhandschuhe tragen. Tätowierfarbe und Tusche werden zum Eintauchen der Tätowiernadeln in kleine Plastikkäppchen gegeben, die nach einmaligem Gebrauch entsorgt werden.

17) Tätowiervorlagen von einem ausländischen Soldaten, Samurai und flaggenhaltendem Adler (datiert auf ca 1860-1870) bei Nakano Yoshihito. 1995. S. 152, Motive von Geisha und Indianerporträt (datiert auf ca. 1910) bei Schiffmacher, Henk (Hrsg.). 1000 Tattoos. Köln: Taschen, 1996. S. 146, 148 und 128.

18) Nakano Yoshihito. 1995. S. 152.

19) Oettermann hegt Zweifel an dieser Behauptung, möglicherweise aufgrund der unjapanischen Motive. Oettermann, S. S. 85. Da Horicho sich aber zur Jahrhundertwende für drei Jahre in New York aufgehalten hat, wo er nur Personen aus der obersten Schicht gegen immense Honorare tätowierte (Martischnig, M. S. 28), und das Ehepaar de Burgh auch zahlreiche Tätowierungen in Amerika von O'Reilley anfertigen ließ, ist es durchaus vorstellbar, daß sie dort auch auf Horicho trafen und seine Dienste in Anspruch nahmen.

20) Nakano Yoshihito. 1995. S. 152.

21) Heye, Thomas (Hrsg.). Der geraubte Schatten: Die Photographie als ethnographisches Dokument. Eine Ausstellung des Münchner Stadtmuseums. München: Bucher, 1989. S. 316. Sowie: Wroblewski, C. (keine Seitennummerierung).

22) Das Problem der Definition der Begrenzung zwischen tätowierter und untätowierter Haut auf alten Photographien wurde bereits in 3. 5. angesprochen.

23) Wroblewski, C.

24) Nakano Yoshihito. 1995. S. 154.

25) Iizawa Tadasu. *Horimono he no gokai*. S. 4.

26) Herbert, W. 1998. S. 328.

27) McCallum, D. S. 124.

28) Ebd. sowie Nakano Yoshihito. 1995. S 154.

29) McCallum, D. S. 124.

30) Hardy, Donald Edward (Hrsg.). Sailor Jerry Colins. American Tattoo Master. Honolulu: Hardy Marks Publications, 1994. S. 53.

31) Die ersten Maschinen, die man zum Tätowieren benutzen konnte, entwickelte Thomas Edison 1875 und 1877. Ursprünglich waren sein Autographic Printer und sein Electric Stencil Pen, bei denen eine Nadel durch einen elektrischen Motor mehrere hundert mal pro Sekunde auf- und abbewegt wurde, zum Gravieren harter Oberflächen konstruiert worden, taugte aber nach Modifikation auch zum Tätowieren. Die erste tatsächlich zum Tätowieren konstruierte elektrische Vorrichtung wurde im Dezember 1891 von Samuel F. O'Reilley zum Patent angemeldet. (Cohen, Tony (Hrsg.). The Tattoo. Sydney: Adrian Savvas Publishing, 1994. S. 215 f.) Nach Nakano Yoshihito benutzt der erste japanische Tätowierer zu Beginn der 50er Jahre unseres Jahrhunderts eine elektrische Tätowiermaschine. Vegas, Joe. Horiyoshi III. In: Skin&Ink, July 1997. Beverly Hills: L.F.P. Inc., 1997. S. 70.

32) Utensilien wie Farben oder Tätowiermaschinen wurden wohl in den ersten Jahrzehnten nach dem Krieg nur von einzelnen Tätowierern direkt aus dem Ausland bezogen. Der in Shinjuku arbeitende Tätowierer Horitoku gab in einem Interview in der Zeitschrift *jitsuwa dokyumento* an, er habe zu Beginn seiner Tätigkeit in den frühen 70ern aus Unkenntnis über geeignete Tätowierfarben selbst so skurile Dinge wie Hühnerblut ausprobiert und später Geschäfte für Malbedarf nach geeigneten Farben durchforscht. Danach habe er dann begonnen, entsprechende Farben verschiedener Hersteller aus dem Ausland zu importieren. (*Gendai horishi den. Shinjuku shodai horitoku*. In: *Jitsuwa dokyumento*. 1/1995. S. 30 f.)
Der Tätowierer Horiyano aus Hirakata bei Osaka gab mir gegenüber 1994 an, er verwende importierte Farben seit 14 Jahren. Schwarze Farbe reibt er jedoch selbst mit in Japan handelsüblichen Tuschesteinen an.

33) Der ursprüngliche Sinn der Conventions war der Informationsaustausch von Tätowierern untereinander. Inzwischen sind Tattoo-Conventions mehr verbraucherorientiert und geben interessierten Kunden die Möglichkeit, sich von Künstlern aus den verschiedensten Ländern tätowieren zu lassen.

34) Nakano Yoshihito. 1995. S. 156.

Kapitel 4.2

Die traditionelle Tätowierkunst im heutigen Japan. Eine Bestandsaufnahme.

1) Richie, D. und Buruma, I. S. 32 f.

2) Gulik, W. R. van. S. 88.

3) Martischnig, M. S. 39.

4) Neben den von mir aufgesuchten und unter Kap. 3.4, Anm. 15 aufgelisteten *borishi* wußte ich nach Adressen oder Telefonnummern von wenigstens 20 weiteren traditionell arbeitenden Tätowierern, welche aufzusuchen ich jedoch nicht die Zeit hatte. Dennoch mag dies verdeutlichen, wie relativ unkompliziert das Auffinden eines Tätowiermeisters in Japan auch heute noch ist.

5) Klompmakers, I. S. 26.

6) Delio, Michelle. Tattoo. Tätowierung – der wiederentdeckte Kult. Niedernhausen: Bassermann, 1994.

7) Vergl. Imamura Toshihiko. Love Tattoo. Tôkyô: Aspect, 1998. (Photobildband von japanischen Jugendlichen, überwiegend Punks, mit Tätowierungen im westlichen Stil) Sowie *Tatû katarogu '95*. Tôkyô: Kuroda Shuppankyôbunsha, 1995. (Verzeichnis von Tätowierern, die im westlichen Stil arbeiten mit Photographien einiger ihrer Werke)

8) Daß die Vorläufer der heutigen *yakuza*, die *tekiya* und *bakuto*, schon früh zur Kundschaft der Tätowiermeister zählten, wurde bereits unter 3. 5. beschrieben. Horiyano gab 1994 an, ca. 95% der Kunden, die von ihm traditionelle *zenshinbori* wünschten, seien *yakuza*. Nidaime Horitsunes Klientel bestand zu Beginn der 90er Jahre zu ca. 90% aus *yakuza* (Herbert, W. 1998. S. 335). Herbert gibt an, nach älteren polizeilichen Angaben seien etwa 70% der organisierten Kriminellen in Japan tätowiert (Ebd. S. 327). Sandaime Horiyoshi setzte 1991 den Prozentsatz der in Gangstersyndikaten organisierten Personen innerhalb seiner Kundschaft deutlich niedriger an, nach seinen Angaben besteht sein Klientel zu 50% aus *yakuza*. Von Horitoshi erfuhr ich zwar keine Prozentangaben, aber er erklärte mir, daß viele seiner Kunden dem in Tôkyô ansässigen *yakuza*-Clan *Sumiyoshi Rengo* angehören.

9) Herbert, Wolfgang. Gewalt statt Harmonie? Zum Wertewandel in der Yakuza-Ethik. In: Schründer-Lenzen, Agi. Harmonie und Konformität: Tradition und Krise japanischer Sozialisationsmuster. München: iudicium, 1996. S. 214 f.

10) Ebd. S. 216.

11) Ebd. S. 220.

12) Herbert schreibt, daß Bosse heutzutage vermehrt Geldbußen statt der abgeschnittenen Fingerglieder akzeptieren (Herbert, Wolfgang. Die Yakuza in der Modernitätskrise. In: Informationen des akademischen Arbeitskreises Japan. Minikomi. Nr. 3/90, Oktober 1990. S. 10. In den Tagesthemen vom 12. 08. 1998 berichtete ein Ex-*yakuza* namens Yajima Shinichi, daß heute oft mittels kosmetischer Chirurgie fehlende Fingerglieder durch Zehenglieder ersetzt werden. Weiterhin werden auch Plastikprothesen auf abgeschnittene Fingerglieder aufgesetzt.

13) Herbert, W. 1996 S. 221.

14) Der Tätowierer Tamotsu Kuronuma/Horiyoshi II (Keine Beziehung zur Horiyoshi Ichimon in Yokohama) wurde von seinem Vater nur unter dem Versprechen in der Technik des Tätowierens unterwiesen, daß der Sohn sich selbst nie tätowieren lassen würde, um so der Diskriminierung durch seine Umwelt zu entgehen. (Rondinella, C. The Sign upon Cain. An Overview of the Controversial Art of Tattooing. Terni: Alterocca Editore, 1985. S. 151) Obgleich es für einen japanischen Tätowierer in hohem Maße ungewöhnlich ist, selbst nicht tätowiert zu sein, illustriert dieser Einzelfall doch eindrücklich die starke Ablehnung von Tätowierungen in der japanischen Gesellschaft ab der späteren Shôwa-Zeit.

15) Herbert, W. 1998. S. 335.

16) Ebd.

17) Während ich 1991 noch große Schwierigkeiten hatte, überhaupt einen im westlichen Stil arbeitenden Tätowierer zu finden, hat sich die Situation bis zu meinem letzten Japanaufenthalt 1998 völlig verändert, und besonders in den von jungen Leuten frequentierten Vierteln wie Harajuku in Tôkyô oder Amerika Mura/Shinsaibashi in

Ôsaka schießen westlich orientierte Tattoo-Studios inzwischen wie Pilze aus dem Boden. Die ersten Tattoo-Studios, die ausschließlich Tätowierungen westlichen Stils anfertigten, waren (meines Wissens nach) »Magical Tattoo« in Tôkyô (ab ca. 1990), »Eccentric Tattoo Shop« in Nagoya (ab 1993), »Rei Skin Art Tattoo Studio« in Osaka (ab 1993) oder auch »Luz« (ab 1993) und »Scratch Addiction« (ab 1995), beide in Tôkyô. Studios diesen Typs, die sich bereits durch ihre Studio-Namen deutlich von traditoneller japanischer Tätowierkunst distanzieren, fertigen in der Regel ausschließlich die in Japan »one point tattoo« genannten Hautbilder westlicher Prägung, die ihren Namen dort dem Umstand verdanken, daß sie im Gegensatz zu *horimono* nur relativ kleine Flächen bedecken.

18) Im Jahr 1994.

19) Die Arbeitsräume traditionell arbeitender *horishi* sind in der Regel entweder gar nicht oder nur durch dezente Schilder von außen erkennbar, oft sind es Wohnräume, die auf den Bedarf des Tätowiermeisters hin eingerichtet sind, und keine Ladenlokale, wie sie die Tätowierer der »one point tattoos« betreiben.

20) siehe Anm. 14.

21) Die meisten Tätowierer – gleich ob Europäer, Amerikaner oder Japaner – halten ihre Werke nach Fertigstellung photographisch fest. Diese Photos dienen dann als Belege für das Können des Tätowierers und liegen in der Regel für die Kunden zur Ansicht aus.

22) Der unter Sandaime Horiyoshi als Oberhaupt zusammengeschlossene Verband von Tätowierern trägt den japanische Bezeichnung *Horiyoshi ichimon*, zu deutsch etwa »Die Horiyoshi-Familie« oder »Der Horiyoshi-Clan«. Bis vor kurzem gab es in Tôkyô noch die *Horiwaka ichimon* um den Tätowierer Horiwaka, welche ca. 20 Tätowierer umfaßte, die sowohl im westlichen wie auch im traditionell japanischen Stil arbeiteten. Inzwischen hat sie sich jedoch aufgelöst, Gerüchten zufolge aufgrund von Querelen mit *yakuza*-Gruppen.

23) Lehrlinge, die auch im westlichen Stil tätowieren, beschäftigen auch die Tätowierer Horichô (*Gendai horishiden. Askakusa horichô*. In: *Jitsuwa dokyumento*. 3/1995. S. 30 f.) und Horitoku (*Jitsuwa dokyumento* 1/1995. S. 30 f.). Auch Horitoku sieht das Tätowieren westlicher Motive als Vorübung zum Beherrschen der japanischen Tätowierkunst, während Horichô in dem Interview angibt, daß er in Bezug auf die Technik auch in westlichen Tätowierungen Punkte erkennt, die er studieren und in die traditionelle Arbeit einbringen möchte (jeweils Ebd.). Ein Lehrling Horitoshis erzählte mir 1994, daß er ohne das Wissen seines Lehrmeisters auch noch in einem Tattoo-Studio im Jugendviertel Harajuku/Tôkyô arbeiten würde, wo er ausschließlich im westlichen Stil tätowiert.

24) Nakano Yoshihito. *Hyakkizu*. Tôkyô: *Nihon Shuppansha*, 1998.

25) Salzmann, Siegfried und Kreul, Andreas (Hrsg.). Japanische Farbholzschnitte aus der Sammlung der Kunsthalle Bremen. Hamburg: Ellert & Richter Verlag, 1990. S. 148 ff.

25) Nakano Yoshihito. 1998. S. 7, 146.

26) Ebd. S. 148.

Literatur

Achternbusch, Herbert u. a.. Akira Kurosawa. Reihe Film 41. München, Wien: Carl Hanser Verlag, 1988.

Aston, W. G. Nihongi. London, 1956.

Barth, Johannes. Edo Geschichte einer Stadt und einer Epoche Japans. Tôkyô: Deutsche Gesellschaft für Natur- und Völkerkunde Ostasiens Japanisch-Deutsche Gesellschaft e.V., 1979.

Bianchi, Robert S. Tattoo in Ancient Egypt. In: Rubin, Arnold (Editor). Marks of Civilization. Los Angeles: Museum of Cultural History University of California, 1988.

Bonten Tarô u. a.. Nihon shisei zufu. Tôkyô: Daimon Shuppan Bijutsu Shuppanbu, 1973.

Brown, Constance. E in Volk unter Dampf. In: Geo Nr. 1/1980. Hamburg: Verlag Gruner + Jahr AG & Co, 1980.

Chamberlain, B. H. The Kojiki. Rutland, Vermont & Tôkyô: Charles E. Tuttle Co. Inc., 1981.

Cohen, Tony (Hrsg.). The Tattoo. Sydney: Adrian Savvas Publishing, 1994.

Crome, Peter. Von der Lust am Baden. In: Merian Nr. 11 November 1980. Japan. Hamburg: Hoffmann und Campe Verlag, 1980.

Delio, Michelle. Tattoo. Tätowierung – der wiederentdeckte Kult. Niedernhausen: Bassermann, 1994.

Dunkel, Peter F. Die Tatauierung in Borneo. Inaugural Dissertation. Berlin: Zentrale Universitätsdruckerei, 1975.

Ehmcke, Franziska. Reisefieber in der Edo-Zeit. In: Ehmcke, Franziska und Shôno-Sladék, Masako (Hrsg.). Lifestyle in der Edo-Zeit: Facetten der städtischen Bürgerkultur Japans vom 17.-19. Jahrhundert. München: iudicium, 1994.

Endô Gannan. Horimono to sono bunkashiteki igi. In: Iizawa Tadasu u. a.. Ikiteru ukiyô e. Horimonoten. Tôkyô: Tôkyô Shinbun Jigyôkyoku, 1973.

Fellman, Sandi. The Japanese Tattoo. New York: Cross River Press, 1986.

Florenz, Karl. Geschichte der japanischen Literatur. Leipzig, 1906.

Gernet, Jacques. Die chinesische Welt. Frankfurt am Main: Suhrkamp Taschenbuch Verlag, 1979.

Götting, Doris. Keshô – Verwandlung und Schmuck. Zur Kulturgeschichte von Schönheitsideal und Schönheitspflege. In: Ehmcke, Franziska und Shôno-Sládek, Masako (Hrsg.). Lifestyle in der Edo-Zeit: Facetten der städtischen Bürgerkultur Japans vom 17.-19. Jahrhundert. München: iudicium, 1994.

Gulik, Willem Robert van. Irezumi, The Pattern of Dermatography in Japan. Leiden: Bril, 1982.

Gunshi Seishô (Angabe des Namens in der On-Lesung, tatsächliche Lesung nicht verifizierbar) (Hrsg.). Genshoku ukiyo e shisei hanga. Kanda/Tôkyô: Haga Shoten, 1976.

Hall, John Whitney. Das japanische Kaiserreich. Frankfurt am Main: Fischer Taschenbuch Verlag GmbH, 1968.

Hardy, Donald Edward (Hrsg.). Tattoo Time Number 4. Life & Death Tattoos. Honolulu; Hardy Marks Publications, 1988.

Hardy, Donald Edward (Hrsg.). Sailor Jerry Colins. American Tattoo Master. Honolulu: Hardy Marks Publications, 1994.

Hartmann, Rudolf. Geschichte des modernen Japan. Von Meiji bis Heisei. Berlin: Akademie Verlag GmbH, 1996.

Herbert, Wolfgang. Die Yakuza in der Modernitätskrise. In: Informationen des akademischen Arbeitskreises Japan. Minikomi Nr. 3/90, Oktober 1990.

Herbert, Wolfgang. Yakuza - ausgegrenzte Subkultur oder integrierter Teil der japanischen Gesellschaft? In: Lokowandt, Ernst (Hrsg.). Zentrum und Peripherie in Japan. Referate des 2. Japanologentags der OAG in Tokyo 8./9. März 1990. iudicium verlag, 1992.

Herbert, Wolfgang. Gewalt statt Harmonie? Zum Wertewandel in der Yakuza-Ethik. In: Schründer-Lenzen, Agi. Harmonie und Konformität: Tradition und Krise japanischer Sozialisationsmuster. München: iudicium verlag, 1996.

Herbert, Wolfgang. Horitsune – ein Tätowierkünstler aus Osaka. Zugleich eine kleine Sozialgeschichte der Tätowierung japanischer Art. In: Richter, Steffi (Hrsg.). Japan Lesebuch III. Tübingen: konkursbuchverlag Claudia Gehrke,1998.

Heye, Thomas (Hrsg.). Der geraubte Schatten: Die Photographie als ethnographisches Dokument. Eine Ausstellung des Münchner Stadtmuseums. München: Bucher, 1989.

Iizawa Tadasu und Fukushi Katsunari (Hrsg.). Genshoku nihon shisei taikan. Tôkyô: Haga Shoten Publication, 1973.

Iizawa Tadasu. Horimono he no gokai. In: Iizawa Tadasu u. a. Ikiteru ukiyô e. Horimonoten. Tôkyô: Tôkyô Shinbun Jigyôkyoku, 1973.

Iizawa Tadasu u. a. Ikiteru ukiyô e. Horimonoten. Tôkyô: Tôkyô Shinbun Jigyôkyoku, 1973.

Iizawa Tadasu. Irezumi no hatten. In: Iizawa Tadasu u. a. Ikiteru ukiyô e. Horimonoten. Tôkyô: Tôkyô Shinbun Jigyôkyoku, 1973.

Iizawa Tadasu. Kagokaki. In: Iizawa Tadasu u. a. Ikiteru ukiyô e. Horimonoten. Tôkyô: Tôkyô Shinbun Jigyôkyoku, 1973.

Iizawa Tadasu. Keimen. In: Iizawa Tadasu u. a. Ikiteru ukiyô e. Horimonoten. Tôkyô: Tôkyô Shinbun Jigyôkyoku, 1973.

Imamura Toshihiko. Love Tattoo. Tôkyô: Aspect, 1998.

Ishizawa, Masao u.a. Japanische Kunst. Frankfurt am Main: Wolfgang Krüger Verlag, 1982.

Kaplan, David E. und Dubro, Alec. Yakuza. The Explosive Account of Japan's Criminal Underworld. London: Queen Anne Press, 1987.

Kidder, J. Edward. Alt-Japan. Köln: M. Du Mont, 1959.

Klompmakers, Inge. Of Brigands and Bravery. Kuniyoshi's heroes of the Suikoden. Leiden: Hotei Publishing, 1998.

Kôjiruien. Hôritsubu ni sanjûhachi. Kahenage. Irezumi. Tôkyô: Heibunsha, 1978. (Erstausgabe 1898)

Kondô Eiko. Frauen in der Feudalgesellschaft. In: Ehmcke, Franziska und Shôno-Sládek, Masako (Hrsg.). Lifestyle in der Edo-Zeit: Facetten der städtischen Bürgerkultur Japans vom 17.-19. Jahrhundert. München: iudicium, 1994.

Kuwabara Setsuko. Verleger und Künstler - Zur zentralen Rolle des Verlagswesens in der Edo-Zeit. In: Ehmcke, Franziska und Shôno-Sládek, Masako (Hrsg.). Lifestyle in der Edo-Zeit: Facetten der städtischen Bürgerkultur Japans vom17.-19. Jahrhundert. München: iudicium, 1994.

Martischnig, Michael. Tätowierungen ostasiatischer Art. Wien: Verlag der österreichischen Akademie der Wissenschaft, 1987.

McCallum, Donald. Historical and Cultural Dimensions of the Tattoo in Japan. In: Rubin, Arnold (Editor). Marks of Civilization. Los Angeles: Museum of Cultural History, University of California, 1988.

Mirimanow, Wil B. Kunst der Urgesellschaft. Dresden: VEB Verlag der Kunst, 1973.

Mitsui Ichirô. Horimono eshi. Sukuriin wo irodotta otoko no kiroku. Asakusa / Tôkyô: Nihon Tosho Kankôkai / Kindai Bungeisha, 1998.

Moriya Katsuhisa. Urban Networks and Information Networks. In: Nakane Chie and Oishi Shinzaburô (Hrsg.). Tokugawa Japan. The Social and Economic Antecedents of Modern Japan. Tôkyô: University of Tokyo Press, 1990.

Nakano Chôshirô/Asakusa Horichô. Irezumi ni ikiru. Tôkyô: Nisshin Hôdô, 1989.

Nakano Hiromi. Irezumishi no tsumatachi. Tôkyô: Keibunsha, 1988.

Nakano Yoshihito. Shisei no rekishi to gihô. In: Ozuma Kaname. Nyônin ranshô. Tôkyô: Tatsumi Publishing Co. Ltd., 1995.

Nakano Yoshihito. Hyakkizu. Tôkyô: Nihon Shuppansha, 1998.

Oettermann, Stephan. Zeichen auf der Haut. Die Geschichte der Tätowierung in Europa. Frankfurt am Main: Syndikat, 1985.

Pauer, Erich. Reichtum: Laster oder Tugend? Die wirtschaftlichen Grundlagen des edo-zeitlichen Bürgertums. In: Ehmke, Franziska und Shôno-Sládek, Masako (Hrsg.). Lifestyle in der Edo-Zeit: Facetten der städtischen Bürgerkultur Japans vom 17.-19. Jahrhundert. München: iudicium, 1994.

Philippi, Donald L. Kojiki. Tôkyô, 1969.

Pörtner, Peter. Die Freuden der Vergänglichkeit. Über eine Seite der »bürgerlichen« Kultur der Edo-Zeit. In: Ehmcke, Franziska und Shôno-Sládek, Masako (Hrsg.). Lifestyle in der Edo-Zeit: Facetten der städtischen Bürgerkultur Japans vom 17.-19. Jahrhundert. München: iudicium, 1994.

Pulverer, Gerhard. Japanische Holzschnitte und der Impressionismus. In: Ehmcke, Franziska und Shôno-Sládek, Masako (Hrsg.). Lifestyle in der Edo-Zeit: Facetten der städtischen Bürgerkultur Japans vom 17.-19. Jahrhundert. München: iudicium, 1994.

Richie, Donald. The japanese Art of Tattooing. In: Natural History LXXXII. New York, 1973.

Richie, Donald und Buruma, Ian. The Japanese Tattoo. New York/Tokyo: Weatherhill, 1980.

Riecke, Prof. Dr. med. Erhard. Das Tatauierungswesen im heutigen Europa. Jena: Verlag von Gustav Fischer, 1925.

Riefenstahl, Leni. Die Nuba von Kau. München: Deutscher Taschenbuch Verlag, 1982.

Rondinella, C. The Sign upon Cain. An Overview of the Controversial Art of Tattooing. Terni: Alterocca Editore, 1985.

Salzmann, Siegfried und Kreul, Andreas (Hrsg.). Japanische Farbholzschnitte aus der Sammlung der Kunsthalle Bremen. Hamburg: Ellert & Richter Verlag, 1990.

Sansom, George B. Japan, A Short Cultural History. London, 1946.

Sansom, George B. A History of Japan: To 1334. Rutland, Vermont and Tokyo, 1974.

Sansom, George B. A History of Japan 1334-1615. Kent: Wm Dawson & Sons Ltd., 1978.

Sansom, George B. A History of Japan 1615-1867. Kent: Wm Dawson & Sons Ltd., 1978.

Satô Keizo. Horichô irezumishû. Tôkyô: Keibunsha, 1988.

Schiffmacher, Henk (Hrsg.). 1000 Tattoos. Köln: Taschen, 1996.

Shôno-Sládek, Masako. Japanische Holzschnitte als Kunst des Bürgertums. In: Ehmcke, Franziska und Shôno-Sládek, Masako (Hrsg.). Lifestyle in der Edo-Zeit: Facetten der städtischen Bürgerkultur Japans vom 17.-19. Jahrhundert. München: iudicium, 1994.

Smitmans, Adolf. Der japanische Blick. Japonismus als Formfaktor der Moderne. S. 17. In: Städtische Galerie Albstadt und Autoren. Der Japanische Blick. Albstadt: Städtische Galerie,1996.

Spamer, Adolf. Die Tätowierung in den deutschen Hafenstädten. Ein Versuch zur Erfassung ihrer Formen und ihres Bildgutes. München: Trickster Verlag, 1993. Zuerst erschienen in: Niederdeutsche Zeitschrift für Volkskunde 11, 1933.

Steinen, Karl v. d. Die Marquesaner und ihre Kunst. 3 Bde., Bd. 1 Die Tatauierung. Berlin,1925.

Takagi Akimitsu. Irezumi yôka. Tôkyô: Keibunsha, 1991.

Takayama Jun. Jômonjin no irezumi: Kodai shuzoku wo saguru. Tôkyô, 1969.

Tamabayashi, Seirô. Irezumi hyakushi. Tôkyô: Bunsendô, 1956.

Ueda Kôji. Kabuki als Volksunterhaltung der Edo-Zeit. In: Ehmcke, Franziska und Shôno-Sládek, Masako (Hrsg.). Lifestyle in der Edo-Zeit: Facetten der städtischen Bürgerkultur Japans vom 17.-19. Jahrhundert. München: iudicium, 1994.

Wroblewski, Chris und Heim, Heide. Skin Shows V. , 1996.

Yamada Kazuhiro. Horishi ichidai. Owada mitsuaki to sono sekai. Tôkyô: Kanagawa Shinbunsha, 1989.

Zeller, Dr. R. Tatauierungen in Japan. In: Ciba Zeitschrift Nummer 82. Das Tatauieren. Basel, 1941.

Zeller, Dr. R. Zur Geschichte des Tatauierens. In: Ciba Zeitschrift Nummer 82. Das Tatauieren. Basel, 1941.

Zeitschriften und Zeitschriftenartikel ohne Autorennennung:

Archäologie. Sibirischer Ötzi. In: Der Spiegel. Nr. 36. Hamburg: Spiegel Verlag, 1995.

Die letzten Tage von Ötzi (3). Akupunktur in der Steinzeit. In: Stern. Nr. 36. Hamburg: Gruner & Jahr Verlag, 1993.

Densetsu to kidan. Edo no keibatsu. Tôkyô: Nihon Bunka Shuppansha, 1960.

Gendai horishiden. Askakusa horichô. In: Jitsuwa dokyumento. 3/1995.

Gendai horishiden. Shinjuku shodai horitoku. In: Jitsuwa dokyumento. 1/1995.

Tatû katarogu '95. Tôkyô: Kuroda Shuppankyôbunsha, 1995.

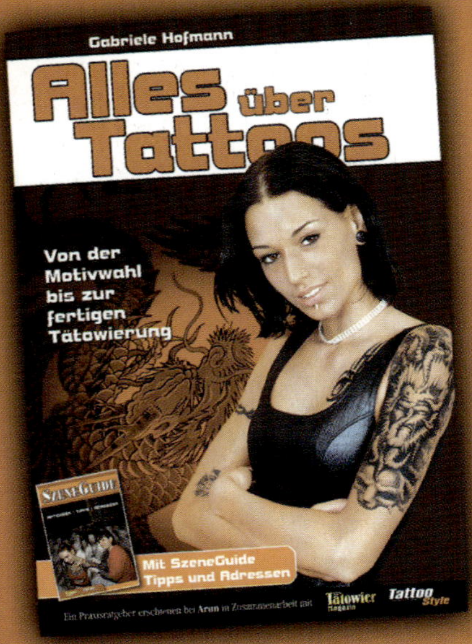

ALLES ÜBER TATTOOS

Das Buch gibt eine Fülle wertvoller Tips und Hintergrundinformationen und hilft auf dem Weg zum eigenen Tattoo. Detailliert erklärt die Autorin alles, was für eine Tätowierung von Bedeutung ist: Motivplanung, Tips zur Motivwahl, Tattoo-Studio, Hygiene im Studio, Preis eines Hautbildes, etc. Auch brisante Themen wie sogenannte „Biotattoos" oder Tattooentfernungen werden nicht ausgespart. Abgerundet wird das Buch durch eine Fülle von Erfahrungsberichten von Leuten, die wissen, wie sich bunte Farbe unter der Haut anfühlt. Mit großem Branchenindex.

Artikelnummer: 704090

€ 14,95

ALLES ÜBER PIERCING

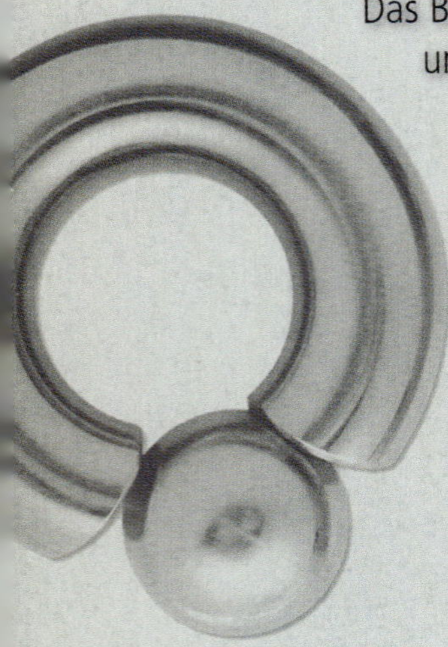

Das Buch Alles über Piercing bietet eine Fülle wertvoller Tips und Hintergrundinformationen. Ob Piercing-Geschichte, verschiedene Schmuckarten, Hygiene im Studio, Materialqualität, Pflege von Piercingschmuck oder Intimpiercing – Alles über Piercing bietet umfassende Einblicke zu allen Themen rund ums Piercen. Mit vielen Praxistips und beispielhaften Piercing-Bildern versetzt das Buch jeden in die Lage, das optimale Piercing für sich zu finden.

Artikelnummer: 704125

€ 14,95

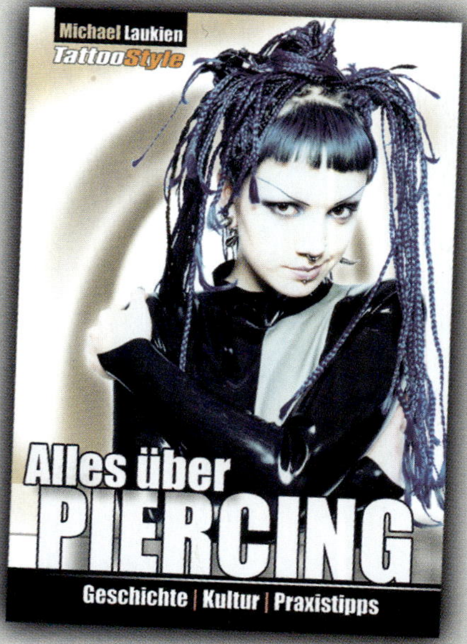

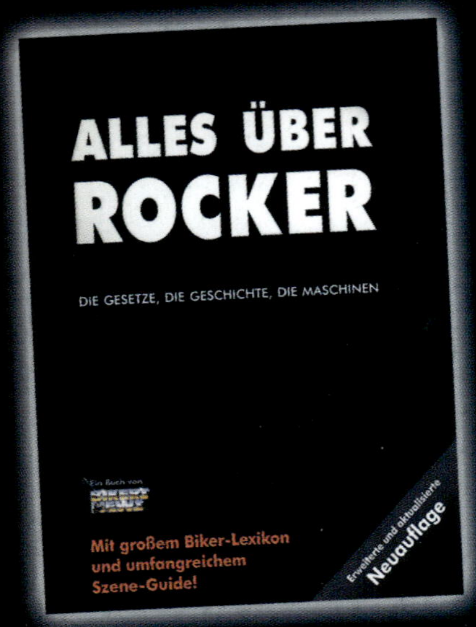

ALLES ÜBER ROCKER

Aufgrund des großen Erfolges erscheint am 22. Oktober 2004 die zweite, umfassend überarbeitete und erweiterte Neuauflage von „Alles über Rocker". Erstmalig mit einem großen Special über die Harley-Davidson.

Das Buch informiert über Gesetze, die Geschichte und die Maschinen der Rocker und bietet eine Fülle wertvoller Tips und Hintergrundinformationen. Detailliert erklären die Macher von BIKERS NEWS alles was Neueinsteiger und alte Hasen über die Rocker-Szene wissen müssen. Es werden die größten nationalen und internationalen Biker- und Rockertreffen vorgestellt und jede Menge spektakuläre Rocker-Bikes gezeigt. Abgerundet wird das Buch mit einem Lexikon der Bikersprache.

Artikelnummer: 704112

€ 24,90

Jetzt im SzeneShop bestellen unter 0621/48361-47 oder unter www.szeneshop.com/shop/